Marcel Doll

# Das ultimative
# SCHLINGEN
# TRAINING

**Bibliografische Information der Deutschen Nationalbibliothek:**
Die Deutsche Nationalbibliothek verzeichnet diese Publikation in der Deutschen Nationalbibliografie; detaillierte bibliografische Daten sind im Internet über http://d-nb.de abrufbar.

**Wichtiger Hinweis**
Sämtliche Inhalte dieses Buches wurden – auf Basis von Quellen, die der Autor und der Verlag für vertrauenswürdig erachten – nach bestem Wissen und Gewissen recherchiert und sorgfältig geprüft. Trotzdem stellt dieses Buch keinen Ersatz für eine individuelle medizinische Beratung dar. Wenn Sie medizinischen Rat einholen wollen, konsultieren Sie bitte einen qualifizierten Arzt.
Der Verlag und der Autor haften für keine nachteiligen Auswirkungen, die in einem direkten oder indirekten Zusammenhang mit den Informationen stehen, die in diesem Buch enthalten sind.

**Bildnachweis:**
Markus Dietze (www.madphotos.de): 7, 8/9, 11, 17 re., 30/31, 33–36, 38–43, 168–177; Fotolia: 21; iStockphhoto: 17 li., 17 Mitte; Shutterstock: 14 li., 22, 37, 46, 54, 55 o., 64, 72, 86, 122, 123 o.; Lorenz Böck: 52; Karin Spinner: 63; Thommy Mardo: 71; Ralf Brocke: 84; Amadeus Fischer: 121; Anna-Lena Huber: 148.

**Für Fragen und Anregungen:**
info@rivaverlag.de, www.marceldoll.de

Originalausgabe
4. Auflage 2016
© 2014 by riva Verlag, ein Imprint der Münchner Verlagsgruppe GmbH
Nymphenburger Straße 86
D-80636 München
Tel.: 089 651285-0
Fax: 089 652096

Alle Rechte, insbesondere das Recht der Vervielfältigung und Verbreitung sowie der Übersetzung, vorbehalten. Kein Teil des Werkes darf in irgendeiner Form (durch Fotokopie, Mikrofilm oder ein anderes Verfahren) ohne schriftliche Genehmigung des Verlages reproduziert oder unter Verwendung elektronischer Systeme gespeichert, verarbeitet, vervielfältigt oder verbreitet werden.

Projektkoordination und Redaktion: Birgit Dauenhauer, Regensburg
Umschlaggestaltung: Kristin Hoffmann, München
Umschlagabbildung: Markus Dietze
Layout und Satz: Katja Muggli, www.katjamuggli.de
Druck: Florjancic tisk d.o.o., Slowenien
Printed in the EU

ISBN Print 978-3-86883-441-3
ISBN E-Book (PDF) 978-3-86413-596-5
ISBN E-Book (EPUB, Mobi) 978-3-86413-597-2

Weitere Informationen zum Verlag finden Sie unter
www.rivaverlag.de
Beachten Sie auch unsere weiteren Verlage unter
www.muenchner-verlagsgruppe.de.

Marcel Doll

# Das ultimative SCHLINGENTRAINING
## Effizient funktionell trainieren

**Mit über 170 Übungen**

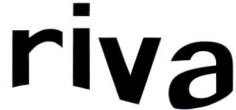

# Inhalt

**Schlingentraining – einfach genial** ........ 6

## 1 Trainingsbasics – ohne die geht's nicht ........ 8

**Funktionell trainieren** ........ 10
Ein Training in drei Dimensionen ........ 11
Das Zusammenspiel von Muskeln und Nerven ........ 11
**Wie Krafttraining funktioniert** ........ 13
Was Krafttraining in den Muskeln bewirkt ........ 15
Das Prinzip der Superkompensation ........ 15
Die Sache mit der Regeneration ........ 16
Schlingentraining und herkömmliches Krafttraining – ein Vergleich ........ 16
Progression – trainieren mit steigendem Widerstand ........ 18
Variation der Übungen ........ 19
**Ein bisschen Anatomie – von Gelenken und Umkehrpunkten** ........ 21
Eine häufige Erkrankung: das Impingementsyndrom ........ 21
Vorsicht am Umkehrpunkt ........ 24
Atmen – aber richtig! ........ 25
**Die optimale Trainingseinheit für jedes Fitnessniveau** ........ 26
Vor dem Training gilt: Aufwärmen! ........ 26
Der Trainingsteil ........ 26
Warum Pausen wichtig sind ........ 27
Zirkeltraining mit dem Schlingentrainer ........ 28
Der Abschluss des Trainings: Selbstmassage und Dehnen ........ 29

## 2 Bevor es losgeht – Schlingentraining im Detail ........ 30

**Die Handhabung des Schlingentrainers** ........ 32
Das Kürzen, Verlängern und der Einhandgriff ........ 34
Einstieg in die Rücken- und Bauchlage ........ 35
**Die richtige Körperhaltung** ........ 37
**Möglichkeiten der Intensitätssteuerung** ........ 38
Änderung des Körperwinkels ........ 38
Änderung der Basis ........ 39
Verlagerung der Ausgangsposition vom neutralen Punkt ........ 40
**Das Trainingsequipment** ........ 41

## 3 Ran an die Schlingen — 42

| | |
|---|---|
| **Das sollten Sie noch wissen** | 44 |
| Der Übungsaufbau – einfach und übersichtlich | 44 |
| **Übungen für den Rücken** | 46 |
| Interview mit Florian Wildgruber | 52 |
| **Übungen für die Schultern** | 54 |
| Interview mit Anita Spinner | 63 |
| **Übungen für die Arme** | 64 |
| Interview mit Siggi Spaleck | 71 |
| **Übungen für die Brust** | 72 |
| Interview mit Daniel Kaptain | 84 |
| **Übungen für den Rumpf** | 86 |
| Interview mit Simon Fischer | 119 |
| **Übungen für die Beine** | 120 |
| Interview mit Michael Knapp | 148 |
| **Dehnübungen** | 150 |
| **Übungen mit Faszienrolle und Faszienkugel** | 168 |

## 4 Trainingspläne für jeden — 176

| | |
|---|---|
| **Ein paar Hinweise** | 178 |
| **Trainingsplan für Einsteiger** | 178 |
| **Trainingsplan für Fortgeschrittene** | 179 |
| **Trainingsplan für ambitionierte Sportler und Profis** | 180 |
| **Trainingsplan für Läufer** | 181 |
| **Trainingsplan für Fußballer** | 182 |
| **Trainingsplan für Schwimmer** | 183 |
| **Trainingsplan für Radfahrer** | 184 |
| **Trainingsplan für Kampfsportler** | 185 |
| | |
| **Anhang** | |
| Muskelverzeichnis | 186 |
| Übungsregister | 188 |

# Schlingentraining – einfach genial

Sie haben sich mit dem Schlingentraining für eine hocheffiziente Methode des Bodyweight-Trainings entschieden. Der Schlingentrainer ist ein Trainingsgerät, mit dem Sie funktionell und vor allem mit viel Spaß Ihre sportlichen Ziele erreichen – sei es Ihren Körper zu formen, Muskeln aufzubauen oder Fortschritte in Ihrer Sportart zu erzielen. Seit einigen Jahren ist das Schlingentraining fester Bestandteil meines eigenen Trainings und für mich als Personal Trainer auch mittlerweile beim Training mit meinen Kunden unverzichtbar. Ich habe mich intensiv mit diesem Trainingsgerät auseinandergesetzt, nahm an Ausbildungen teil und vertiefte mein Wissen, indem ich meine Abschlussarbeit im Studiengang Fitnessökonomie dem Schlingentraining widmete. Danach setzte ich die Theorie direkt in die Praxis um. Ich bin meinen Kunden und Patienten sehr dankbar für die mit ihnen erworbene praktische Erfahrung.

Mit der großen Bandbreite an Übungen, Variations- und Kombinationsmöglichkeiten ist es möglich, den Schlingentrainer für die unterschiedlichsten Zielsetzungen zu verwenden – sei es für mehr Beweglichkeit, mehr Kraft oder zum Muskelaufbau. Kaum ein anderes Trainingsgerät auf dem Markt ist so vielfältig anwendbar. Somit wären wir auch schon beim größten Vorteil: Der Schlingentrainer ist ein wunderbares Mittel, um funktionell zu trainieren. Aber warum ist das funktionelle Training gerade in den letzten Jahren zum Trend geworden? Weil es weit mehr als das ist. Es etabliert sich zunehmend auch auf den Trainingsflächen der zahlreichen Fitnessstudios. Hier geht es nicht nur darum, die Kraft zu verbessern, den Muskelaufbau zu steigern und damit seinen Körper zu formen, sondern auch im Alltag leistungsfähiger zu werden und Verletzungen zu vermeiden. Darauf basiert das funktionelle Training. Die Wurzeln gehen aber viel weiter zurück und in einen anderen Bereich, nämlich in die Physiotherapie.

Das Schlingentraining als funktionelles Training, so wie es viele heute meist aus den Fitnessstudios kennen, fand seinen Ursprung in Norwegen. Dort wurde es zum ersten Mal in den 1990er-Jahren in der Physiotherapie zur Behandlung von Schulter- und Rückenbeschwerden entwickelt und angewandt. Daraus ist in den letzten beiden Jahrzehnten der Schlingentrainer entstanden, wie wir ihn heute kennen.

Der Schlingentrainer ist für mich der Inbegriff des funktionellen Trainings, denn er erfüllt alle Kriterien, die für ein modernes und vor allem effizientes Training notwendig sind. Mittlerweile haben viele Hersteller diesen Trend erkannt und der Markt bietet heute eine Vielzahl an Schlingentrainingssystemen an. Für mein Buch habe ich den TRX® Suspension Trainer ausgewählt, der im deutschsprachigen Raum das wohl verbreitetste System ist. Allerdings sind die theoretischen Grundlagen und vor allem die meisten Übungen auch auf andere Systeme übertragbar.

In diesem Ratgeber möchte ich gern meine Begeisterung für das Schlingentraining mit Ihnen teilen und Sie auf dem Weg zu Ihren persönlichen Trainingszielen begleiten.

# Vorwort

Unser gemeinsamer Weg beginnt mit den allgemeinen Grundlagen des Trainings, den absoluten Basics, und mit der Frage: Welche Trainingsprinzipien müssen Sie beachten, um das Maximum aus Ihrem Training herauszuholen? Die Trainingsbasics werden jeweils auf das funktionelle Training, insbesondere auf das Schlingentraining, übertragen. Bevor es losgeht, zeige ich Ihnen im zweiten Kapitel, wie Sie mit dem Schlingentrainer umgehen können. Nehmen Sie sich Zeit für die ersten beiden Kapitel, lesen Sie sie aufmerksam durch und verinnerlichen Sie die Trainingsgrundlagen, um eventuelle Trainingsfehler zu vermeiden und von der vollen Effizienz des Trainings zu profitieren. Danach sind Sie bereit für ein Workout an den Schlingen mit über 170 unterschiedlichen Übungen und Variationsmöglichkeiten. Ich habe mir bei der Zusammenstellung sehr viel Zeit genommen, damit jeder – vom Einsteiger bis zum Profi – das Beste aus sich herausholen kann. Sämtliche Übungen im dritten Kapitel sind detailliert beschrieben, bebildert und mit einem Schwierigkeitsgrad versehen. Somit kann sich jeder die für sein Fitnessniveau geeigneten Übungen heraussuchen. Zusätzlich habe ich die Übungen den einzelnen Körperpartien zugeordnet, damit Sie sich bei der Erstellung Ihres eigenen Trainingsplans schnell zurechtfinden. Um Ihnen das Training anfangs zu erleichtern, gebe ich Ihnen im letzten Kapitel noch etliche Trainingspläne an die Hand, die Sie auf dem Weg zur Erreichung Ihres persönlichen Trainingsziels begleiten können. Ob Einsteiger oder ambitionierter Sportler, Läufer oder Schwimmer – es kommt hier jeder auf seine Kosten.

Los geht's! Ran an die Schlingen!

Ihr
**Marcel Doll**

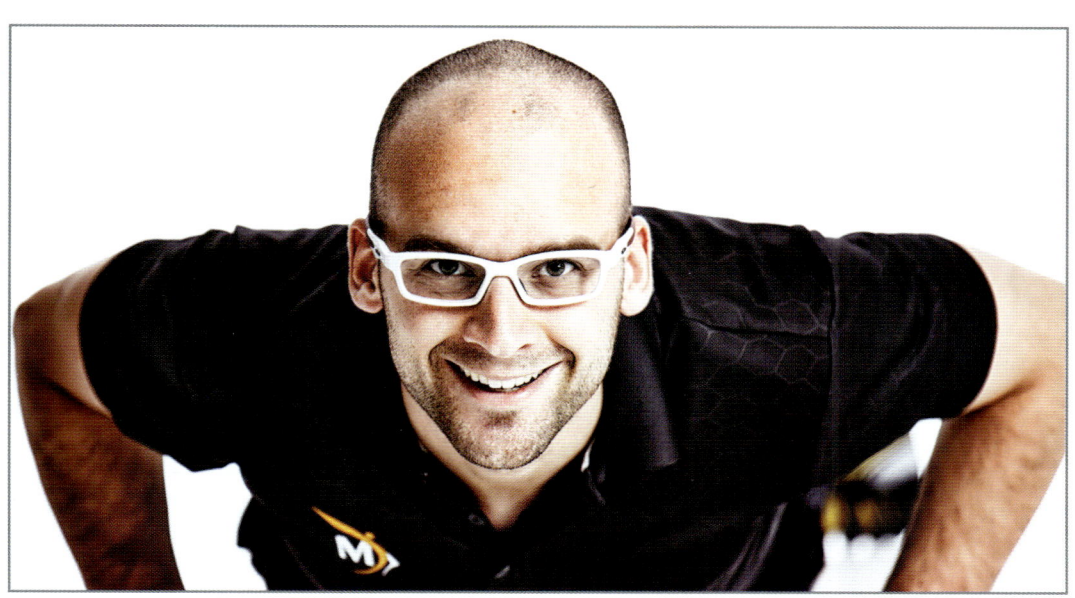

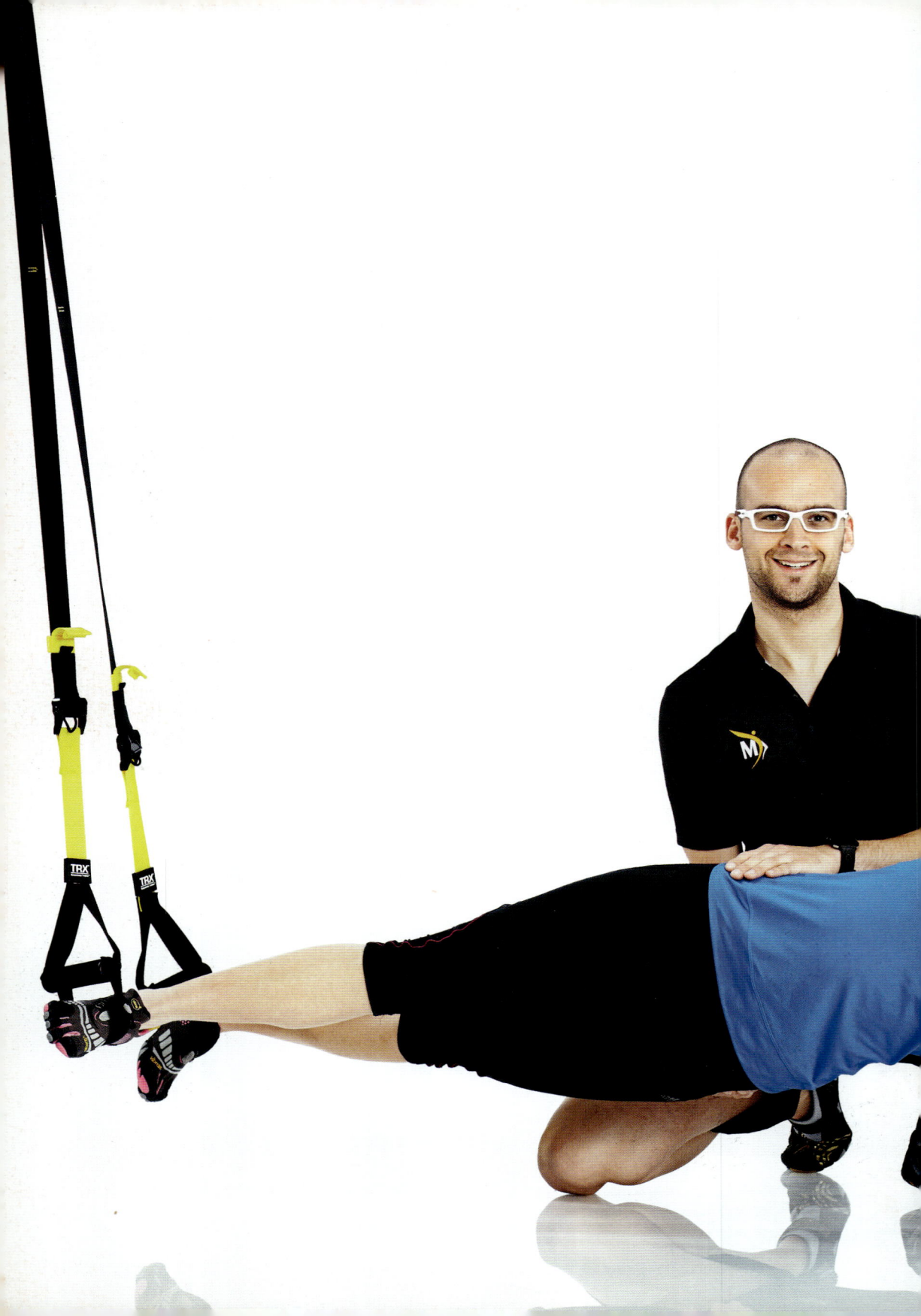

# 1

# TRAININGSBASICS – OHNE DIE GEHT'S NICHT

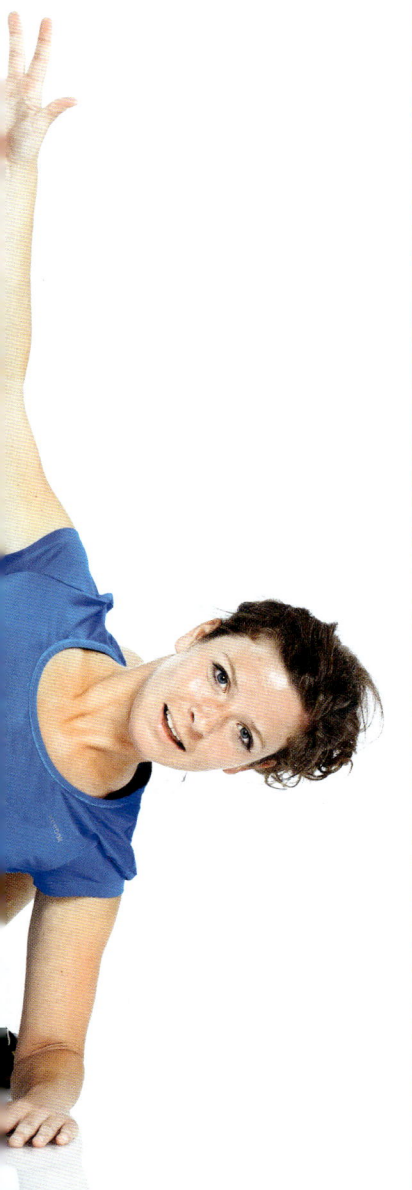

Sie haben sich für das Schlingentraining entschieden – und eine sehr gute Wahl getroffen, wenn es um funktionelles Training geht. Es ist völlig egal, ob Sie Einsteiger sind oder einfach etwas Anderes gesucht haben, um Ihr bisheriges Training zu ergänzen. In jedem Fall werden Sie Ihren Körper wieder wahrnehmen, ihn neu formen und auch mal an Ihre Grenzen gehen. Starten Sie aber erst, wenn Sie wissen, wie funktionelles Training mit dem Schlingentrainer aussieht. Da kommen Sie an den Trainingsbasics nicht vorbei.

## Funktionell trainieren

Funktionelles Training ist mittlerweile in aller Munde, dabei ist es aber gar nicht so neu. Funktionell bedeutet eigentlich nur, »auf die Funktion bezogen«, »wirksam« oder auch »die Leistungsfähigkeit eines Organs betreffend«. Wenn wir diesen Begriff auf das Training übertragen, heißt das, sämtliche Bewegungen sollten unserem Körper so angepasst werden, damit er reibungslos funktioniert und in seiner Leistungsfähigkeit sogar noch gesteigert wird. Sinn und Zweck eines solchen Trainings ist es, dass wir unseren Körper im Alltag möglichst bis ins hohe Alter ohne Einschränkungen nutzen können. Verglichen mit dem herkömmlichen Krafttraining an Maschinen stellt das funktionelle Training somit einen ganzheitlicheren Ansatz dar. Hierbei spielen nicht nur Aspekte wie Kraftaufbau, Ästhetik oder das Training einzelner Muskelgruppen eine Rolle, sondern auch Beweglichkeit, Leistungsfähigkeit, Neuerlernen von Bewegungsmustern und das Training von ganzen Muskelketten. Es gibt viele Methoden, funktionell den ganzen Körper zu trainieren – ob an Maschinen, mit freien Gewichten oder nur mit dem eigenen Körpergewicht. Vielleicht ist Ihnen aufgefallen, dass Sie vermehrt auf den Trainingsflächen Kleingeräte wie Kettlebells (Kugelhanteln), Tubes (lange Gummibänder mit jeweils einem Griff am Ende), Medizinbälle vorfinden oder Trainierende, die Taue schwingen – ein Zeichen dafür, dass das funktionelle Training sich mehr und mehr durchsetzt und ein fester Bestandteil des Trainings wird. Mittlerweile bieten fast alle Fitnessstudios eine breite Palette der unterschiedlichsten Trainingsweisen an, seien es spezielle Kurse, Flächen für das eigene freie Training mit Gewichten oder seit Neuestem auch wieder ein Zirkeltraining in einer modernen Variante, ähnlich dem CrossFit-Training, einem relativ neuen Fitnesskonzept, das sich aus altbewährten Übungen wie Klimmzügen oder Liegestütze, Trainingsmethoden aus dem Turnen oder Gewichtheben sowie weniger geläufigen Workouts zusammensetzt.

Mittlerweile hat sich auch das Schlingentraining im Freizeit- und Profisport etabliert. In zahlreichen Fitnessstudios werden Gruppenkurse mit dem Schlingentrainer angeboten oder es besteht die Möglichkeit, mit seinem eigenen Schlingentrainer zu trainieren, sofern man schon Erfahrung damit hat. Denn ich würde jedem Einsteiger zu Beginn raten, erst einmal ein paar Trainingseinheiten unter Anleitung mitzumachen, damit man ein Gefühl für die Übungen in den Schlingen, für die richtige Ausführung und für die Körperhaltung bekommt.

Das Tolle am Schlingentraining ist, dass es eine große Bandbreite an Übungen mit sämtlichen Schwierigkeitsgraden gibt, da das Gerät sehr flexibel einsetzbar ist und man sich dabei in alle Richtungen bewegen kann. Selbst für ambitionierte Sportler und Profis bietet der Schlingentrainer noch jede Menge Herausforderungen.

Des Weiteren können viele Übungen so angepasst werden, dass damit ein sportartspezifisches Training möglich ist, beispielsweise für Ballsportarten wie Fußball, Tennis oder Golf, für das Schwimmen, Radfahren, Laufen oder den Kampfsport.

Funktionell trainieren

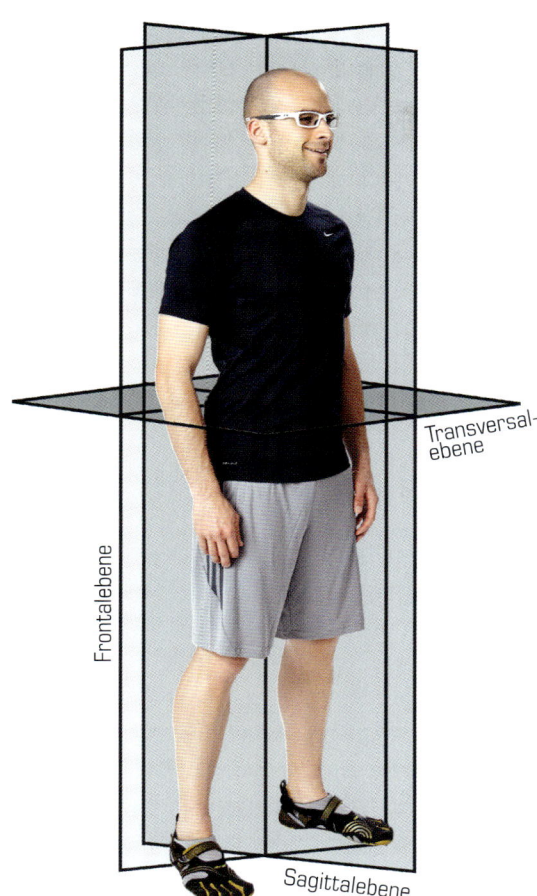

Beim Schlingentraining finden die Bewegungen in allen drei Ebenen statt.

## Ein Training in drei Dimensionen

Unsere Bewegungen im Alltag finden ausschließlich in drei Dimensionen beziehungsweise auf drei Ebenen statt. Folglich sollten wir uns bei einem funktionellen Training ebenfalls im dreidimensionalen Raum bewegen, damit die Trainingsergebnisse direkt in den Alltag übertragen werden können. Und genau das ermöglicht Ihnen das Training mit dem Schlingentrainer. Bei den drei Ebenen sprechen wir von der Sagittal-, der Frontal- und der Transversalebene. Dabei betrachten Sie den Körper von der Seite, von vorn und in der Horizontalen und führen die Bewegungen entlang dieser Ebenen aus. So entsteht ein Ganzkörpertraining mit dem eigenen Körpergewicht.

Im Alltag werden wir ständig mit solchen komplexen Bewegungen konfrontiert, ohne dass es uns bewusst ist. Stellen Sie sich vor, Sie würden eine Einkaufstasche, die neben Ihnen auf dem Boden steht, in den Kofferraum stellen. Sie stehen frontal zum Kofferraum und rotieren Ihren Oberkörper nun zur Seite, um die Tasche zu greifen. Sie bewegen sich in der Transversalebene. Dann heben Sie sie hoch (Bewegung in der Sagittalebene), drehen sich zum Kofferraum zurück (Transversalebene) und neigen sich vor, um die Tasche abzustellen (Bewegung in der Frontal- und Sagittalebene). Das dreidimensionale Training nutzt also diesen ganzen Raum.

## Das Zusammenspiel von Muskeln und Nerven

Beim Schlingentraining passiert aber weitaus mehr. Durch die Instabilität des Körpers sind nicht nur Kraft und Koordination gefragt, es werden auch die Beweglichkeit und Stabilität, vor allem die Rumpfstabilität, verbessert, da zahlreiche weitere Muskeln im Spiel sind. Es sind die kleinen stabilisierenden Muskeln, die wir im Alltag nahezu bei jeder Tätigkeit benötigen, und sei es nur, um vom Sofa aufzustehen. Diese Muskeln sind unter und zwischen den großen Muskeln versteckt. Werden diese Muskeln ständig miteinbezogen, erhöhen Sie dadurch die Grundspannung im Körper und verbessern so Ihre Körperhaltung enorm. Es können sogar Fehlhaltungen und Dysbalancen (muskuläres Ungleichgewicht) wieder ausgeglichen werden. Deshalb ist es wichtig, dass Sie sich ständig Ihrer Körperhaltung bewusst werden, egal, welche Übung Sie gerade in den Schlingen ausführen.

Ihr Körper versucht ebenfalls, ständig die Lage im Raum zu kontrollieren – das tut er allerdings unbewusst. Dafür sind die sogenannten Propriozeptoren verantwortlich, eine Gruppe von Rezeptoren, die ständig Informationen, beispielsweise über die Muskelspannung oder die Gelenkstellung, an das Gehirn weiterleiten. Diese Fähigkeit, auch als Tiefensensibilität bezeichnet, sollte ständig trainiert werden. Mit dem Schlingentrainer haben Sie die optimale Wahl getroffen. Durch die instabilen Eigenschaften des Schlingentrainings werden diese Rezeptoren – man könnte sie auch als Fühler von Muskeln, Sehnen und Gelenken bezeichnen – besonders gefordert. Somit kann man hier von einem propriozeptiven Krafttraining sprechen.

Das eben beschriebene neuromuskuläre Zusammenspiel – also die Weiterleitung von Nervenimpulsen über die Muskelzellen zum Gehirn – wird noch durch einen weiteren Aspekt angesprochen. Im Gegensatz zu einem isolierten Training, bei dem nur ein bestimmter Muskel gefordert wird, beispielsweise bei einem Bizeps-Curl mit der Hantel, werden beim Schlingentraining ganze Muskelketten trainiert. Das Zusammenspiel der einzelnen Muskeln untereinander wird als intermuskuläre Koordination bezeichnet. Je besser diese ausgeprägt ist, desto ökonomischer und effizienter werden Sie sich bewegen. Schauen wir uns dazu ein Beispiel an. Beim Ausfallschritt in der Schlinge muss das Zusammenspiel der Wadenmuskulatur, des Beinstreckers und der Gesäßmuskulatur zeitlich optimal koordiniert werden. Diese Muskeln, die auf den ersten Blick nichts miteinander zu tun haben, müssen hier als funktionelle Muskelkette zusammenarbeiten, damit der Ausfallschritt ausgeführt werden kann. Nicht nur die aktiven Muskeln, die Agonisten, sondern auch ihre Gegenspieler, die Antagonisten, müssen für einen reibungslosen Bewegungsablauf richtig angesteuert werden.

Zu Beginn der Übung werden Sie sicherlich noch etwas unsicher und wackelig sein. Mit wachsendem Trainingsfortschritt wird Ihre Bewegung immer flüssiger und effizienter. Von diesem ökonomisierten Bewegungsablauf können Sie wiederum im Alltag profitieren. Wenn Sie beispielsweise Treppen steigen, muss diese Muskelkette wieder als Einheit funktionieren. Jede komplexe Bewegung erfordert deshalb das Zusammenspiel einzelner Muskeln. So gibt es weitaus mehr als diese eine dargestellte Kette. Das funktionelle Training ermöglicht es uns daher, alltagsnah zu trainieren und das Zusammenspiel der Muskeln zu optimieren.

Durch das Training an den Schlingen wird nicht nur die eben beschriebene intermuskuläre Koordination geschult, sondern auch die intramuskuläre. Diese bezeichnet die Fähigkeit, innerhalb eines Muskels möglichst viele Muskelfasern gleichzeitig zu aktivieren. Je größer diese intramuskuläre Koordination ist, desto größer ist auch die Kraftentwicklung innerhalb eines Muskels.

# Wie Krafttraining funktioniert

Es gibt verschiedene Möglichkeiten, Kraft aufzubauen. Das ist auch mit dem Schlingentraining möglich. Da hier jedoch fast nur mit dem eigenen Körpergewicht trainiert wird, ist der Kraftzuwachs gegenüber dem herkömmlichen Krafttraining begrenzt. Deshalb ist es durchaus sinnvoll, das Schlingentraining mit anderen Krafttrainingsformen zu kombinieren, etwa mit einem Langhanteltraining oder freien Gewichten. Denn egal, für welche Methode Sie sich entscheiden, irgendwann wird Ihr Körper an den Punkt kommen, an dem er neue Reize braucht. Diese Trainingsreize setzen Sie eben durch Abwechslung. Haben Sie dieses Trainingsplateau erreicht, wird es Zeit für etwas Neues. Es gibt drei einfache Prinzipien, die Sie bei Ihrem Training beachten sollten:

1. Variieren Sie die Übungen.
2. Erhöhen Sie die Gewichte (Progression).
3. Wechseln Sie alle acht bis zwölf Wochen die Trainingsmethode.

Das heißt aber nicht, dass Sie alle acht bis zwölf Wochen auf Ihr Schlingentraining verzichten sollen, wenn Sie die Trainingsmethode wechseln. Ergänzen Sie es, indem Sie ein- bis zweimal pro Woche noch zusätzlich eine andere Trainingsform wählen, etwa eine Krafttrainingsmethode mit freien Gewichten. Es könnte aber auch ein Cardiotraining sein, damit Ihr Herz-Kreislauf-System in Schwung bleibt. Je nachdem, welches Trainingsziel Sie anstreben oder wie Ihr derzeitiges Fitnessniveau aussieht, werden Sie sich dementsprechend Ihr Training zusammenstellen.

Wenn Sie eine zusätzliche Krafttrainingsmethode wählen, um etwa gezielt mehr Muskeln aufzubauen, als das beim Schlingentraining möglich ist, wird grundsätzlich zwischen drei Formen unterschieden:

- Kraftausdauertraining
- Hypertrophietraining
- Maximalkrafttraining

**Kraftausdauertraining:** Dieses hat zum Ziel, den Ermüdungswiderstand der Muskulatur zu erhöhen. Es findet zwischen 16 und 25 Wiederholungen statt. Eine entscheidende Rolle spielt dabei die sogenannte Time Under Tension (TUT). Sie bezeichnet die Dauer einer Belastung eines Muskels innerhalb eines Trainingssatzes. Beim Kraftausdauertraining beträgt die TUT circa 50 bis 120 Sekunden. Je nach Bewegungsgeschwindigkeit der Übungsausführung ergibt sich aus den angegebenen Wiederholungen die TUT. Diese Methode ist für den Einsteiger bestens geeignet, egal, ob er das Schlingentraining oder eine herkömmliche Krafttrainingsmethode wählt. Wenn mit freien Gewichten trainiert wird, sollte es so gewählt werden, dass die vorgegebenen Wiederholungen zwar nicht mühelos, aber zu schaffen sind. Eine Steigerung ist jederzeit möglich. Ist ein bestimmtes Fitnessniveau erreicht, kann nach etwa acht bis zwölf Wochen zum Hypertrophietraining gewechselt werden.

**Hypertrophietraining:** Hier wird mit 70 bis 85 Prozent der Maximalleistung trainiert und es beschert einem den größten Muskelzuwachs (Hypertrophie = Muskeldickenwachstum) bei 6 bis 15 Wiederholungen. Die TUT wird beim Hypertrophietraining mit circa 20 bis 50 Sekunden angegeben. Beim Schlingentraining gibt es durchaus Übungen, die in den Hypertrophiebereich kommen. Beim herkömmlichen Krafttraining sollte jetzt deutlich mehr Gewicht gestemmt werden.

**Maximalkrafttraining:** Auch wenn das Maximalkrafttraining beim Schlingentraining keine Rolle spielt, möchte ich es Ihnen der Vollständigkeit halber trotzdem erläutern. Es ist nur für absolute Profis geeignet und findet in einem Wiederholungsbereich von 1 bis 5 Wiederholungen statt – und mit sehr viel Gewicht. Das Schlingentraining ist deshalb für ein Maximalkrafttraining gar nicht geeignet, da hier fast ausschließlich mit dem eigenen Körpergewicht gearbeitet wird. Je nach Trainingsniveau beziehungsweise Körpergewicht kann kein ausreichend hoher Trainingsreiz mehr für das Maximalkrafttraining gesetzt werden. Auch das Verletzungsrisiko eines Maximalkrafttrainings gegenüber einem herkömmlichen Krafttraining sollte nicht unterschätzt werden.

Zusammenfassend kann man sagen, dass das Schlingentraining hervorragend für ein Kraftausdauer- und ein Hypertrophietraining geeignet ist. Das Maximalkrafttraining sollten Sie jedoch auf herkömmliche Art und Weise durchführen. Nichtsdestotrotz gelten für jedes Fitnessniveau die eingangs erwähnten drei Prinzipien. Und es ist durchaus sinnvoll, zwischen den unterschiedlichen Methoden zu wechseln. Selbst wenn Sie bereits beim Hypertrophietraining sind, ist ein Wechsel zum Kraftausdauertraining nach acht bis zwölf Wochen optimal, um wieder neue Trainingsreize zu setzen.

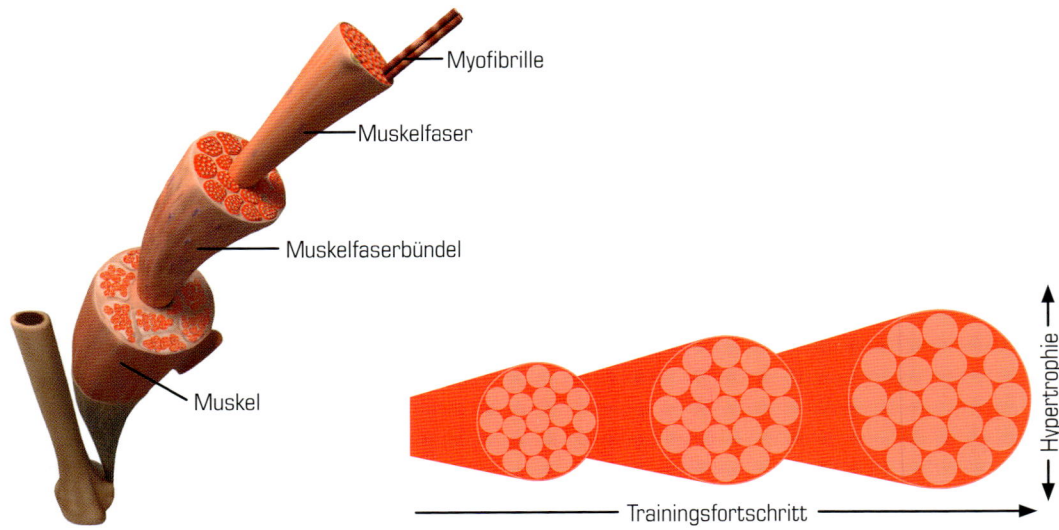

Das Dickenwachstum der einzelnen Myofibrillen führt mit zunehmendem Trainingsfortschritt zu einer Querschnittsvergrößerung der Muskelfasern und letztendlich der Muskulatur.

Bei der Wahl der Gewichte gilt grundsätzlich, dass alle Wiederholungen zu schaffen sein sollten. Bei den letzten 1 bis 3 Wiederholungen sollten Sie das Gefühl haben, es wären nicht mehr möglich gewesen. Beißen Sie sich bis zum Ende durch! Erst dann setzt auch ein Trainingsreiz ein. Denn Muskeln wollen gefordert werden, um zu wachsen.

Alle drei Trainingsmethoden haben jedoch eines gemeinsam: sie erfordern Regeneration. Gönnen Sie Ihren Muskeln nach einem anstrengenden Training stets eine Pause, damit sie für das nächste Training wieder gewappnet sind.

### Was Krafttraining in den Muskeln bewirkt

Nur bei einer ausreichenden Trainingsintensität wie es beim Hypertrophietraining vorliegt, kann es zu Muskelwachstum kommen. Ausgelöst durch den intensiven Trainingsreiz, auch als überschwellig bezeichnet, wird gleichzeitig ein Regenerationsmechanismus in der Zelle ausgelöst. Aufgrund der mechanischen Belastung des Muskels während des Trainings wird die Muskelzelle verletzt; es werden sogenannte Mikrotraumen ausgelöst. Das ist aber nicht weiter schlimm, denn erst so wird der Muskel zum Wachsen angeregt. Jetzt kommen ganz kleine Zellen ins Spiel, die sich unter der äußersten Hülle der Muskelzelle befinden. Sie sorgen nun für die Regeneration. Damit die Muskulatur für zukünftige Trainingsreize besser gewappnet ist, führt die Regenerationsmaßnahme sogar dazu, dass die Muskulatur an Querschnitt zunimmt und folglich kräftiger wird. Dieser Vorgang wird als Hypertrophie bezeichnet und ist Ziel eines jeden Sportlers, der mit Krafttraining seinen Körper formen möchte. Männer erlangen einen athletischen Körper, Frauen eine knackige Figur.

Die Querschnittsvergrößerung findet in den kleinsten Funktionseinheiten der Muskulatur, den sogenannten Myofibrillen, statt. Werden diese größer, nehmen auch die Muskelfasern an Querschnitt zu und letztendlich der gesamte Muskel.

### Das Prinzip der Superkompensation

Alles, was wir mit Training erreichen wollen, ist eine kontinuierliche Leistungssteigerung mit jeder neuen Trainingseinheit. Aber wie funktioniert das? Durch den optimalen Wechsel zwischen Belastung und Erholung. Dazu passiert Folgendes im Körper: Während Ihrer Trainingseinheit an den Schlingen nimmt Ihre sportliche Leistungsfähigkeit vorübergehend ab, denn Sie beanspruchen sich und Ihren Körper stark.

In der darauffolgenden Erholungszeit passt sich jedoch Ihr Körper an den vorher gesetzten Trainingsreiz an. Das bedeutet, dass somit Ihre Leistungsfähigkeit wieder ansteigt, und zwar sogar über das Ausgangsniveau hinaus. Über einen bestimmten Zeitraum kann dieses höhere Niveau gehalten werden. Jetzt ist genau der richtige Zeitpunkt, um einen neuen Trainingsreiz für eine Leistungssteigerung zu setzen. Diesen Anpassungsprozess nennt man Superkompensation. Wenn Sie die Trainingsreize aber zu früh setzen und Sie sich noch nicht ausreichend erholt haben, nimmt Ihre Fitness langfristig ab. Man spricht dann von einem Übertraining.

# Trainingsbasics – ohne die geht's nicht

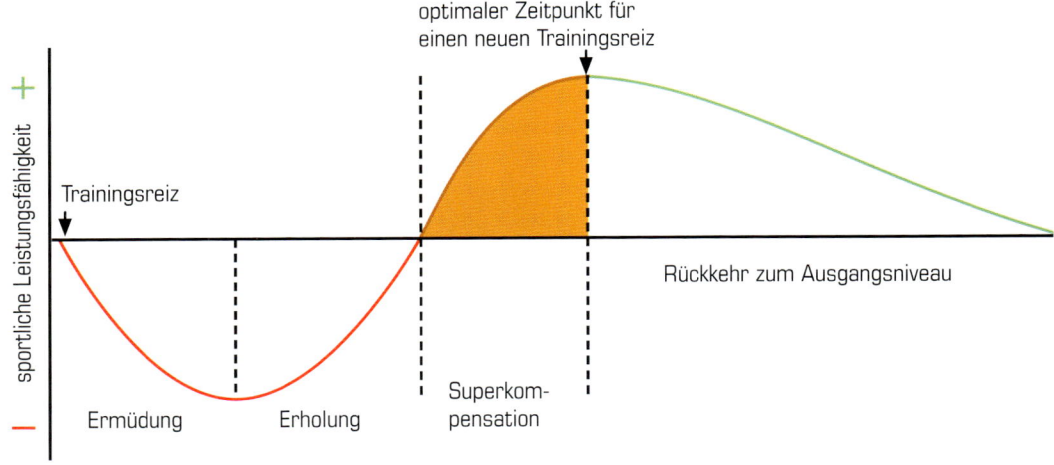

## Die Sache mit der Regeneration

Sie können nur von Ihrem Training profitieren – und somit Fortschritte erzielen –, wenn Sie Ihrem Körper auch die entsprechende Regeneration gönnen. Die erwünschten Anpassungsprozesse, wie beispielsweise das Muskelwachstum, findet nicht während des Trainings statt, sondern immer in der anschließenden Regenerationszeit.

Die Dauer der notwendigen Regenerationszeit richtet sich nach der Trainingsintensität und somit nach der Trainingsmethode. Pauschal kann man sagen: Je intensiver das Training, um so länger die notwendige Zeit zum Regenerieren. Ich empfehle Ihnen nach einem Workout an den Schlingen mindestens einen Tag zur Erholung, besser sogar zwei krafttrainingsfreie Tage einzuplanen. Hören Sie auch hier auf Ihren Körper, ob Sie sich für eine weitere Belastung schon wieder ausreichend fit fühlen.

Sie können Ihre Regeneration jederzeit positiv beeinflussen, indem Sie beispielsweise genügend schlafen. Ein Saunagang, eine entspannende Massage, ein paar Dehnübungen (S. 149–165) oder ein paar Übungen mit der Faszienrolle (S. 167–175) tragen ebenfalls zur Erholung bei. Zur aktiven Regeneration an den Pausentagen eignen sich auch moderate und kurze Cardioeinheiten von etwa 20 bis 30 Minuten. Sie können diese beispielsweise auf dem Laufband oder Crosstrainer absolvieren, eine Joggingrunde im Freien einlegen oder schwimmen gehen – was auch immer Sie bevorzugen.

## Schlingentraining und herkömmliches Krafttraining – ein Vergleich

Wenn wir das Schlingentraining einem herkömmlichen Krafttraining gegenüberstellen, ist es sinnvoll, den Kraftfluss durch den Körper zu betrachten. Beim herkömmlichen Krafttraining werden grundsätzlich zwei Formen unterschieden: das Training an Geräten und das Training mit freien Gewichten (Lang- oder Kurzhanteln). Am einfachsten ist es, alle drei Trainingsformen anhand einer Übung darzustellen. Ich habe mich für das Rudern entschieden, eine der Standardübungen beim Krafttraining. Obwohl die

Wie Krafttraining funktioniert **17**

Körperhaltung bei allen drei Ausführungen eine andere ist, ist die Bewegung annähernd dieselbe: Ein Gewicht wird mit eng geführten Armen in Richtung Brust gezogen.
An der Maschine sitzt man aufrecht, der Rumpf beziehungsweise der Oberkörper ist durch das Polster fixiert, die Arme führen das Gewicht horizontal zur Brust.
Im Stand wird die Langhantel nah am Oberschenkel entlang und in Richtung Bauchnabel gezogen. Der Oberkörper ist dabei nach vorn geneigt, der Rücken sollte gestreckt, die Schultern fixiert bleiben.
Beim Schlingentraining ist der ganze Körper in einer Linie nach hinten geneigt, da man mit den Händen die Griffe fassen und sich hochziehen muss.
Allein die drei unterschiedlichen Körperhaltungen verdeutlichen, dass die Kraftverteilung bei der Ausführung jeweils eine andere ist. Bei der klassischen Ruderübung am Gerät verläuft der Kraftfluss von den Unter- und Oberarmen weiter über die Schulterpartie bis zur breiten Rückenmuskulatur. Da der Brustkorb beim Sitzen an ein Polster gedrückt wird, endet auch hier der Kraftfluss. Er wird über das Polster ausgeleitet.
Beim vorgebeugten Rudern mit der Langhantel hat der Kraftfluss durch den Körper bereits einen ganz anderen Verlauf. Er verläuft von den Händen, Unter- und Oberarmen über den Oberkörper, das Gesäß und die Ober- und Unterschenkel und wird erst über den Bodenkontakt der Füße ausgeleitet. Das vorgebeugte Rudern ist im Gegensatz zur klassischen Ruderübung am Gerät wesentlich anspruchsvoller, da der Trainierende die gesamte Stabilisierung selbst aufbringen muss. Vor allem beim Hochziehen der Hantel ist die gesamte Rückenmuskulatur beteiligt, hauptsächlich der Rückenstrecker, der links und rechts entlang der Wirbelsäule verläuft.
Der Kraftfluss beim Rudern am Schlin-

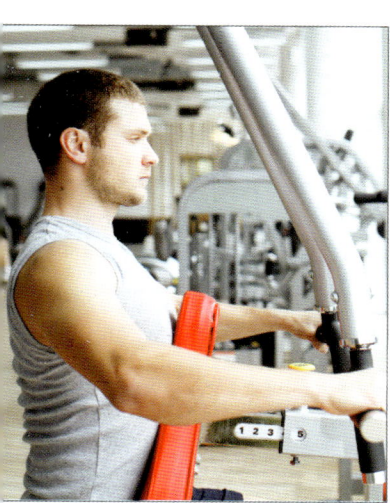

Beim klassischen Rudern am Gerät ist der Weg der Kraftübertragung am kürzesten.

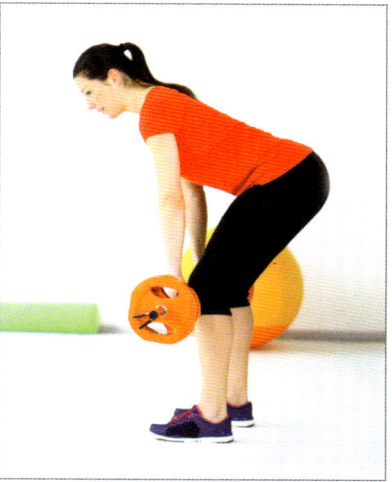

Das Rudern mit der Langhantelstange bezieht den ganzen Körper mit ein.

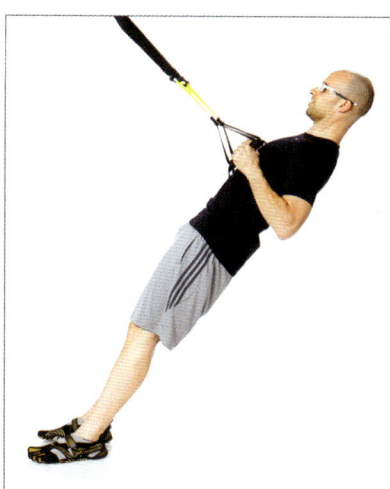

Die Ruderübung am Schlingentrainer wird durch die Instabilität noch erschwert.

## INFO: Leistungssteigerung durch Schlingentraining?

Im Spitzensport, ob Fußball, Handball, Triathlon oder Golf, hat sich das Schlingentraining zur Leistungssteigerung etabliert. Norwegische Studien haben gezeigt, dass es dem herkömmlichen Krafttraining funktionell überlegen ist. Die Tatsache, dass durch die Instabilität die neuromuskuläre Ansteuerung geschult wird, scheint den Bewegungsablauf und somit die sportartspezifische Performance zu verbessern. Es wird vermutet, dass vor allem die rumpfstabilisierende Wirkung, die koordinative Herausforderung und das Training in ganzen Muskelketten zu diesem Ergebnis führen. In einer neunwöchigen Untersuchung hat man herausgefunden, dass beispielsweise die Abschlaggeschwindigkeit von Golfern durch ein Schlingentraining um 3,6 Prozent gesteigert werden konnte. Aus leistungsorientierter Sicht ist das ein beachtlicher Wert, da sich dadurch die Schlagweite um 10 bis 15 Meter verbesserte.

gentrainer ist vergleichbar mit dem freien Rudern. Zusätzlich erschwert jedoch die Instabilität der Schlingen die Muskelarbeit, um den Körper zu stabilisieren.

Fazit: Beim Schlingentraining und freien Krafttraining findet die Stabilisierung über den eigenen Körper statt. Beim Training an Geräten wird immer ein Körperteil durch das Gerät stabilisiert und dieses somit vom Kraftfluss ausgeschlossen. Ein solches Training ist weder funktionell noch effizient. Es kann jedoch bei Menschen sinnvoll sein, die noch nicht oder nicht mehr die Kraft einer Ganzkörperstabilisation aufbringen können, aber trotzdem ein Krafttraining absolvieren möchten oder aus gesundheitlichen Gründen auch müssen, da das Gerät sozusagen unterstützend eingreift. Um Ihnen zu verdeutlichen, warum das so ist, möchte ich mit Ihnen später einen kleinen Ausflug in die Anatomie machen. Zunächst einmal widmen wir uns noch den eingangs erwähnten drei Prinzipien.

### Progression – trainieren mit steigendem Widerstand

Werden die Muskeln Trainingsreizen ausgesetzt, passen sie sich diesen irgendwann an, wie wir bereits wissen. Anpassungsprozesse können aber nur stattfinden, wenn der Körper einem Widerstand ausgesetzt wird. In der Widerstandsart gibt es allerdings große Unterschiede. Beim herkömmlichen Krafttraining wird der Widerstand meist durch Kurz- und Langhanteln, Kabelzugmaschinen mit Steckgewichten oder durch Krafttrainingsgeräte mit Steckgewichten erzeugt. Beim Schlingentraining stellt lediglich das eigene Körpergewicht den Widerstand dar. Das kann in Bezug auf die Muskulatur bei einigen Übungen zu wenig, bei anderen deutlich zu viel sein. Wenn wir beispielsweise eine Außenrotation der Arme mit eng anliegenden Oberarmen (S. 59) ausführen, ist das eigene Körpergewicht ein enorm hoher Widerstand. Denn hier müssen vergleichsweise schwache und kleine

Muskeln, nämlich die Außenrotatoren des Schultergelenks, arbeiten, um das Körpergewicht zu stemmen. Diese Muskeln können daher schnell überfordert werden.

Bei einer Kniebeuge (S. 122) hingegen kommen sehr starke und große Muskeln ins Spiel, nämlich der Quadrizeps und der große Gesäßmuskel, die durch das eigene Körpergewicht als Widerstandsart jedoch nach kurzer Zeit keinen ausreichend hohen Trainingsreiz mehr erfahren.

Aber auch hier gibt es Möglichkeiten der Progression, beispielsweise durch eine Veränderung der Auflagefläche am Boden, des Körperwinkels oder der Ausgangsposition vom neutralen Punkt. Alle drei Möglichkeiten werden in Kapitel 2 ab Seite 38 noch genauer erklärt.

Eine Steigerung zur klassischen Kniebeuge wäre beispielsweise die einbeinige Kniebeuge. Eine andere Möglichkeit, die notwendige Kraft für die Außenrotation der Arme aufzubringen, ist eine versetzte Fußstellung. Sie ermöglicht es Ihnen, mithilfe der Beine Ihren Körper sozusagen nachzuschieben, damit eine Kraftspitze auf das Schultergelenk vermieden wird.

## Variation der Übungen

Grundsätzlich ist es wichtig, dass Sie den ganzen Körper trainieren – ob mit klassischem Krafttraining oder Schlingentraining. Variieren Sie jedoch in bestimmten Zeitabständen Ihre Übungen, so wie Sie auch die Trainingsmethode wechseln sollten. Wenn Sie immer dieselben Übungen absolvieren, gewöhnen sich die Muskeln an diese Bewegung, andere werden vernachlässigt. Die Folge: Sie werden im Training stagnieren und das Trainingsplateau nicht überwinden. Außerdem kann sich ein muskuläres Ungleichgewicht, eine Dysbalance, einstellen, was wiederum zu Fehlhaltungen oder sogar Verletzungen führen kann.

Achten Sie bei der Übungsauswahl deshalb auf unterschiedliche Bewegungen und Schwierigkeitsgrade. Es ist durchaus möglich, nach ein paar Wochen von einer schwierigeren Variante wieder zu einer einfacheren zu wechseln. Schon eine kleine Veränderung der Arm- oder Beinstellung, ein anderer Körperwinkel oder eine Variation zu einer Standardübung beansprucht unterschiedliche Muskelanteile oder bezieht noch andere Muskeln mit ein.

### TIPP  Wenn eine Übung zu schwer ist

Für das Schlingentraining generell ist ein gutes Körpergefühl unerlässlich. An schwierigere Übungen sollten Sie sich erst mit ein wenig Trainingserfahrung heranwagen. Wenn beide Voraussetzungen fehlen, greifen Sie am besten zuerst auf ein herkömmliches Krafttraining zurück. Es gibt jede Menge alternativer Übungen. Die Außenrotation der Arme können Sie zum Beispiel auch hervorragend am Kabelzug durchführen. Dort ist eine feine Dosierung des Widerstands durch die Steckgewichte möglich.

Ich möchte Ihnen anhand des Bizeps-Curls ein Beispiel für eine scheinbar kleine Veränderung geben, die sich allerdings deutlich bemerkbar macht. Wahrscheinlich werden Sie jetzt im Moment, während Sie das lesen, nicht am Schlingentrainer stehen. Nehmen Sie deshalb zum Vergleich eine Hantel oder auch eine volle Wasserflasche. Führen Sie den Bizeps-Curl zuerst so aus, wie Sie ihn kennen, mit den Handflächen nach oben, also im Untergriff. Machen Sie ruhig mehrere Wiederholungen. Anschließend greifen Sie Hantel oder Wasserflasche von oben, also im Obergriff, sodass die Handflächen nach unten weisen. Sie werden feststellen, dass Sie zwar bei beiden Varianten Ihren Bizeps trainieren, allerdings spüren Sie beim Obergriff verstärkt Ihre Muskulatur des Unterarms. Schon eine kleine Veränderung der Handstellung kann also bereits eine große Wirkung haben. Ich gebe Ihnen noch ein weiteres Beispiel an die Hand, das Sie ebenfalls ohne Schlingentrainer ausführen können. Es geht um den klassischen Liegestütz. Führen Sie den Liegestütz breit aus, das heißt, Ihre Hände werden deutlich mehr als schulterbreit aufgesetzt. Platzieren Sie nach einigen Wiederholungen die Hände etwas weiter innen, Ihre Arme bleiben bei der Ausführung eng am Körper. Führen Sie ebenfalls einige Wiederholungen durch und versuchen Sie bewusst, die arbeitende Muskulatur wahrzunehmen. Führen Sie die dritte Variante so aus, dass Ihre Füße erhöht sind, etwa auf einer Treppenstufe oder einem Stuhl. Ihr Oberkörper ist somit tiefer als Ihre Füße. Die Hände sind schulterbreit aufgesetzt. Vergleichen Sie nun diese drei Varianten miteinander. Sie werden feststellen, dass bei der weiten Ausführung verstärkt Ihre Brustmuskulatur angesprochen wird, bei der engen Ihr Trizeps und bei der dritten mit erhöhten Füßen muss Ihre Schulter kräftig mitarbeiten.

## TIPP  Qualität vor Quantität

Das gilt vor allem für die Übungsausführung. Als Einsteiger mit wenig Trainingserfahrung sollten Sie zu Beginn Ihres Schlingentrainings die Intensität (abhängig vom Körperwinkel) etwas geringer halten und dafür mit einer höheren Wiederholungszahl trainieren, also im Kraftausdauerbereich bleiben. Das heißt, Sie führen die Übungen in mäßigem Tempo und mit einem geringeren Bewegungsumfang aus, um jede Übung fehlerfrei zu erlernen und das Verletzungsrisiko zu minimieren. Gehen Sie daher beim Umkehrpunkt nur so weit, wie Sie die Übung kontrolliert ausführen können. Wenn Sie etwas geübter sind, können Sie den Bewegungsspielraum später vergrößern, am besten sogar ganz ausnutzen. Trainieren Sie dann mit der »Full Range of Motion« (ROM). Selbst erfahrenen Sportlern mit einer guten Physis, die noch kein Schlingentraining gemacht haben, empfehle ich, mit der Kraftausdauermethode zu beginnen, um die neue Trainingsform zu erlernen.

# Ein bisschen Anatomie – von Gelenken und Umkehrpunkten

Wir haben festgestellt, dass ein und dieselbe Übung eine völlig unterschiedliche Beanspruchung der Muskulatur bewirken kann, wenn sich die Körperhaltung ändert. Aber nicht nur die Muskulatur, auch Gelenke werden anders gefordert. Und oft ist es Menschen mit einer gesundheitlichen Einschränkung nicht möglich, alle Varianten auszuführen, da eine zu extreme Gelenkstellung mehr Schaden als Nutzen anrichten kann.

Im Lauf der Zeit kommt es bei vielen Menschen oft zur Abnutzung von Gelenken, zur Einschränkung der Beweglichkeit infolge einer Verletzung, einer Gelenkfehlstellung oder muskulären Dysbalancen. Ein sehr häufiges Phänomen ist das Impingementsyndrom, eine schmerzhafte Funktionsbeeinträchtigung in der Schulter. Aber auch Hüft- und Kniegelenks- sowie Rückenprobleme sind keine Seltenheit. Deshalb wurde der Schlingentrainer als erstes auch in der Physiotherapie als geniales Gerät zur sanften Behandlung von zahlreichen Gelenksproblemen eingesetzt.

Das Therapiegerät hat mehrere breite Schlaufen, um dem Patienten eine möglichst große Auflagefläche zu bieten, in der ein bequemes und schonendes Hängen möglich ist. Je nach Krankheitsbild können beim therapeutischen Schlingentrainer die Schlaufen sehr variabel eingesetzt und dem Patienten angepasst werden.

Der Schlingentrainer, wie wir ihn kennen, ist für sportliche Zwecke weiterentwickelt worden und eigentlich für gesunde Menschen gedacht. Trotzdem gilt auch hier: Seien Sie bei allen Übungen – egal, ob beim Training an Geräten, mit freien Gewichten oder am Schlingentrainer – stets vorsichtig, selbst wenn bei Ihnen die genannten körperlichen Einschränkungen noch nicht oder noch nicht akut zutreffen sollten. Sollte das doch der Fall sein, klären Sie am besten vorher mit Ihrem Arzt oder Therapeuten, welches Training und welche Übungen für Sie am geeignetsten sind.

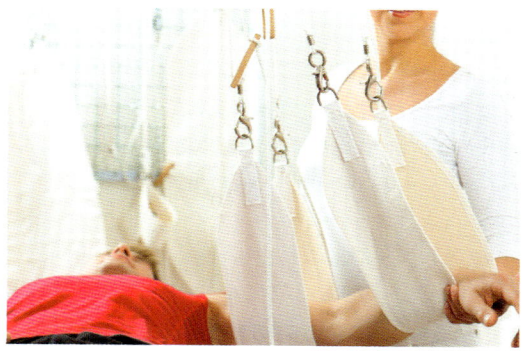

Der Schlingentrainer in der Physiotherapie kann den Bedürfnissen des Patienten angepasst werden.

## Eine häufige Erkrankung: das Impingementsyndrom

Unser Schultergelenk ist neben dem Kniegelenk eines der beweglichsten Gelenke in unserem Körper – und deshalb leider auch sehr anfällig. In diesem Zusammenhang haben Sie bestimmt schon einmal vom sogenannten Impingementsyndrom gehört, eine der häufigsten Erkrankungen im Schulterbereich. Oder besser gesagt: Es ist eine schmerzhafte Funktionsstörung der Schulter. Die Ursache ist oft auf den

Platzmangel zwischen Oberarmkopf und Schulterdach – also dort, wo das Ende des Oberarmknochens auf das Schultergelenk trifft – zurückzuführen. Durch Überbelastung, zum Beispiel bei der Ausübung von Überkopfsportarten wie Schwimmen oder Volleyball, aber auch durch Verschleiß, insbesondere mit zunehmendem Alter, kann es in diesem Engpass zu Entzündungen des Schleimbeutels oder der Sehnen kommen. Betroffene äußern starke Schmerzen, beispielsweise beim Anziehen eines Pullovers oder beim Waschen, vor allem beim Anheben des Arms. Egal, ob der Arm nach vorn oder zur Seite angehoben wird – jeder Winkel über Schulterhöhe beziehungsweise zwischen 60 und 120 Grad löst Schmerzen aus. Im schlimmsten Fall kann die degenerative Veränderung so weit gehen, dass es zum Abriss einer oder mehrerer Sehnen, am häufigsten der Supraspinatussehne, kommt. In Bezug auf das Syndrom taucht oft die Bezeichnung Rotatorenmanschette auf. Sie besteht aus den vier Schultermuskeln (M. infraspinatus, M. supraspinatus, M. subscapularis, M. teres minor) und einem starken Band, das sich aus den Sehnen dieser Muskeln zusammensetzt und das Schultergelenk umschließt und stabilisiert. Mit einer gezielten Kräftigung der Rotatorenmanschette kann dem Impingementsyndrom entgegengewirkt werden. Ziel dieses Trainings ist es, die Muskulatur so zu kräftigen, dass wieder mehr Platz zwischen Oberarmkopf und Schulterdach besteht. Das erfordert jedoch therapeutisches Hintergrundwissen und kann bei einer falschen Herangehensweise die Problematik des Engpasses sogar verstärken.

Der Schlingentrainer kann bei spezifischen Beschwerdebildern, wie dem eines Impingementsyndroms, eingesetzt werden. Jedoch erfordert der Einsatz der Schlingen im rehabilitativen Bereich viel Fingerspitzengefühl des Therapeuten für die Intensitätssteuerung. Auch der Patient sollte ein gewisses Körpergefühl mitbringen. Sollten diese Voraussetzungen nicht gegeben sein, gibt es andere Möglichkeiten eines rehabilitativen Trainings, etwa mit Hanteln, Seilzug oder Therabändern. Ihr Therapeut weiß am besten, welche Form für Sie geeignet ist.

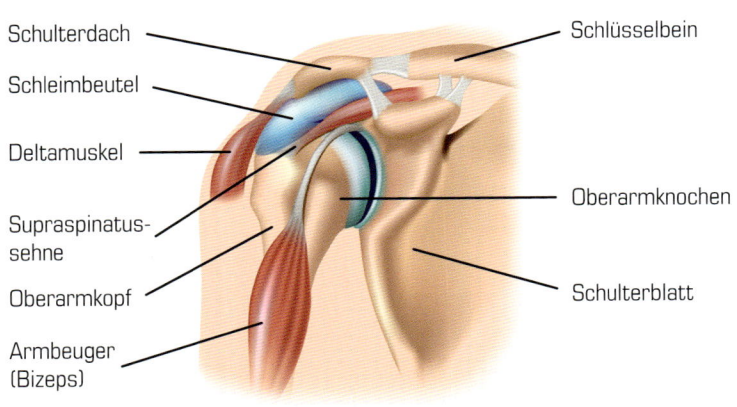

Das Schultergelenk – ein Kugelgelenk – ist einer relativ hohen Beanspruchung ausgesetzt und dadurch sehr verletzungsanfällig.

Zurück zu unseren Gelenken. Viele Begriffe aus dem medizinischen Bereich sind auch in der Sportwelt geläufig. Sie müssen nicht gleich zum Anatomieexperten werden, aber ein paar von diesen Begriffen sollten Sie zumindest schon einmal gehört haben und deren Bedeutung kennen. Legen wir los mit den Gelenkstellungen:

**Flexion:** Hier findet grundsätzlich die Beugung eines Gelenks statt, beispielsweise beim Anwinkeln des Ellbogens oder des Knies.
**Extension:** Sie ist das Gegenteil der Flexion, nämlich die Streckung eines Gelenks.
**Abduktion:** Immer wenn Sie ein Bein oder einen Arm von Ihrem Körper wegbewegen oder abspreizen, spricht man von der Abduktion.
**Adduktion:** Sie ist das Gegenteil der Abduktion. Hier führen Sie die Extremitäten (Arme oder Beine) zum Körper heran.
**Rotation:** Ein Synonym wäre Drehung. Gelenke rotieren hier um ihre eigene Achse. Sie rotieren beispielsweise Ihren Kopf, wenn Sie ihn zur Seite drehen, oder Ihre Wirbelsäule, wenn Sie den Oberkörper drehen. Auch eine Rotation der Schulter ist möglich, wenn Sie sie nach außen drehen (Außenrotation) oder nach innen (Innenrotation).
**Pronation:** Sie beschreibt ganz einfach eine von zwei Handstellungen. Wenn Sie die Arme nach vorn anheben und dabei die Handflächen nach unten drehen, sind Ihre Hände in einer pronierten Position. Sie ist vergleichbar mit dem Obergriff, bei dem Sie zum Beispiel eine Hantel oder auch die Haltegriffe des Schlingentrainers von oben greifen.
**Supination:** Sie ist das Gegenteil der Pronation. Die Handflächen zeigen nach oben. Diese Position ist vergleichbar mit dem Untergriff, bei dem Sie die Haltegriffe oder eine Hantel von unten greifen.
**Hammergriff:** Hier zeigen die Handflächen zueinander. So werden Sie sehr oft die Haltegriffe des Schlingentrainers greifen.

Weiter geht es mit den wichtigsten Begriffen, die die Muskeln betreffen:

**Kontraktion:** Hier zieht sich der Muskel zusammen, er verkürzt sich. Das geschieht immer, wenn Sie einen Muskel anspannen, und dafür müssen Sie meist ein Gelenk beugen, zum Beispiel beim Bizeps-Curl. Wenn Sie den Ellbogen beugen, kontrahiert der Armbeuger (M. biceps brachii), kurz: Bizeps.
**Relaxation:** Sie ist das Gegenteil der Kontraktion. Der Muskel wird wieder in seine ursprüngliche Form gebracht, er entspannt sich. Das Nachgeben beim Krafttraining wird auch als exzentrische Phase bezeichnet, im Gegensatz zur konzentrischen Phase.
**Agonist:** Übersetzt ist das der sogenannte Spieler, das heißt, ein Muskel, den Sie mit einer Übung trainieren, zum Beispiel den Bizeps.
**Synergist:** Er unterstützt den Agonist bei seiner Arbeit.
**Antagonist:** Jeder Spieler hat auch einen Gegenspieler. Damit wird der gegenüberliegende Muskel des Spielers bezeichnet. Beim Bizeps wäre es der Armstrecker (M. triceps brachii), der Armmuskel auf der Oberarmrückseite, kurz: Trizeps.

**Rotatorenmanschette:** Dieser Begriff ist bereits beim Impingementsyndrom aufgetaucht und bezeichnet eigentlich eine Platte aus Sehnen und Muskeln, die das Schultergelenk umfasst.

**Ischiokrurale Muskulatur:** Zu ihr gehört eine Gruppe von Muskeln auf der Oberschenkelrückseite, und zwar der Beinbeuger (M. biceps femoris), der Halbsehnenmuskel (M. semitendinosus) und der halbmembranöse Muskel (M. semimembranosus), die wiederum aus mehreren Anteilen bestehen.

### Vorsicht am Umkehrpunkt

Wie beim herkömmlichen Krafttraining gibt es auch beim Schlingentraining Übungen, die Sie besonders vorsichtig ausführen sollten. Hauptsächlich in den Umkehrpunkten der Bewegung kann es zu sehr großen Drehmomenten kommen, zum Beispiel wenn Sie die gestreckten Arme gegen einen Widerstand über Kopf führen, wie beim Strecken im Stand (S. 112). Das größte Drehmoment findet hier im Schultergelenk statt, zum einen durch den langen Hebelarm, zum anderen durch die große Kraft, die am Hebelarm in Richtung der Schlingen ansetzt. Diese Kraft wird umso stärker, je mehr der Körper nach vorn geneigt ist. Der Umkehrpunkt ist die Endposition der Bewegung, also die gestreckten Arme über Kopf. Kann jetzt von der Rückenmuskulatur nicht genügend Kraft aufgebracht werden, um die Gegenbewegung einzuleiten, kann das Schultergelenk überstreckt werden und somit eine Verletzung die Folge sein.

Sie können bei Übungen, die ein solch großes Drehmoment beinhalten, gegensteuern, indem Sie ganz einfach einen kleineren Bewegungsradius nutzen, der für Sie noch gut kontrollierbar ist. So minimieren Sie das Verletzungsrisiko bereits um ein Vielfaches. Zusätzlich haben Sie bei zahlreichen Übungen die Möglichkeit, eine versetzte Fußposition einzunehmen, die Ihnen zusätzlich Sicherheit gewährleistet.

Eigentlich müssten wir diese Betrachtung für jedes Gelenk in den Umkehrpunkten durchführen. Das ginge aber zu weit. Ich möchte Sie hiermit lediglich dafür sensibilisieren, die Übungen stets bewusst, kontrolliert und technisch sauber auszuführen.

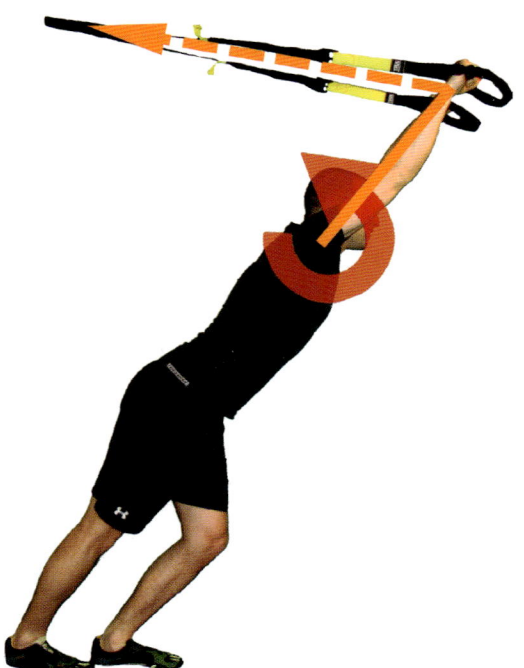

Über die gestreckten Arme wirkt eine große Kraft in Richtung der Schlingen (oranger Pfeil). Durch das daraus resultierende Drehmoment (roter Pfeil) ist das Schultergelenk am anfälligsten.

## Atmen – aber richtig!

Auch wenn wir die Atmung als selbstverständlich betrachten, so spielt Sie bei jedem Training doch eine wichtige Rolle: Sie kann die Muskelkontraktion unterstützen. Einsteiger sollten die Atmung jedoch vorerst nicht berücksichtigen und sich zu Beginn auf die Technik konzentrieren. Mit mehr Trainingssicherheit ist auch die richtige Atmung kein Problem.

Merken Sie sich als Faustformel, dass Sie beim Krafttraining immer dann ausatmen, wenn Sie das Trainingsgewicht – beim Schlingentraining ist es das eigene Körpergewicht – überwinden, und einatmen, wenn Sie dieses ablassen. Somit findet das Einatmen in der exzentrischen Phase und das Ausatmen in der konzentrischen Phase statt. Jedes Mal, wenn Sie Ihren Körper anheben, atmen Sie also aus. Beim Rudern an den Schlingen beispielsweise atmen Sie beim Hochziehen aus, da Sie sich gegen den Widerstand des Körpers nach oben ziehen müssen. Wenn Sie mit Gewichten – auch mit dem eigenen Körpergewicht – trainieren, ist es hilfreich, über den Mund auszuatmen. Beim Einatmen können Sie durch Nase oder Mund atmen.

Bei statischen Übungen, wie dem Unterarmstütz (S. 87), gibt es diese zwei Phasen nicht. Lassen Sie hier Ihren Atem ruhig und gleichmäßig fließen.

Vor allem beim Krafttraining mit schweren Gewichten, aber auch bei anspruchsvollen Übungen am Schlingentrainer, besteht die Gefahr der Pressatmung. Dabei wird während der Belastung, also beim Ausatmen, die Luft angehalten. Der Druck auf den Brustkorb steigt, somit auch auf das Herz und der Blutdruck erhöht sich. Versuchen Sie, diese Atemtechnik so gut es geht zu vermeiden. Wer Bluthochdruck, eine Herzschwäche oder ähnliche Vorschädigungen hat sowie für ältere Menschen ist diese Atmung zu riskant. Sie ist nur für gesunde, junge Menschen sinnvoll und unproblematisch. Wer sie dennoch ausprobieren möchte, kann eine abgeschwächte Form anwenden: Öffnen Sie beim Ausatmen nur ganz leicht den Mund und versuchen Sie, die Luft zwischen Ihren Lippen herauszupressen, aber keinesfalls den Atem anzuhalten.

> **TIPP** **Holen Sie sich Rat**
>
> Wenn Sie noch nicht über ein gutes Körperbewusstsein und ausreichend Trainingserfahrung verfügen, scheuen Sie sich nicht, erfahrene Trainer oder Therapeuten anzusprechen. Sie wissen genau, bei welchen Übungen potenzielle Risiken liegen, und geben Ihnen hilfreiche Ratschläge zur einfacheren Übungsausführung, sofern Sie hier im Buch keine geeigneten Alternativen finden.

## Die optimale Trainingseinheit für jedes Fitnessniveau

Bevor Sie mit dem eigentlichen Schlingentraining beginnen, ist es für Sie wichtig zu wissen, wie denn eigentlich eine Trainingseinheit aussieht. Dabei werde ich zwischen Einsteigern, die keine oder wenig Trainingserfahrung haben, Fortgeschrittenen, die bereits regelmäßig trainieren und sich schon eine Grundfitness angeeignet haben, und ambitionierten Sportlern, die bereits sehr gut trainiert sind und eine andere Trainingsmethode ausprobieren möchten, unterscheiden.

Denn jeder hat möglicherweise ein anderes Trainingsziel und danach richten sich auch die Wiederholungen und Sätze sowie die Auswahl der Übungen.

### Vor dem Training gilt: Aufwärmen!

Da es sich beim Schlingentraining um ein Ganzkörpertraining handelt, sollten Sie auch möglichst den ganzen Körper aufwärmen, damit alle Gelenke auf die bevorstehende Belastung vorbereitet werden und somit das Verletzungsrisiko minimiert wird.

Durch die Mobilisation der Gelenke bildet sich Gelenksflüssigkeit, die sogenannte Synovialflüssigkeit. Diese sorgt dafür, dass zwei Gelenke besser aufeinandergleiten und die Knorpel, die jedes Gelenk umgeben, vermehrt mit Nährstoffen versorgt werden. Stoßbelastungen auf die Gelenke durch die sportliche Aktivität werden durch diese Gelenkschmiere besser verteilt und somit Verletzungen vorgebeugt. Außerdem wird Ihr Körper auf Betriebstemperatur gebracht, die Muskeln werden weich und sind leistungsfähiger.

Egal, welchem Trainingstyp Sie sich zuordnen, das Aufwärmen kann für jeden dasselbe sein. Es genügen 5 bis 10 Minuten, die Sie entweder auf dem Crosstrainer, dem Laufband in einem moderaten Tempo, an Ort und Stelle durch das Kreisen und Durchbewegen sämtlicher Gelenke oder direkt am Schlingentrainer absolvieren können. Wenn Sie die Schlingen wählen, führen Sie dafür einfache Grundübungen aus und halten Sie die Intensität auf einem geringen Niveau. Dazu eignen sich zum Beispiel die klassische Kniebeuge (S. 122), das Rudern (S. 47) oder der dynamische Fly für die Brustmuskulatur (S. 82).

Die Wiederholungszahl können Sie beim Aufwärmen gern hoch halten mit etwa 25 Wiederholungen oder mehr je Übung.

### Der Trainingsteil

Da es sich beim Schlingentraining um ein hoch intensives Training handelt, sollte die eigentliche Trainingseinheit 20 bis maximal 45 Minuten dauern – abhängig von Ihrem Fitnessniveau. Da zu einem guten Trainingsplan neben dynamischen auch statische Übungen gehören, achten Sie darauf, dass Sie auch solche Übungen integrieren. Bei statischen Übungen, zum Beispiel dem Seitstütz in der Schlinge (ab S. 97), empfehle ich Ihnen eine Belastungsdauer von 30 Sekunden für Einsteiger bis 120 Sekunden für Fortgeschrittene und ambitionierte Sportler.

Für ein Ganzkörpertraining wählen Sie möglichst Übungen für alle Körperbereiche

> **TIPP** **Eine Variation beim Supersatz**
>
> Kombinieren Sie eine Übung für den Ober- mit einer für den Unterkörper. So muss das Blut einen längeren Weg von einem Muskel zum anderen zurücklegen und Ihr Herz mehr Arbeit leisten. Das wiederum stimuliert das Muskelwachstum besser und Sie verbrennen gleichzeitig mehr Fett.

aus. Sie können dabei auch Schwerpunkte setzen, etwa wenn Sie Brustmuskulatur aufbauen oder den Rücken verstärkt trainieren möchten.

Trainiert wird in Wiederholungen und Sätzen. Dabei entspricht ein Satz der vorgegebenen Anzahl an Wiederholungen einer Übung. Auch hier haben Sie die Wahl zwischen zwei Methoden des Satztrainings:

1. Führen Sie die vorgegebene Anzahl an Wiederholungen einer Übung aus, machen Sie nach jedem Satz eine Pause und gehen Sie dann zur nächsten Übung über.
2. Wählen Sie zwei Übungen aus, bei denen die gegenüberliegenden Muskeln (Antagonisten, zum Beispiel Bizeps und Trizeps) trainiert werden. Führen Sie von jeder Übung einen Satz ohne Pause dazwischen aus. Das wäre ein sogenannter Supersatz. Erst dann folgt die Pause. Diese Methode ist sehr gut, um die Herzfrequenz hochzuhalten. Sie ist aber auch ideal zur Fettverbrennung.

Wenn Sie sich – mit ein wenig Erfahrung und dem Wissen aus diesem Buch – Ihren eigenen Trainingsplan zusammenstellen oder auch einen der Pläne in Kapitel 4 ab Seite 178 ansehen, ist immer ein wichtiger Grundsatz zu beachten: Es werden zuerst die großen Muskelpartien trainiert, bevor man zu den kleinen übergeht. Der Grund: Sind die kleinen Muskelpartien bereits erschöpft, bevor die großen Muskelgruppen trainiert werden, ist ein ausreichend hoher Trainingsreiz für die großen Muskelgruppen oft nicht mehr realisierbar.

Ich möchte Ihnen das anhand von zwei Übungen verdeutlichen: Nehmen wir einmal an, Sie würden nach den Bizeps-Curls zum Rudern übergehen. Anatomisch, aber auch logisch betrachtet, ist der Bizepsmuskel viel kleiner als die Rückenmuskulatur. Da für das Rudern der Armeinsatz notwendig ist, können Sie hier anschließend nicht mehr die volle Kraft entfalten, da Ihre Armbeuger bereits erschöpft sind. Und das geht auf Kosten der Rückenmuskulatur. Die Trainingsintensität müsste hier nach unten angepasst werden.

Geeignete Übungskombinationen finden Sie in der Tabelle auf Seite 28.

### Warum Pausen wichtig sind

Gönnen Sie Ihren Muskeln nach der Belastung eine Pause. Aber nicht nach dem Prinzip: Viel hilft viel. Das trifft hier nicht zu. Die Pause zwischen den Sätzen ist den Trainingsmethoden angepasst und hat in der

| Übung 1 | Übung 2 | Schwerpunkt |
|---|---|---|
| Rudern | Bizeps-Curl | Rückenmuskulatur, Armbeuger |
| Liegestütz in der Schlinge | Trizepspresse im Stand | Brustmuskulatur, Armstrecker |
| Einbeinige Schulterpresse in der Schlinge | Trizeps-Kickback | Brust-, Schultermuskulatur, Armstrecker |
| Butterfly Reverse in T-Position | Zurückziehen der Schulterblätter | Schultermuskulatur, großer Rautenmuskel |
| Bergsteiger in der Schlinge in Rückenlage | Wadenheben | Ischiokrurale Muskulatur, Waden |

Sportwissenschaft Allgemeingültigkeit. Sie wird als Satzpause bezeichnet. Nach hohen Krafteinsätzen benötigt sowohl die Muskulatur Zeit zur Regeneration als auch Ihr zentrales Nervensystem, Stichwort: neuromuskuläre Koordination. Nur mit diesen Pausen sind Sie wieder fit und leistungsfähig, um einen neuen Trainingsreiz zu setzen. Die Dauer der Satzpause richtet sich nach Ihrer Trainingsintensität:

**Kraftausdauertraining**
30 bis 90 Sekunden Pause
**Hypertrophietraining**
1 bis 3 Minuten Pause
**Maximalkrafttraining**
3 bis 7 Minuten Pause

Auch bei Supersätzen sollten Sie die Pausen unbedingt einhalten. Jedoch können sich dort die einzelnen Muskeln, zum Beispiel Synergist und Antagonist, im Wechsel erholen. In der Zeit, in der Sie Ihren Trizeps trainieren, kann sich der Bizeps regenerieren und umgekehrt. Die Satzdauer des Agonisten entspricht somit der Satzpause des Antagonisten.

**Zirkeltraining mit dem Schlingentrainer**
Ein Zirkeltraining ist ebenfalls mit dem Schlingentrainer möglich. Dabei wird jeweils ein Satz je Übung absolviert, danach wird direkt zur nächsten Übung gewechselt. Nach der letzten Übung des Trainingsplanes wird wieder von vorn begonnen. Das Zirkeltraining hat den Vorteil, dass bei einem sinnvollen Aufbau der Trainingseinheit die Satzpausen geringer gehalten werden können und somit das Training einen besseren Fluss bekommt, jedoch auch für das Herz-Kreislauf-System deutlich intensiver wird. Eine Trainingseinheit könnte so aussehen: Sie wählen zehn Übungen (aus jedem Körperbereich), führen jede Übung 15-mal aus, machen 30 Sekunden Pause nach jeder Übung und absolvieren davon zwei Runden, also zwei Zirkel. Nach dem ersten Zirkel dürfen Sie sich eine Pause von 3 bis 5 Minuten gönnen.
Bei einem sinnvollen Aufbau sollten Sie auch hier darauf achten, dass bei zwei aufeinanderfolgenden Übungen nicht dieselben Muskelpartien trainiert werden. Eine denkbare Kombination wäre somit das Rudern gefolgt von Liegestützen.

## Der Abschluss des Trainings: Selbstmassage und Dehnen

Der Erfolg Ihres Training ist nicht nur vom Trainingsreiz abhängig, sondern auch von der Qualität der darauffolgenden Regeneration. Belastung und Erholung stellen eine untrennbare Einheit auf dem Weg zu Ihrem Trainingserfolg dar.

Durch die hohe Intensität wird Sie das Schlingentraining körperlich und mental fordern. Ihre Muskeln, Sehnen und Bänder, aber auch Ihr vegetatives Nervensystem, das beispielsweise Herzschlag, Atmung oder Blutdruck regelt, werden stark beansprucht. Umso wichtiger ist es, dass Sie nach dem Training den Regenerationsprozess einleiten.

Ich empfehle Ihnen dazu eine Kombination aus Selbstmassage und Dehnung. Direkt nach der Belastung können Sie durch ein Ausstreichen Ihrer Muskulatur, zum Beispiel mithilfe einer sogenannten Faszienrolle oder mit einer Faszienkugel, oder mit Dehnübungen Muskelverspannungen lösen, die Durchblutung anregen sowie den Stoffwechsel in Schwung bringen, damit Ihr Gewebe mit wichtigen Nährstoffen und Wasser versorgt wird. Kurzum: Der Regenerationsprozess wird beschleunigt.

Die Selbstmassage mit der Faszienrolle und der Faszienkugel sowie das Dehnen führen dazu, dass viele kleine Rezeptoren, die Nervenendigungen, stimuliert werden. Diese Anregung der Nerven führt unter anderem dazu, dass sich die Muskelspannung reduziert. Und genau das ist es, was Sie nach einem anstrengenden Training benötigen. Es geschieht aber noch weitaus mehr: Zusätzlich regulieren sich Kreislauf und Atmung. Dadurch fühlen Sie sich hinterher entspannt und gelassen.

Nach der Selbstmassage können Sie noch ein paar Dehnübungen ausführen. Dazu habe ich Ihnen im dritten Kapitel ab Seite 149 zahlreiche Übungen zusammengestellt, wie Sie am Schlingentrainer die unterschiedlichsten Muskelpartien dehnen können, wie Brust-, Schulter- und Nackenmuskulatur oder das Gesäß, den Rücken und die seitliche Rumpfpartie.

Bei bestimmten Muskeln stoßen wir jedoch mit dem Schlingentrainer an Grenzen, beispielsweise bei der Oberschenkelvorderseite. Ergänzen Sie deshalb Ihr Dehnprogramm mit Ihnen bekannten Übungen. Ihre Oberschenkelvorderseite könnten Sie beispielsweise dehnen, indem Sie im Stand ein Bein nach hinten anwinkeln, den Fuß mit der Hand fassen und dann die Ferse so weit wie möglich zum Gesäß ziehen. Ich empfehle Ihnen, einen erfahrenen Trainer oder Ihren Physiotherapeuten nach geeigneten Dehnübungen zu fragen.

Generell gilt: Achten Sie bei den Dehnübungen darauf, dass Sie Ihre Muskeln über den kompletten Bewegungsumfang sowie in alle Bewegungsrichtungen dehnen.

Neben der Regeneration wird ein regelmäßiges Dehnen langfristig Ihre Beweglichkeit verbessern und somit auch Ihrem Training eine bessere Qualität verleihen. Außerdem steht es Ihnen frei, Ihr Regenerationsprogramm – die Selbstmassage, das Dehnen oder beides – nach Ihrem Training zu absolvieren. Gönnen Sie sich dieses Programm auch an Ihren trainingsfreien Tagen – Ihr Körper wird es dankbar annehmen und Sie dafür mit mehr Wohlbefinden belohnen.

# 2

# BEVOR ES LOSGEHT – SCHLINGENTRAINING IM DETAIL

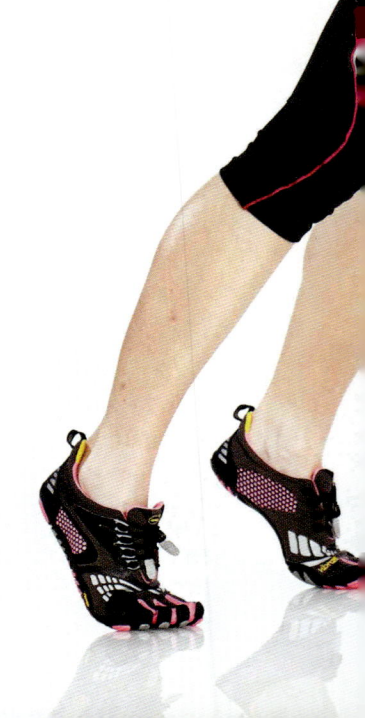

Die Basics für Ihr Training kennen Sie nun. Rufen Sie sich diese immer wieder ins Bewusstsein, damit Sie Ihrem Trainingsziel Stück für Stück näherkommen. Bevor es an die Schlingen geht, sollten Sie sich jetzt mit Ihrem neuen Trainingsgerät vertraut machen. Ich verrate Ihnen die Kniffe und Tricks im Umgang mit dem Schlingentrainer, wie Sie mit simplen Handgriffen die Schlaufen richtig einstellen oder am einfachsten die Bauch- und Rückenlage einnehmen. Nur wenn Sie sich sicher fühlen, können Sie auch effizient trainieren.

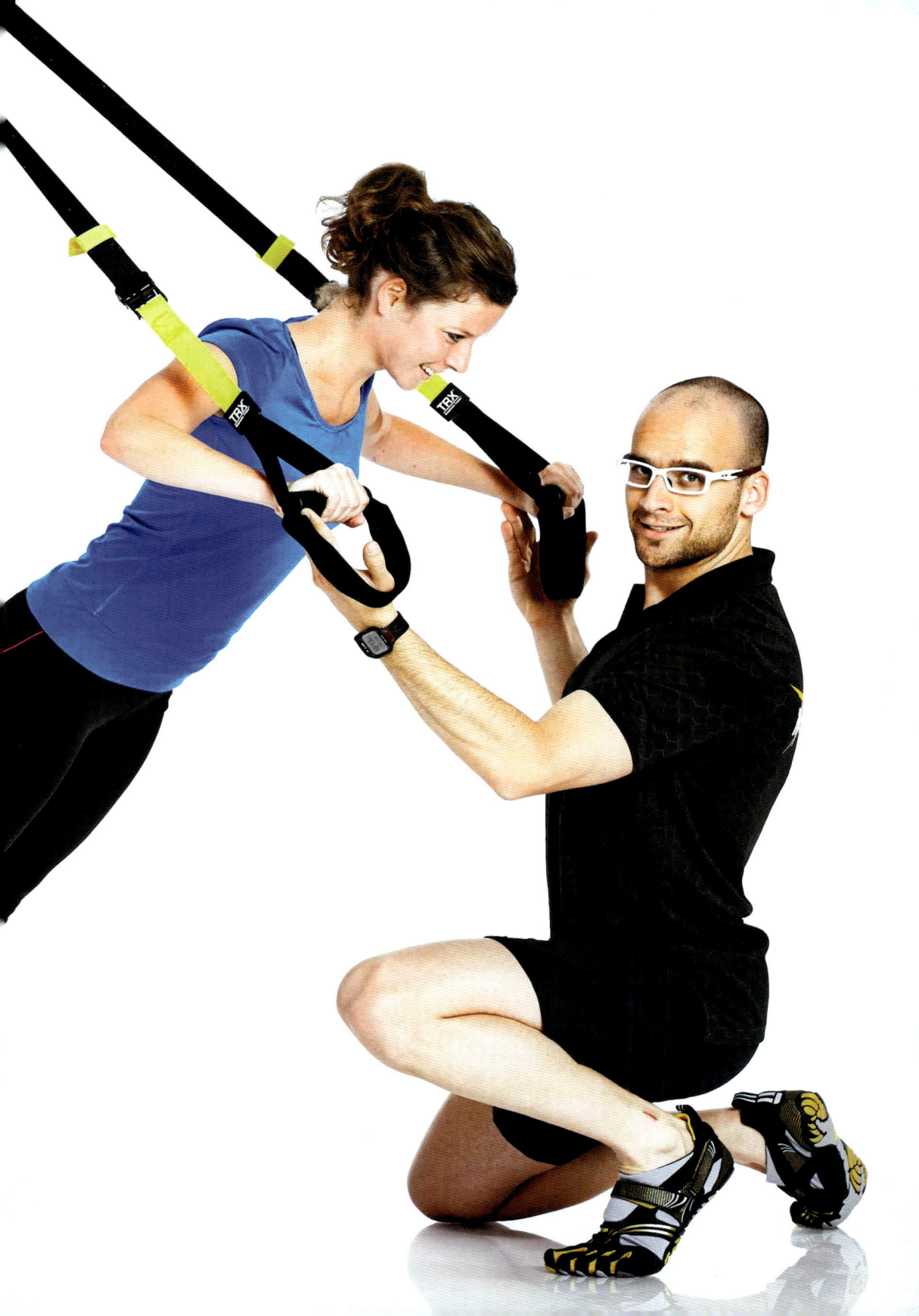

## Die Handhabung des Schlingentrainers

Die Einstellungen der Schlingen sind relativ einfach. Der Schlingentrainer kann in seiner Länge stufenlos angepasst werden. Es wird jedoch zwischen vier Einstellungen (Kapitel 3, S. 45) unterschieden: knapp über Bodenhöhe (lang), auf Höhe der Waden, eine mittlere und eine kurze Einstellung. Für einseitige Übungen gibt es noch den Einhandgriff. Um diese Einstellungen vornehmen zu können, müssen Sie wissen, wie der Schlingentrainer gekürzt und verlängert wird. Achten Sie sowohl beim Kürzen als auch beim Verlängern darauf, dass die Schlingen nicht verdreht sind. In nebenstehendem Bild sind alle Schlaufen im Detail dargestellt.

Trainieren Sie bei Übungen, die den Einhandgriff erfordern, nicht nur mit einer Schlinge. Zum einen kann Sie die freie Schlinge bei der Ausführung stören, zum anderen wird der Schlingentrainer ungleichmäßig abgenutzt, was sich wiederum negativ auf die Lebensdauer auswirken kann.
Des Weiteren möchte ich Ihnen noch zeigen, wie Sie am besten in die Bauch- und Rückenlage kommen.
Bei der Aufhängung des Schlingentrainers, wenn sich die Schlingen direkt unterhalb des Verankerungspunkts im Lot befinden, spricht man von der neutralen Position. Neben der Progression der Übungen, die Sie bereits kennengelernt haben, kann auch durch eine veränderte Position vom neutralen Punkt aus eine Übung einfacher oder schwieriger gestaltet werden.

### TIPP — Wo Sie den Schlingentrainer anbringen können

Nicht jeder ist Mitglied in einem Fitnessstudio und hat die Möglichkeit, dort an Kursen teilzunehmen oder mit den zur Verfügung gestellten Geräten zu trainieren. Viele von Ihnen werden sich selbst einen eigenen Schlingentrainer zulegen. Deshalb noch ein paar Hinweise zur Aufhängung: Wenn Sie zu Hause trainieren, etwa im Keller, in der Garage oder im Wohnzimmer, ist es am besten, wenn Sie sich einen sehr stabilen Haken in die Decke bohren. Für die Anbringung an einer Tür gibt es beispielsweise für den TRX® Suspension Trainer einen speziellen Türhaken. Jedes Schlingensystem ist etwas anders ausgestattet.
Wenn Sie im Freien trainieren möchten, suchen Sie sich einen sehr dicken Ast als Verankerungspunkt. Am besten sind aber fest installierte Gerüste mit Querbalken oder -stangen, wie Sie sie an Stationen von Trimm-dich-Pfaden finden. Manchmal eignen sich sogar Spielgeräte auf Spielplätzen. Lesen Sie sich aber in jedem Fall – egal, welches Produkt Sie erwerben – die Bedienungsanleitung genau durch.

Die Handhabung des Schlingentrainers **33**

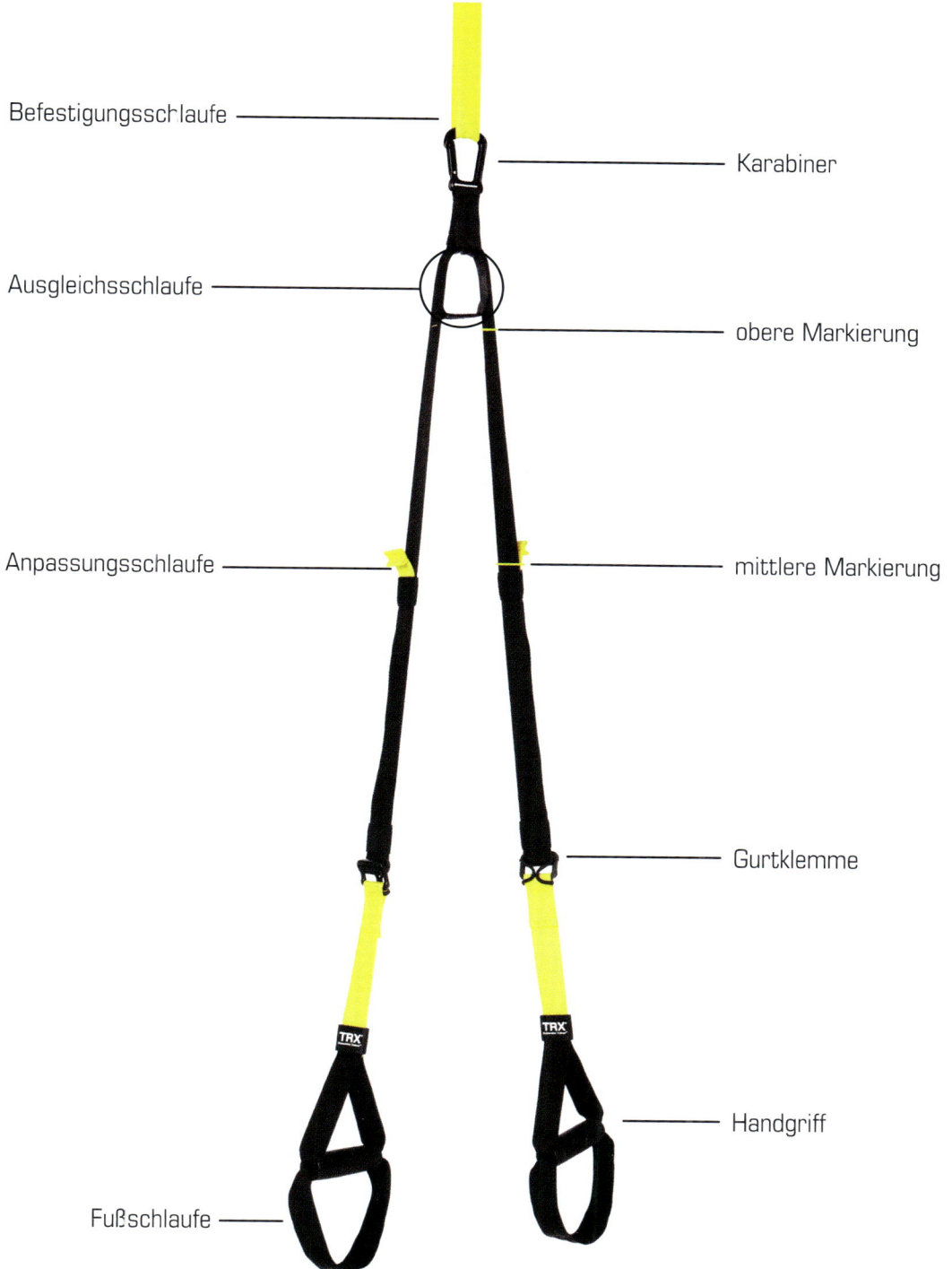

## Das Kürzen, Verlängern und der Einhandgriff

Am besten ist es, wenn Sie vor Ihrer Trainingseinheit die unterschiedlichen Einstellungen, speziell auch den Einhandgriff, ein paarmal üben, damit Sie während des Trainings keine Zeit verlieren und nicht unnötig pausieren müssen.

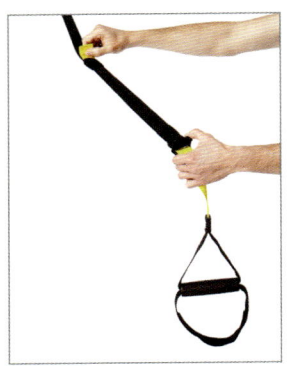 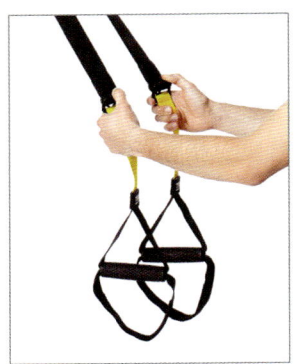

**Kürzen (Abb. links):** Drücken Sie mit dem Daumen der einen Hand auf die Gurtklemme. Ziehen Sie diese gleichzeitig nach unten und mit der anderen Hand die Anpassungsschlaufe nach oben.

**Verlängern (Abb. rechts):** Drücken Sie mit dem Daumen einer Hand auf die Gurtklemme und ziehen Sie diese vom Verankerungspunkt weg.

**Einhandgriff:**

1. Halten Sie die Griffe direkt übereinander.

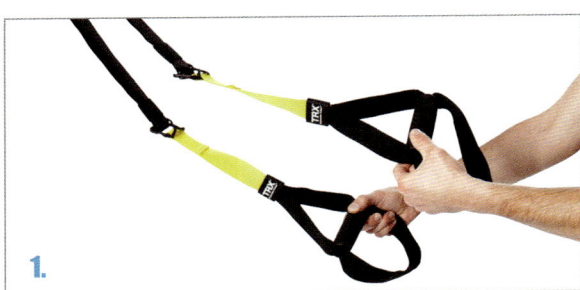

2. Führen Sie nun den unteren Griff durch die dreieckige Schlaufe des oberen Griffes. Jetzt halten Sie den von unten durchgeführten Griff oben und den anderen unten, wieder direkt übereinander, so wie in Schritt 1.

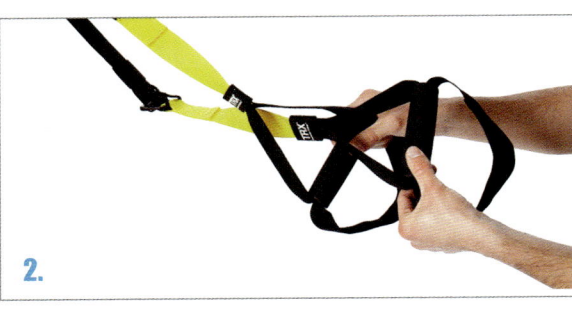

3. Wiederholen Sie den vorherigen Schritt, indem Sie den unteren Griff nochmals durch die dreieckige Schlaufe des oberen Griffes führen und dabei wieder die Hände wechseln. Ziehen Sie den soeben von unten nach oben durchgeführten Griff fest. Trainieren Sie immer mit dem Griff, den Sie als letztes durchgezogen haben, also mit dem längeren. Fassen Sie den kürzeren, kann dieser während des Übens wieder durchrutschen.

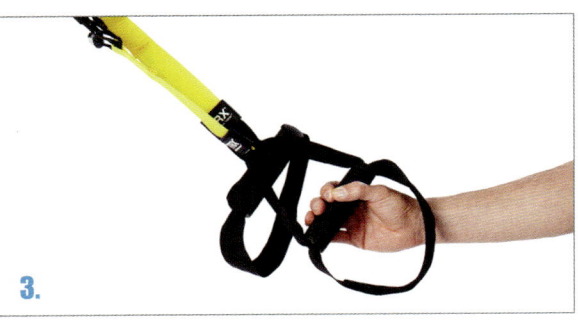

# Die Handhabung des Schlingentrainers

## Einstieg in die Rücken- und Bauchlage

Wie die unterschiedlichen Höheneinstellungen können Sie auch den Einstieg in die Bauch- und Rückenlage vor Ihrem Training ein paarmal üben. Sie werden sehen, dass Ihnen schon nach kurzer Zeit sämtliche Variationen zur Handhabung des Schlingentrainers in Fleisch und Blut übergehen werden. Jetzt könnten Sie eigentlich loslegen, wenn da nicht noch die Sache mit der richtigen Körperhaltung wäre. Damit zusammen hängt auch die Körperwahrnehmung, die sich im Lauf des Trainings positiv verändern wird – das verspreche ich Ihnen.

**Einstieg in die Rückenlage:** Bei dieser Position befindet sich der Schlingentrainer auf Höhe der Waden.

1. Setzen Sie sich so vor die Schlingen, dass Sie links und rechts neben den angewinkelt aufgestellten Beinen jeweils mit Zeige- und Mittelfinger beider Hände die Fußschlaufen greifen können.

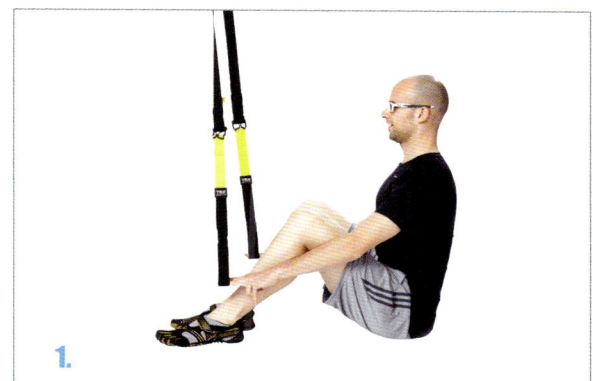
1.

2. Wenn Sie sich jetzt auf den Rücken legen, nehmen Sie die Beine angewinkelt hoch und setzen Sie beide Fersen in die Fußschlaufen.

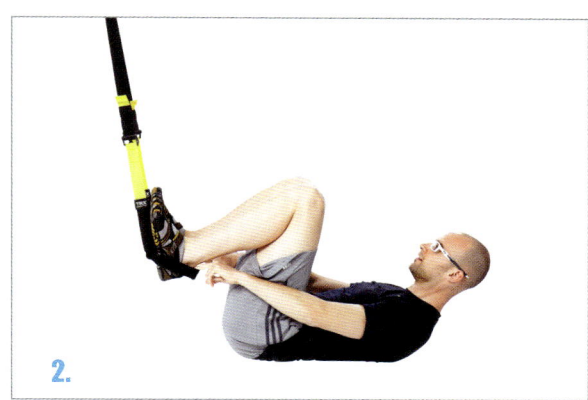
2.

3. Lassen Sie die Fußschlaufen los und strecken Sie die Beine. Vergewissern Sie sich, dass sich beide Fersen auf gleicher Höhe befinden. Wenn nicht, können Sie durch die Ausgleichsschlaufe (S. 33) nachjustieren, indem Sie mit der Ferse Druck auf die Fußschlaufe einer Seite ausüben, bis sich die Höhe der Schlingen angleicht.

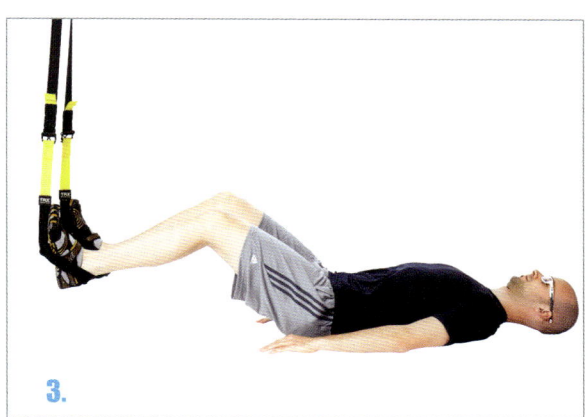
3.

**Bevor es losgeht – Schlingentraining im Detail**

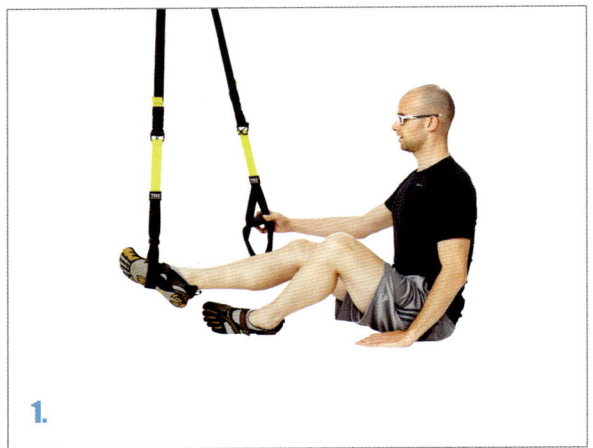

1.

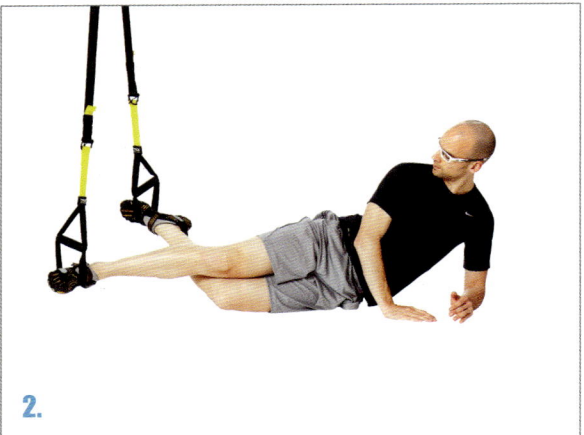

2.

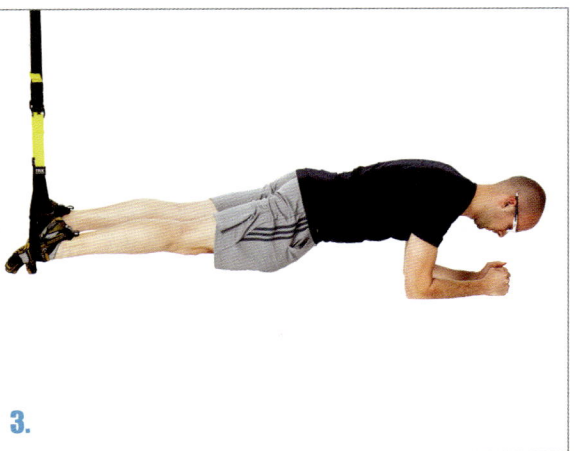

3.

**Einstieg in die Bauchlage:** Wie beim Einstieg in die Rückenlage ist auch hier der Schlingentrainer auf Höhe der Waden.

1. Setzen Sie sich wieder frontal vor die Schlingen, wie beim Einstieg in die Rückenlage. Diesmal greifen Sie mit der rechten Hand statt der Fußschlaufe den Griff zu Ihrer rechten Seite. Setzen Sie dann bei der linken Schlinge den rechten Fuß auf die Fußschlaufe. Mit der freien Hand können Sie sich am Boden abstützen. Natürlich können Sie den Einstieg auch mit links beginnen – je nachdem, was für Sie einfacher ist.

2. Jetzt führen Sie den linken Fuß unter dem rechten Bein durch und legen diesen in die rechte Fußschlaufe.

3. Drehen Sie sich nach rechts in die Bauchlage und strecken Sie die Beine. In dieser Position beginnen auch Übungen in der Seitlage.

# Die richtige Körperhaltung

Im Lauf des Lebens und auch bedingt durch unsere industrialisierte und moderne Arbeitswelt, verändert sich unser Körper entsprechend – und somit auch unsere Körperhaltung. Sie passt sich den Gegebenheiten an. Meistens wird sie jedoch schlechter und kann zu zahlreichen gesundheitlichen Problemen führen, wenn wir nicht entsprechend gegensteuern. Das funktioniert nur mit Training. Denn eine gute Körperhaltung fühlt sich nicht nur besser an, sondern schützt Sie auch gleichzeitig vor Gelenksüberlastungen.

Ganz gleich, ob Sie eine Übung im Stand oder auf der Matte im Liegen ausführen. Achten Sie auf eine neutrale Position Ihrer Wirbelsäule. Das bedeutet, dass sich Ihr Körper in einer Linie befindet und dabei die natürliche Schwingung der Wirbelsäule, die sogenannte Doppel-S-Form, erhalten bleibt. Die Schwerkraft würde in den Übungen diese Schwingung gern auflösen. Um ihr entgegenzuwirken, brauchen wir die notwendige Körperspannung. Jeder von uns bringt bereits eine Grundspannung im Körper mit – bei den einen ist sie jedoch besser ausgeprägt als bei den anderen. Durch Muskeltraining kann sie enorm verbessert werden. Versuchen Sie dazu einmal Folgendes:

- Stellen Sie sich zunächst aufrecht hin. Ihre Füße sind hüftbreit geöffnet, die Arme hängen locker herab.
- Versuchen Sie jetzt, Ihre Grundspannung bewusst anzusteuern: Aktivieren Sie Ihre Rumpfmuskeln, ziehen Sie dabei den Bauchnabel in Richtung Wirbelsäule und kneifen Sie zusätzlich Ihre Pobacken zusammen. Dadurch richtet sich das Becken leicht auf und somit auch Ihre Wirbelsäule.
- Das i-Tüpfelchen einer perfekten Körperhaltung macht die Schulterposition aus. Ziehen Sie die Schultern etwas nach hinten und dann nach unten. Dadurch richtet sich Ihr Brustkorb noch ein Stück auf.
- Lassen Sie die Arme dabei locker hängen und blicken Sie geradeaus.

Haben Sie eine Veränderung wahrgenommen? Ich hoffe es! Mit der richtigen Körperhaltung und dem Bewusstsein dafür können Sie nun mit den Intensitäten bei den einzelnen Übungen experimentieren.

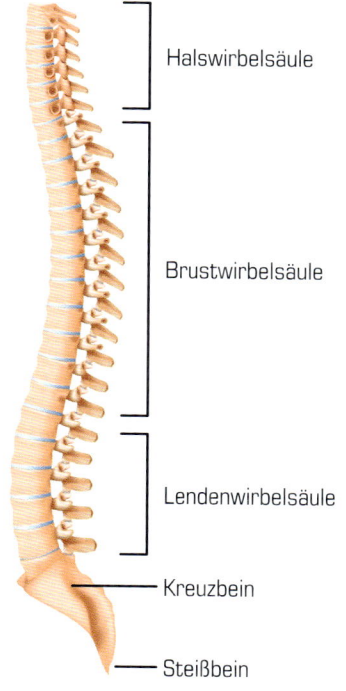

Die natürliche Doppel-S-Form der Wirbelsäule ist im Lenden- und Halswirbelbereich zur Körpervorderseite gewölbt, im Brustwirbelbereich zur Körperrückseite.

## Möglichkeiten der Intensitätssteuerung

Eine Eigenschaft, die das Schlingentraining auszeichnet, sind die hervorragenden Möglichkeiten der Intensitätssteuerung. Damit kann der Schwierigkeitsgrad einer Übung entweder schwerer oder leichter gemacht werden. So wie bei der Progression der Übungen (S. 18) wirkt sich eine kleine Variation des Körperwinkels, der Fußstellung oder die Position zum Verankerungspunkt des Schlingentrainers ebenfalls auf den Schwierigkeitsgrad einer Übung aus. Mit diesen drei Prinzipien haben Sie die Möglichkeit, die Übungen jederzeit Ihrem Trainingsniveau anzupassen und Ihr Workout immer abwechslungsreich zu gestalten.

### Änderung des Körperwinkels

Die Änderung des Körperwinkels kann jederzeit während des Trainings vorgenommen werden. Durch diese Anpassungsweise können die Übungen schwieriger oder leichter gestaltet werden, sodass für jedes Trainingsniveau ein ausreichend hoher Trainingsreiz gegeben ist. Sie ändern den Körperwinkel, indem Sie mit den Füßen etwas weiter weg vom Verankerungspunkt gehen und somit aufrechter sind. Diese Position (A) macht eine Übung leichter. Je näher Sie am neutralen Punkt des Schlingentrainers stehen, desto flacher ist der Winkel des Körpers (B) zum Boden und desto höher ist die Trainingsintensität. Der Grund liegt auf der Hand: Durch die größere Schräglage muss viel mehr Körperspannung aufgebaut werden, um in einer Linie zu bleiben.

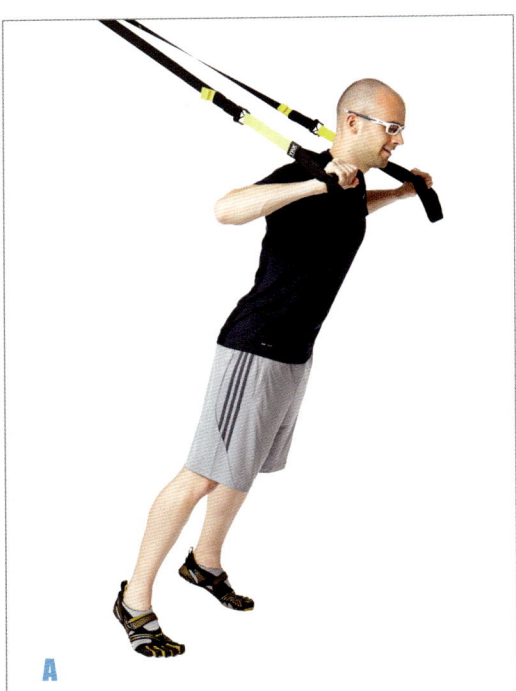

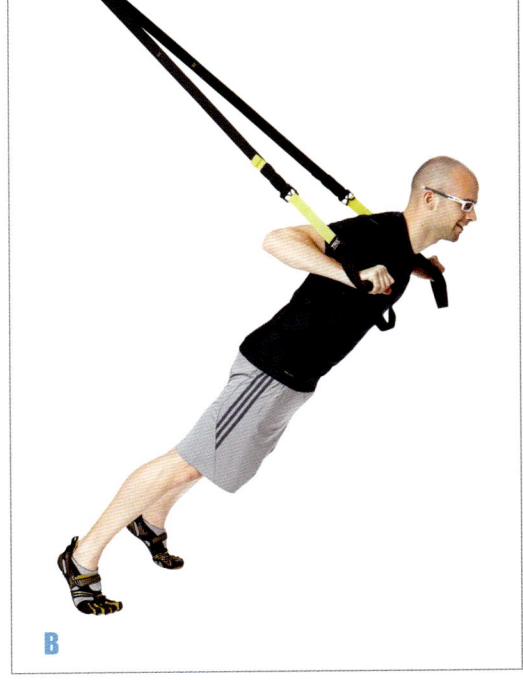

## Änderung der Basis

Je kleiner und instabiler die Basis ist, also der Kontaktpunkt zum Boden durch die Füße beziehungsweise die Hände, um den Körper zu stützen, desto höher ist die Trainingsintensität. Bei den meisten Übungen betrifft es aber die Füße. Die Veränderung kann zum einen durch eine unterschiedliche Fußstellung erfolgen (hüftbreiter, schulterbreiter oder versetzter Stand), aber auch durch eine Reduzierung der Kontaktfläche stattfinden (einbeiniger Stand). Schwieriger wird es, wenn zusätzlich beispielsweise ein Luftkissen oder Koordinationspad – alternativ auch eine zusammengerollte Matte – verwendet wird. Durch die Instabilität muss der Körper noch stärker stabilisiert werden. Solche Hilfsmittel sollten aber erst zum Einsatz kommen, wenn man die anderen Übungen bereits gut beherrscht und die notwendige Körperspannung aufbauen und auch halten kann.

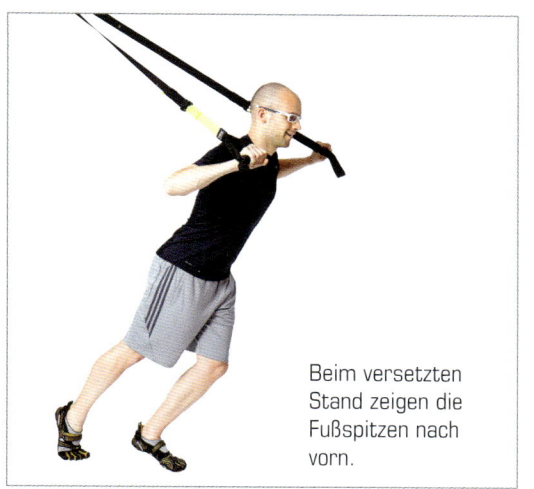

Beim versetzten Stand zeigen die Fußspitzen nach vorn.

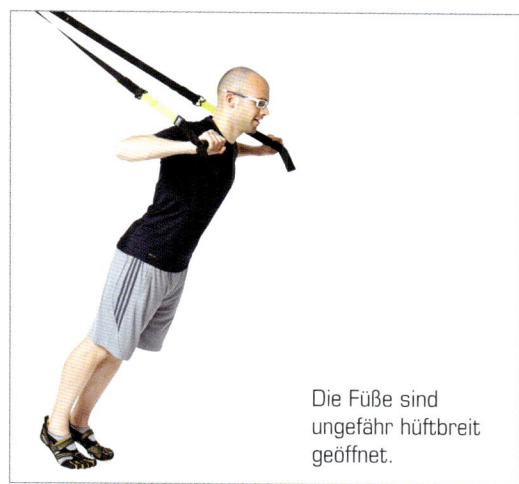

Die Füße sind ungefähr hüftbreit geöffnet.

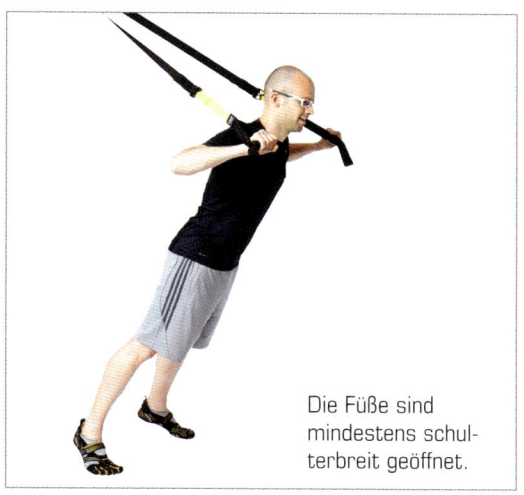

Die Füße sind mindestens schulterbreit geöffnet.

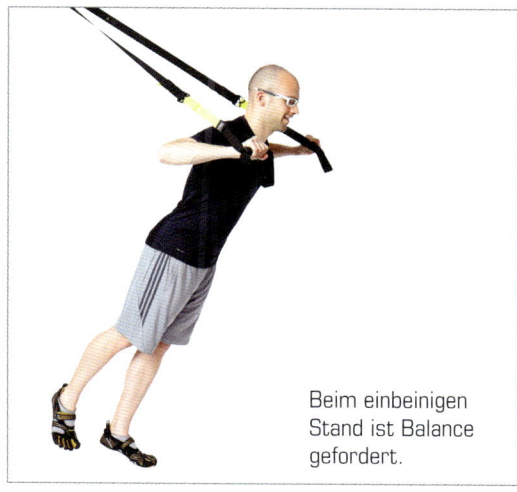

Beim einbeinigen Stand ist Balance gefordert.

## Verlagerung der Ausgangsposition vom neutralen Punkt

Wenn Sie in die Bauchlage gehen und sich somit die Füße in den Fußschlaufen befinden, kann durch eine Verlagerung der Ausgangsposition vom neutralen Punkt entweder mit der Schwerkraft oder gegen die Schwerkraft gearbeitet werden. So kann die Trainingsintensität bei bestimmten Übungen in Rücken- und Bauchlage reduziert beziehungsweise gesteigert werden. Sehr anschaulich darstellen lassen sich die unterschiedlichen Intensitäten anhand des Crunches in der Schlinge, dem Sie in Kapitel 3 ab Seite 90 bei den Übungen für den Rumpf wieder begegnen werden. Links dargestellt ist jeweils die Ausgangsposition, rechts die Endposition.

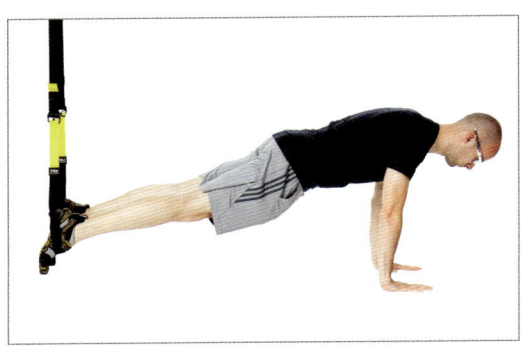

Beim neutralen Punkt sind die Füße direkt unter dem Verankerungspunkt.

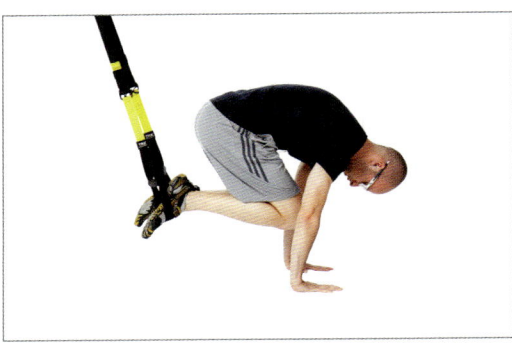

Die Füße befinden sich jetzt vor dem Verankerungspunkt.

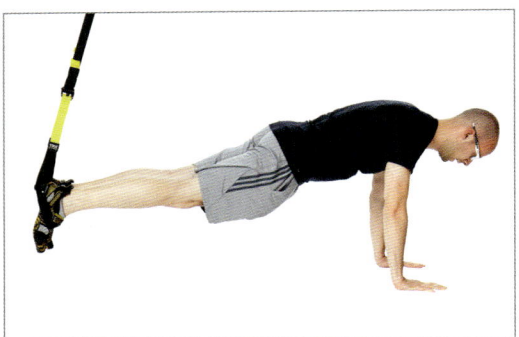

Wird mit der Schwerkraft trainiert, sind die Füße hinter dem neutralen Punkt.

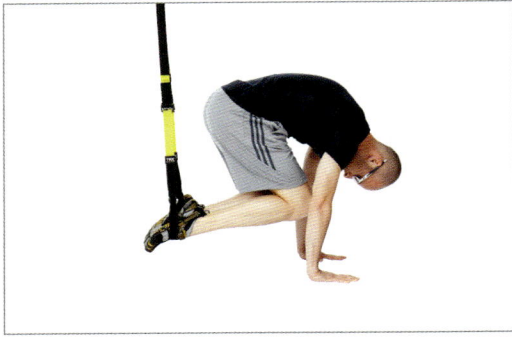

Die Füße befinden sich jetzt wieder am neutralen Punkt.

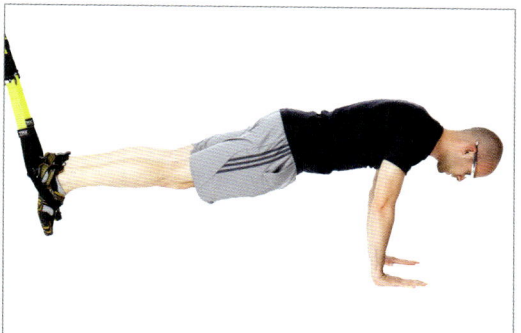

Wird gegen die Schwerkraft trainiert, sind die Füße vor dem neutralen Punkt.

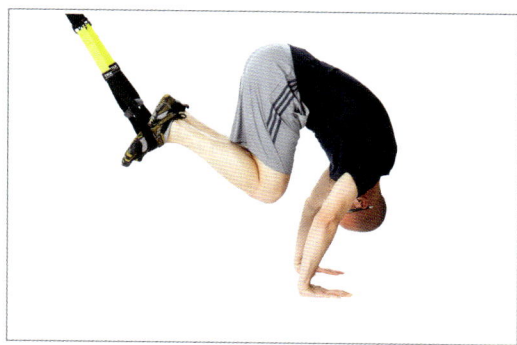

Die Füße werden noch weiter vom Verankerungspunkt weggezogen.

## Das Trainingsequipment

Für ein effizientes Ganzkörpertraining brauchen Sie eigentlich nur sich und den Schlingentrainer. Nur bei ein paar ausgewählten Übungen für Fortgeschrittene und ambitionierte Sportler habe ich mich einiger Zusatzgeräte bedient. Bei den Übungen in Bauch- und Rückenlage ist eine Gymnastikmatte empfehlenswert. Zur Steigerung des Widerstands sorgen Koordinationspad, Faszienrolle, Gymnastikball und ein luftgefülltes Wackelkissen für die nötige Instabilität. Mit Stepbrett, Kettlebell (Kugelhantel), Kurzhantel oder Miniband (einem Gummiband, das einen geschlossenen Ring bildet) können Sie Übungen ebenfalls schwieriger gestalten. Bei der Kleidung wählen Sie nicht zu weite Hosen und ein bequemes Funktions-T-Shirt. Trainieren Sie mit Turnschuhen. Mittlerweile gibt es Modelle, die sehr leicht und flexibel sind. Barfuß zu trainieren ist nicht ratsam, da Sie mit den nackten Füßen nicht den nötigen Halt in den Fußschlaufen aufbringen können. Um den funktionellen Kreis zu schließen, können Sie auch sogenannte Barfußschuhe wählen. Sie verleihen Ihnen ein sehr gutes Körpergefühl und Sie kräftigen damit gleichzeitig das Fußgewölbe. Für die Pausen legen Sie sich ein Handtuch bereit. Trinken Sie zwischendurch, wenn Ihnen danach ist, am besten Wasser ohne Kohlensäure oder ein mineralhaltiges Getränk.

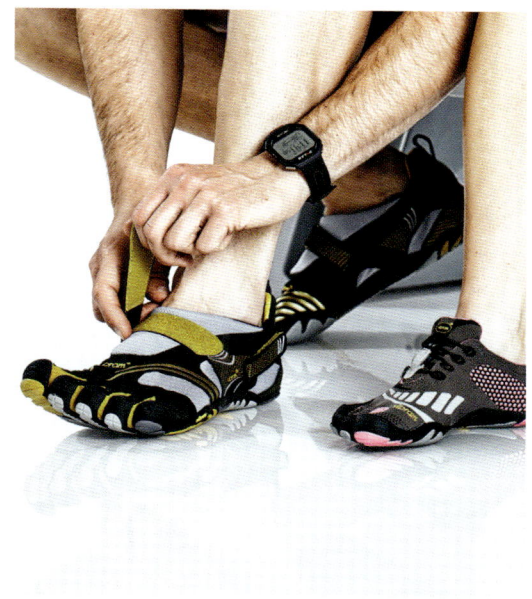

Barfußschuhe sind beim Schlingentraining optimal.

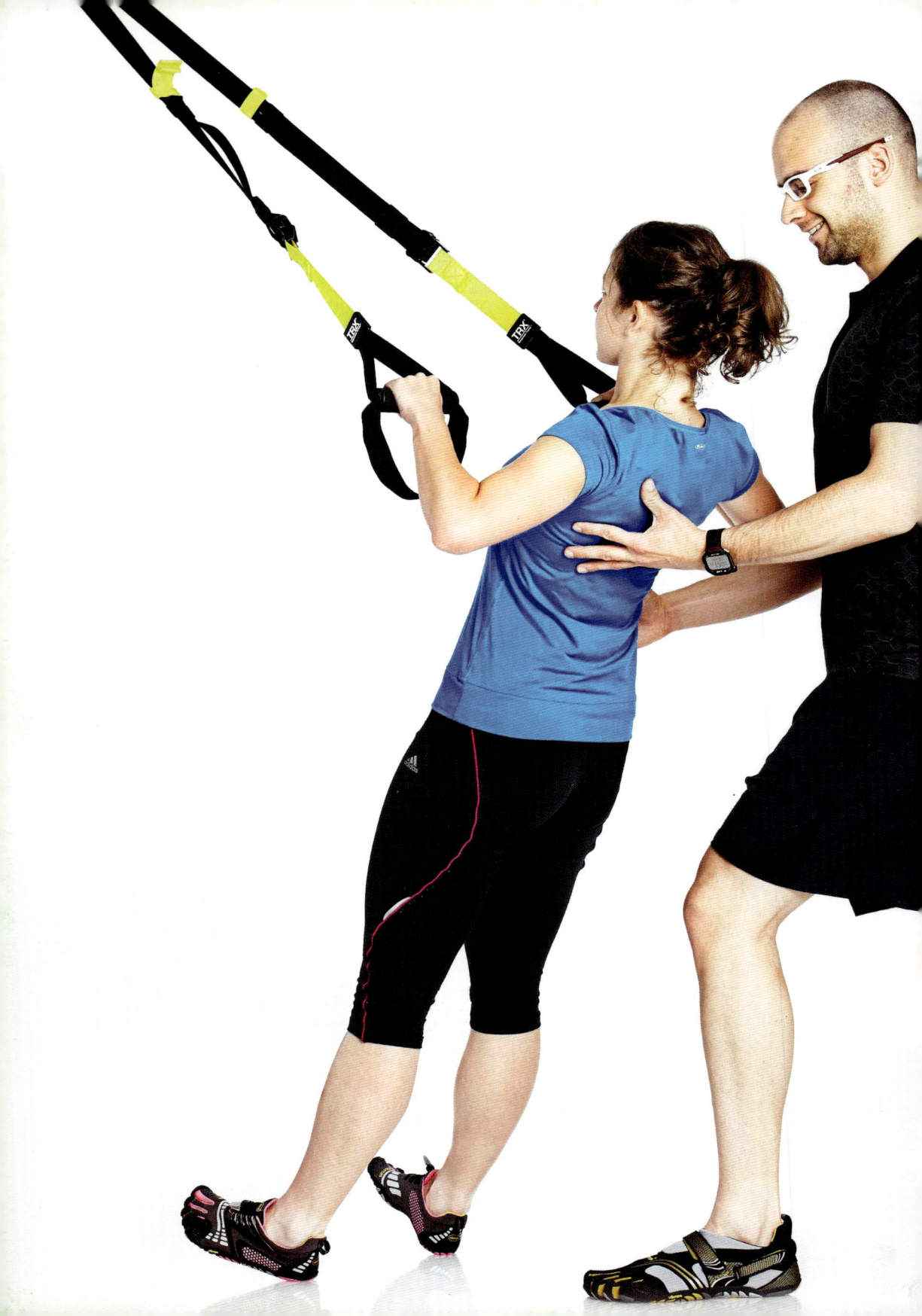

# RAN AN DIE SCHLINGEN

3

Die Theorie sitzt – nun geht's in die Praxis. Sie werden bald merken, dass das Schlingentraining dem Erlernen einer neuen Sportart gleichkommt. Je intensiver Sie sich mit dem Schlingentraining befassen, desto leichter werden Ihnen die Übungen in Fleisch und Blut übergehen. Denn wie bei allem, das neu erlernt werden muss, gilt auch hier das Sprichwort »Übung macht den Meister«. Mit zusätzlichen Tipps und Hinweisen erweitern Sie nicht nur Ihr Wissen zu den Übungen, Sie können sogar Ihr eigenes Training durch neue Varianten und Kombinationen bereichern.

## Das sollten Sie noch wissen

Mit über 170 Übungen und Varianten können Sie sich immer wieder ein abwechslungsreiches Trainingsprogramm zusammenstellen und Ihre Muskeln neuen Trainingsreizen aussetzen. Beachten Sie aber dabei stets die in Kapitel 1 (ab S. 8) erwähnten Trainingsprinzipien und lassen Sie den Muskeln Zeit für eine Anpassung. Denn nur so ist das Training wirklich effizient. Neben den klassischen Einsteigerübungen habe ich für die erfahrenen und fortgeschrittenen Sportler unter Ihnen auch sehr anspruchsvolle und ausgefallene Übungen und Varianten ausgewählt, die Sie enorm fordern werden.

Als Hilfestellung für Ihr eigenes Training habe ich die Übungen den unterschiedlichen Körperbereichen zugeordnet, und zwar: Rücken, Schultern, Brust, Rumpf, Arme und Beine. Die Übergänge sind jedoch fließend, da durch den Schlingentrainer oft Muskeln mehrerer Körperbereiche gleichzeitig trainiert werden. Bei jeder Übung liegt also der Schwerpunkt bei einem anderen Körperbereich.

Die meisten Übungen werden dynamisch ausgeführt. Es gibt jedoch auch zahlreiche statische Übungen, die unerlässlich sind, wenn es um Körperspannung und Rumpfstabilität geht. Die kleinen stabilisierenden Muskeln sind es nämlich, die maßgeblich für eine verbesserte Körperhaltung verantwortlich sind.

Im Anschluss daran finden Sie noch eine Zusammenstellung von Dehnübungen am Schlingentrainer sowie Übungen mit Faszienrolle und Faszienkugel (ab S. 168).

Den einzelnen Körperbereichen vorangestellt habe ich jeweils eine anatomische Übersicht über die zu trainierenden Muskeln. Denn Sie sollten wissen, wo sich die Muskeln befinden und wann Sie zum Einsatz kommen. Außerdem unterstützt Sie die Übersicht dabei, die Übungen so auszuwählen, dass Sie Ihren Körper ausgewogen trainieren.

### Der Übungsaufbau – einfach und übersichtlich

Innerhalb der Körperbereiche gibt es Übungen für Einsteiger, Fortgeschrittene und ambitionierte Sportler und Profis. Erst wenn die Bewegungsausführung bei den Übungen für Einsteiger sauber ist, man sich sicher fühlt und die Trainingsprinzipien beachtet werden, kann die nächste Progressionsstufe gewählt werden. Den Schwierigkeitsgrad beziehungsweise die Intensität erkennen Sie an den entsprechenden Punkten:

**Intensität (Schwierigkeitsgrad)**
- ● ○ ○ Übungen für Einsteiger
- ● ● ○ Übungen für Fortgeschrittene
- ● ● ● Übungen für ambitionierte Sportler und Profis

**Fußstellungen:** Die unterschiedlichen Fußstellungen tragen ebenfalls zu einer anderen Intensität der Übungen bei.

 **Versetzter Stand:** Je nach Übung muss der Abstand der Füße zueinander variiert werden. Wechseln Sie nach einem Satz die Fußstellung.

## Das sollten Sie noch wissen

 **Breiter Stand:** Nehmen Sie einen mehr als schulterbreiten Stand ein. Drehen Sie die Fußspitzen leicht nach außen. Sie zeigen in dieselbe Richtung wie Ihre Knie.

 **Enger Stand:** Die Füße sind parallel und nur etwa hüftbreit geöffnet. Die Fußspitzen zeigen gerade nach vorn.

 **Einbeiniger Stand:** Sie stehen auf einem Bein. Die Fußspitze zeigt gerade nach vorn.

**Schlaufeneinstellungen:** Jede Übung erfordert eine eigene Schlaufeneinstellung. Es gibt vier Möglichkeiten:

- **Lang:** Hier wird die komplette Länge des Schlingentrainers genutzt. Die Fußschlaufe befindet sich dabei etwa 10 bis 15 Zentimeter über dem Boden.
- **Wade:** Das untere Ende der Fußschlaufe befindet sich mittig auf Höhe der Waden.
- **Mitte:** Kürzen Sie den Schlingentrainer bis zur mittleren Markierung (s. Abb. S. 33).
- **Kurz:** Hierbei handelt es sich um eine spezielle Einstellung, die nur bei wenigen Übungen erforderlich ist. Zunächst einmal wird der Schlingentrainer bis zur oberen Markierung gekürzt. Drücken Sie dann mit dem Daumen der einen Hand auf die Gurtklemme. Greifen Sie mit der anderen Hand die äußere Schlaufe zwischen der Gurtklemme und der Anpassungsschlaufe. Ziehen Sie diese nun nach außen.

**Beanspruchte Muskulatur:** Zusätzlich erfahren Sie durch eine kleine Grafik, welche Muskeln Sie gerade auf der Körpervorder- als auch -rückseite trainieren. Die beanspruchte Muskulatur ist farbig gekennzeichnet.

**Tipps, Infos und Hinweise:** Hier finden Sie weiterführende Informationen, etwa was Sie beachten sollten, wenn Sie mit zusätzlichen Hilfsmitteln trainieren, eine Übungsausführung besser gelingt oder ich Ihnen einfach noch ein paar nützliche Informationen über den menschlichen Körper mit auf den Weg geben möchte – manchmal auch aus meiner Sicht, und zwar aus der eines Sporttherapeuten.

Bleibt nur noch zu sagen: Achten Sie bei der Übungsausführung auf eine saubere Technik, dann steht einem effizienten und funktionellen Schlingentraining nichts mehr im Weg.

## Übungen für den Rücken

Um die Rückenmuskulatur zu aktivieren, müssen Sie sich gegen die Schwerkraft nach oben ziehen. Es handelt sich hier um sogenannte Zugübungen. Es geht hauptsächlich um den M. latissimus dorsi, den M. trapezius sowie den M. rhomboideus. Sie werden während des Trainings schnell feststellen, dass nicht nur Ihre Rückenmuskulatur ermüdet, sondern auch Ihre Oberarmmuskulatur, vor allem der M. biceps brachii und M. brachialis, deutlich zu spüren sein wird. Bei Zugübungen arbeiten diese immer mit der Rückenmuskulatur zusammen. Achten Sie bei der Ausführung generell darauf, dass Sie Ihre Schulterblätter fixieren. Das heißt, ziehen Sie die Schultern nach hinten und unten. Dadurch nähern sich die Schulterblätter im Rücken an. Das kennen Sie bereits von der richtigen Körperhaltung (Kapitel 2, S. 37). So vermeiden Sie unnötige Schulter- und Nackenverspannungen. Über den Körperwinkel können Sie bei den Ruderübungen im Stand, die hier den größten Teil ausmachen, jederzeit die Intensität (Kapitel 2, S. 38) anpassen. Die Entfernung zum Verankerungspunkt spielt dabei eine entscheidende Rolle. Stabilisieren Sie stets Ihren Rumpf, damit Ihr Rücken nicht durchhängt. Ihr Körper sollte sich in einer Linie befinden. Bei allen Übungen sind entweder die Arme oder – wenn diese angewinkelt sind – die Unterarme in Verlängerung der Schlingen.

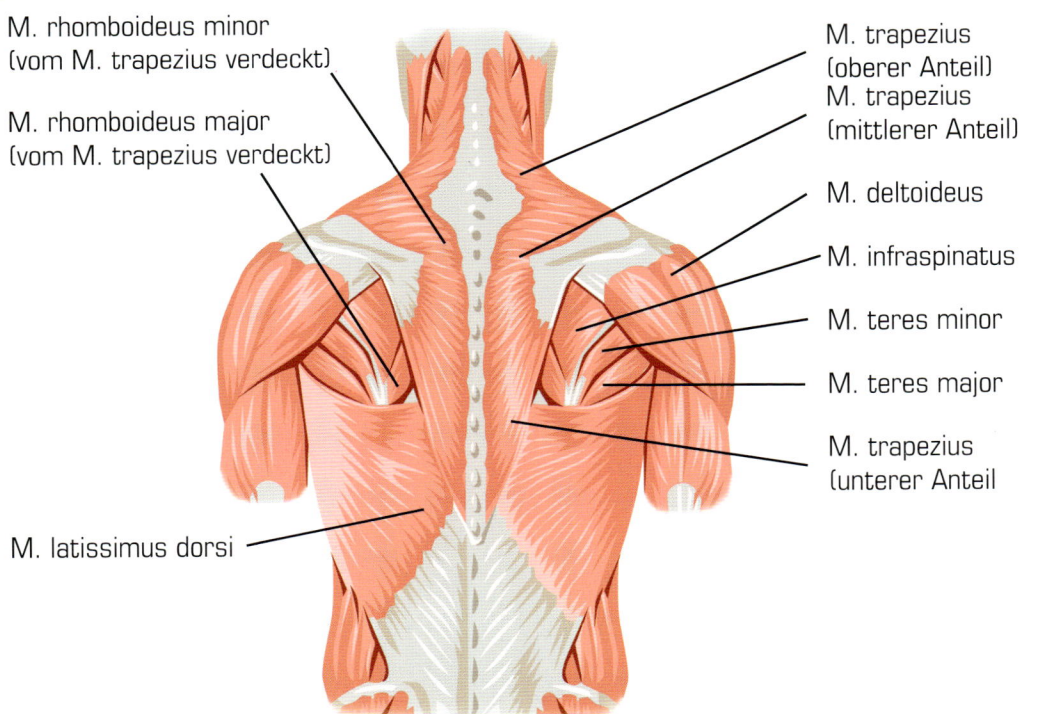

M. rhomboideus minor (vom M. trapezius verdeckt)

M. rhomboideus major (vom M. trapezius verdeckt)

M. latissimus dorsi

M. trapezius (oberer Anteil)
M. trapezius (mittlerer Anteil)

M. deltoideus

M. infraspinatus

M. teres minor

M. teres major

M. trapezius (unterer Anteil

## Rudern

1. Sie stehen frontal zu den Schlingen. Fassen Sie die Handgriffe im Hammergriff. Neigen Sie sich so weit nach hinten, bis die Arme gestreckt sind. Die Hände sind etwa auf Augenhöhe. Aktivieren Sie die Rumpfmuskeln. Halten Sie Ihren Körper in einer Linie. Fixieren Sie die Schultern.
2. Ziehen Sie sich so weit wie möglich nach oben, indem Sie die Arme beugen und die Oberarme zum Rumpf führen. Die Ellbogen sind nah am Oberkörper. Die Unterarme bleiben in Verlängerung der Schlingen. Ihre Hände berühren fast die Brust.

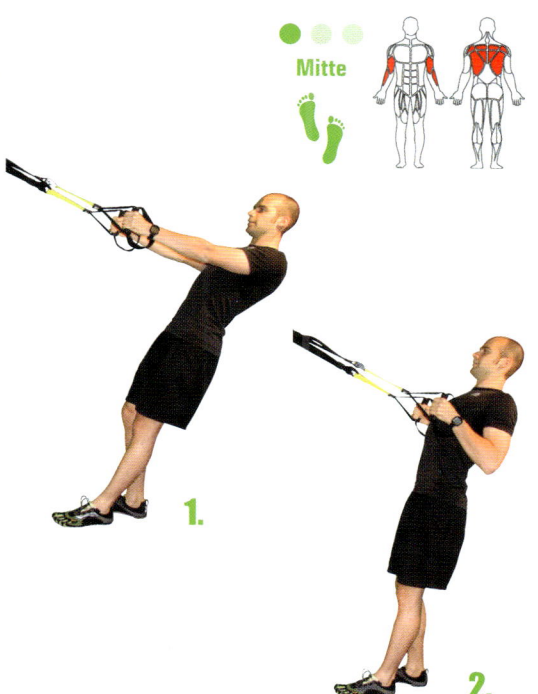

## Variante 1: Rudern im 45°-Winkel

Nehmen Sie die Ausgangsposition des engen Ruderns ein: Die Arme sind gestreckt, Ihr Körper ist in einer Linie, die Schultern sind fixiert. Ziehen Sie sich jetzt nach oben. Spreizen Sie dabei die Ellbogen ab, sodass sie in der Endposition im 45°-Winkel zum Rumpf stehen.

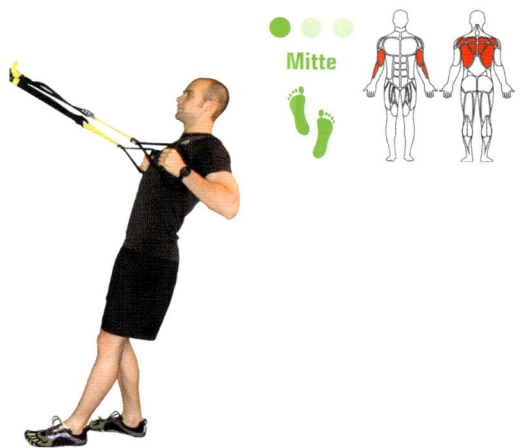

### TIPP  Knacken Sie eine Nuss!

Um beim Zusammenziehen der Schulterblätter die betreffenden Muskeln (Trapez- und Rautenmuskeln) bewusst zu aktivieren, stellen Sie sich vor, Sie würden eine Nuss zwischen den Schulterblättern knacken wollen.

## Variante 2: Rudern im 90°-Winkel

1. Nehmen Sie die Ausgangsposition des Ruderns (S. 47) ein. Fassen Sie die Handgriffe im Obergriff.
2. Ziehen Sie sich so weit wie möglich nach oben, indem Sie die Arme beugen und dabei die Ellbogen nach hinten führen. sodass sich Oberarme, Unterarme und Hände in der Endposition auf Schulterhöhe befinden. Rumpf und Oberarme stehen im 90°-Winkel zueinander. Ziehen Sie die Schulterblätter aktiv zusammen.

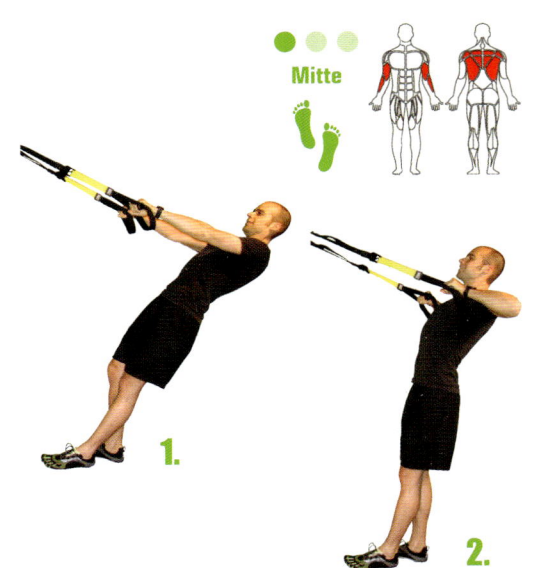

## Variante 3: Einbeiniges Rudern

1. Nehmen Sie die Ausgangsposition des Ruderns (S. 47) ein. Ziehen Sie das rechte Bein angewinkelt in Richtung Brust, sodass sich der Oberschenkel auf Hüfthöhe befindet.
2. Während Sie das rechte Bein in dieser Position halten, ziehen Sie sich so weit wie möglich nach oben, indem Sie die Arme beugen und die Ellbogen nah am Körper führen. Nach einem Satz wechseln Sie das Bein.

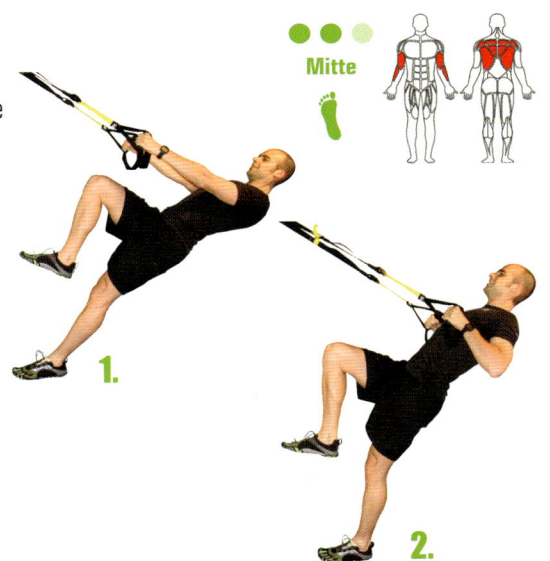

> **INFO — Die Kraftverteilung beim Rudern**
>
> Je weiter die Oberarme abduziert sind, desto mehr wird die erforderliche Kraft aus der Rückenmuskulatur generiert. Werden die Ellbogen nah am Körper geführt, ist der Bizeps stärker involviert.

## Einarmiges Rudern

1. Bereiten Sie den Einhandgriff (S. 34) vor. Stellen Sie sich frontal zur Schlinge. Fassen Sie den Handgriff mit der rechten Hand so, dass die Handfläche zum Körper zeigt. Ihr Arm ist in Verlängerung der Schlinge, den anderen Arm legen Sie locker auf der Hüfte ab. Spannen Sie die Rumpfmuskulatur fest an, um ein seitliches Drehen und das Durchhängen des Körpers zu vermeiden. Der breite Stand verleiht Ihnen zusätzlich mehr Standfestigkeit.
2. Versuchen Sie sich jetzt so weit wie möglich nach oben zu ziehen, indem Sie den Arm beugen. Nach einem Satz wechseln Sie den Arm.

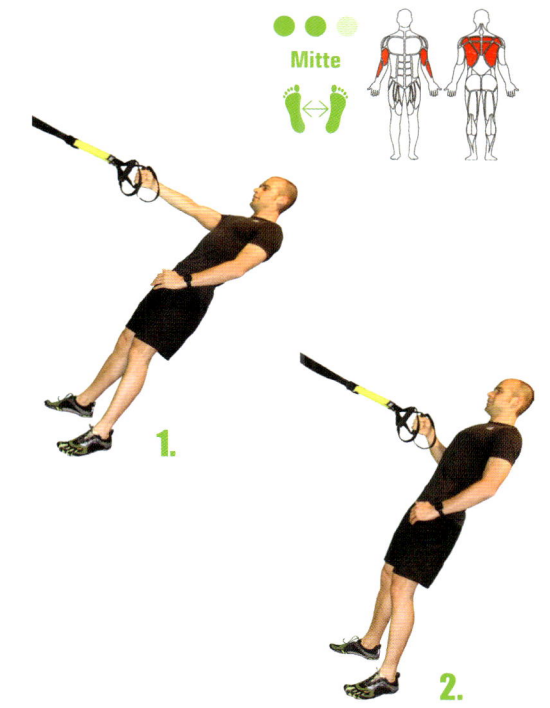

## Variante 1: Einarmiges Rudern auf einem Bein

1. Bereiten Sie den Einhandgriff (S. 34) vor und fassen Sie den Handgriff mit der rechten Hand. Stellen Sie zuerst Ihre Füße hüftbreit auf. Neigen Sie dann den Körper nach hinten, bis Ihr Arm gestreckt ist, und heben Sie jetzt das linke Bein angewinkelt bis Hüfthöhe an.
2. Ziehen Sie sich so weit wie möglich nach oben, indem Sie den Arm beugen. Nach einem Satz wechseln Sie den Arm und die Beinstellung.

**Hinweis:** Diese Übung erfordert viel Balance. Achten Sie besonders auf Ihre Körperhaltung und -spannung.

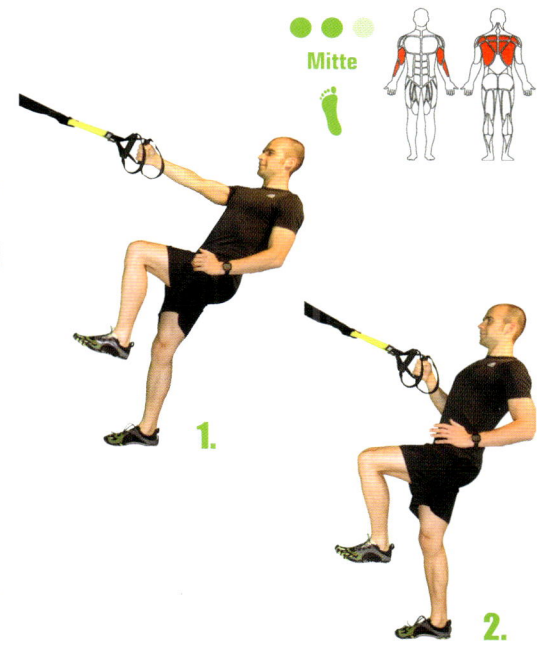

## Variante 2: Einarmiges Rudern mit Rotation

1. Bereiten Sie den Einhandgriff (S. 34) vor und fassen Sie den Handgriff mit der rechten Hand. Sie stehen frontal zur Schlinge. Dann neigen Sie Ihren Körper in einer Linie nach hinten, bis der Arm gestreckt ist, und drehen den Rumpf nach links, also weg von den Schlingen.
2. Ziehen Sie sich so weit wie möglich nach oben, indem Sie den Arm beugen. Gleichzeitig drehen Sie den Rumpf nach rechts, sodass Ihr Körper wieder frontal zur Verankerung ist. Aktivieren Sie beim Hochziehen Ihre Rumpfmuskulatur. Nach einem Satz wechseln Sie den Arm.

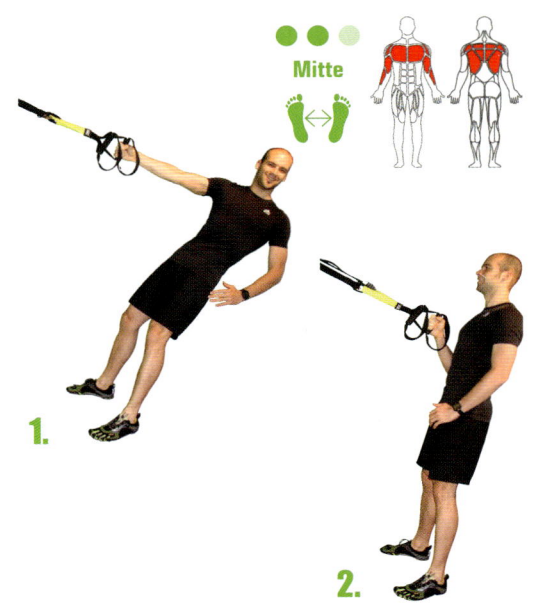

## Vertikales Rudern

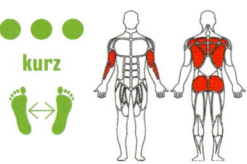

1. Gehen Sie in die Hocke, fassen Sie die Handgriffe direkt über Ihnen im Hammergriff und wandern Sie mit den Füßen so weit vom Verankerungspunkt weg, bis die Arme senkrecht gestreckt sind. Die Schlingen sind in neutraler Position. Das Gesäß ist knapp über dem Boden.
2. Aktivieren Sie die Gesäßmuskulatur und schieben Sie mit dessen Hilfe das Becken nach oben. Oberkörper und Oberschenkel bilden jetzt eine Linie.
3. Beugen Sie die Arme und ziehen Sie sich so weit wie möglich nach oben. Ziehen Sie dabei die Schulterblätter aktiv zusammen.

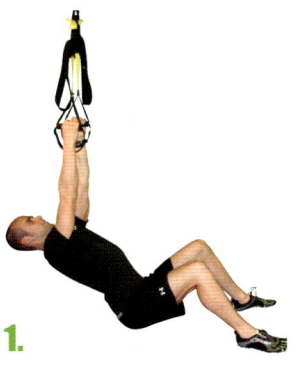
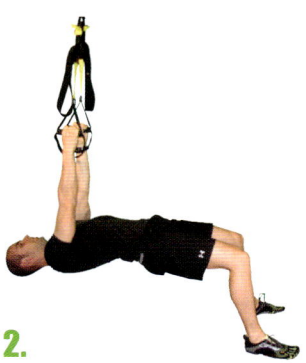
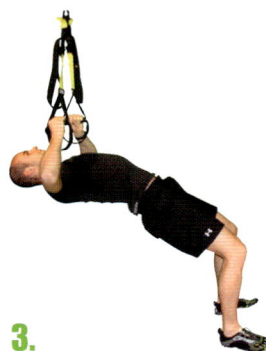

Übungen für den Rücken **51**

## Variante: Vertikales Rudern auf dem Gymnastikball

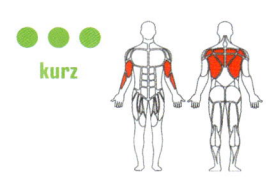

1. Fassen Sie die Handgriffe im Hammergriff. Stellen Sie die Füße auf einen Gymnastikball vor Ihnen und rollen Sie den Ball mit den Füßen so weit weg, bis sich Ihr Körper in einer waagerechten Linie befindet. Die Schlingen sind in neutraler Position. Aktivieren Sie die Ganzkörperspannung.
2. Ziehen Sie sich so weit wie möglich nach oben, indem Sie die Arme beugen. Halten Sie die Ganzkörperspannung dabei aufrecht.

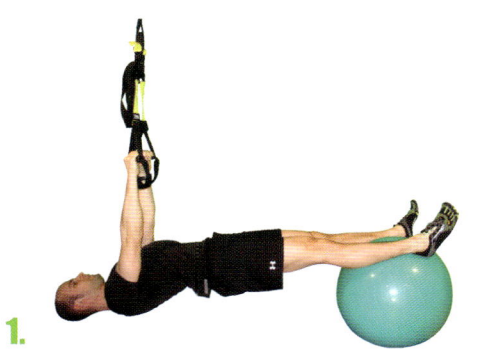
**1.**

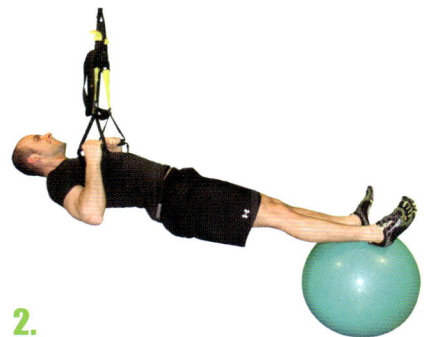
**2.**

## Klimmzug aus dem Schneidersitz

1. Setzen Sie sich im Schneidersitz direkt unter die Schlingen. Fassen Sie die Handgriffe so über Ihnen, dass die Handflächen nach vorn zeigen. Die Schlingen sind in neutraler Position.
2. Ziehen Sie sich senkrecht nach oben, indem Sie die Ellbogen nach unten führen. Aktivieren Sie dabei bewusst die Rückenmuskulatur.

**Hinweis:** Durch den Einsatz der Beine können Sie die Trainingsintensität steuern. Sollte also Ihre Kraft in der Rückenmuskulatur nicht ausreichen, helfen Sie einfach mit den Beinen nach.

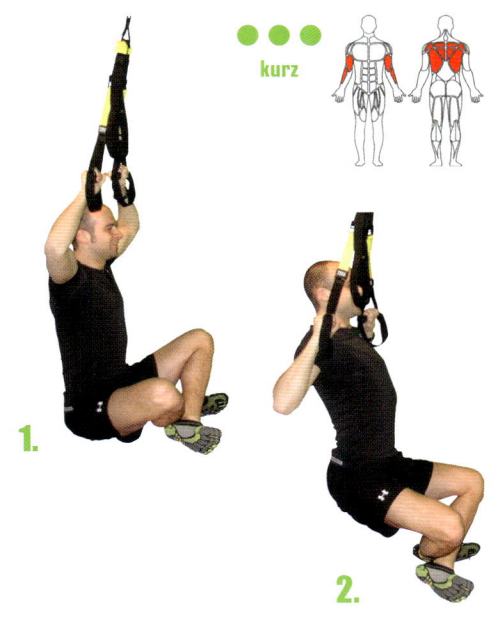

Ran an die Schlingen

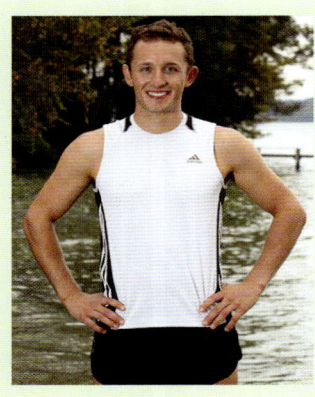

## Florian Wildgruber

B.A. Fitnessökonomie
Personal Trainer
Triathlet
www.florian-wildgruber.de

### Wie kannst du als Triathlet von dem Schlingentraining profitieren?

Gerade in einem Sport wie Triathlon ist der Stütz- und Bewegungsapparat aufgrund der hohen Trainingsumfänge extremen Belastungen ausgesetzt. Speziell der Rumpfmuskulatur kommt hier als Koordinationszentrum für alle Bewegungen eine entscheidende Bedeutung zu. Ein vernachlässigtes Training der Körpermitte hat somit nicht nur eine verminderte Leistungsfähigkeit, sondern langfristig auch ein deutlich erhöhtes Verletzungsrisiko zur Folge.

Das Schlingentraining spricht vor allem die Tiefenmuskulatur an. Das sind optimale Voraussetzungen, um die Gelenke zu stabilisieren und das Zusammenspiel verschiedener Muskeln zu verbessern. Mithilfe dieses Trainings konnte ich nicht nur beim Schwimmen meine Wasserlage deutlich steigern, sondern auch beim Laufen und Radfahren meine Kraft wesentlich effektiver in Vortrieb umsetzen.

Da vor allem bei Triathloneinsteigern die Körper- und Rumpfspannung eher weniger gut ausgeprägt ist, profitieren diese in der Regel von einem regelmäßigen Schlingentraining deutlich mehr, als wenn sie stattdessen eine zusätzliche Lauf- oder Radeinheit absolvieren würden.

### Wie integrierst du die Schlingen in dein Triathlontraining?

Das Schlingentraining steht prinzipiell zu jeder Zeit des Trainingsjahres auf meinem Plan. In der allgemeinen Vorbereitungsphase, wenn die Trainingsumfänge noch relativ gering sind, bietet es sich geradezu an, intensiv an der Rumpfstabilisation zu arbeiten. In der Regel sind es bei mir zu diesem Saisonzeitpunkt zwischen drei und vier Einheiten pro Woche von je 30 bis 60 Minuten. Je näher die Saison und somit die Wettkämpfe rücken, desto weniger trainiere ich am Schlingentrainer. Wobei ich auch in dieser Phase mindestens 2- bis 3-mal die Woche zwischen 15 und 30 Minuten Zeit dafür investiere, um somit mein Leistungslevel zu halten.

### Welche Übungen sind für Triathleten besonders wertvoll?

Wie gesagt, bildet der Rumpf die Ausgangsbasis für jegliche Art von Bewegung. Deshalb ist es wichtig für mich, vor allem diesen Bereich mit dem Schlingentrainer zu kräftigen. Natürlich sind auch weitere sportartspezifische Übungen sinnvoll. Ich denke dabei vor allem an die Kräftigung der Rücken- und Schulterpartie, aber auch der Beinmuskulatur – eben diejenigen Körperbereiche, die bei einem Triathleten besonders gefordert sind.

**Welche Vorteile hat das Schlingentraining für dich gegenüber einem herkömmlichen Stabilisationstraining?**
Der größte Effekt liegt in der Instabilität des Schlingentrainers, wodurch die Muskeln nicht separat, sondern nur im Zusammenspiel arbeiten können. Diese sogenannte intermuskuläre Koordination macht es möglich, sowohl die Gelenke und den Körper besser zu stabilisieren, als auch bestimmte Bewegungsabläufe effizienter auszuführen. Je komplexer dieses intermuskuläre System trainiert wird, desto mehr profitiert der Athlet in allen drei Disziplinen davon. Aber es gibt für mich noch einen weiteren wichtigen Punkt. Während des Trainings passt sich der Körper ja an den Trainingsreiz an. Deshalb ist es notwendig, dass man in regelmäßigen Abständen den Schwierigkeitsgrad der Übungen verändert, damit man auch weiterhin Fortschritte erzielen kann.

**Welchen Nutzen haben für dich die Schlingen im Personal Training?**
Sowohl für das Personal Training mit Gesundheitssportlern als auch für das Training mit leistungsorientierten Athleten bietet sich der Schlingentrainer bestens an. Vor allem bei Gesundheitssportlern stelle ich oft Probleme mit dem Bewegungsapparat fest, weil sie überwiegend sitzende und einseitige Tätigkeiten ausführen. Ich kräftige mit solchen Kunden dann genau diese Bereiche gezielt. So lassen sich beispielsweise Rückenbeschwerden mit nur zwei Einheiten pro Woche schon sehr gut in den Griff bekommen. Für die Fortgeschrittenen hält der Schlingentrainer eine schier unendliche Auswahl an Trainingsmöglichkeiten parat, angefangen beim einfachen Stabilisationstraining bis hin zum hochkoordinativen Krafttraining ist für jedes Ziel das Passende dabei. Gerade nach einem langjährigen Training sind die Reizreserven der Sportler schon arg erschöpft. Das führt nicht selten zu einer Leistungsstagnation. Mit den Schlingen kann man da neue und komplexere Trainingsreize setzen und sich so wieder auf ein höheres Leistungslevel heben.

**Welche Resonanz bekommst du auf das Schlingentraining von deinen Personal-Training-Klienten?**
Da das Schlingentraining sowohl für Gesundheitssportler sehr zeitsparend, aber trotzdem effizient gestaltet werden kann, als auch für Leistungssportler sehr komplexe Trainingsreize gesetzt werden können und somit ein höheres Leistungslevel erreicht werden kann, bekomme ich von fast allen Klienten ein sehr positiv Feedback.

# Übungen für die Schultern

Das Schultergelenk ist eines der beweglichsten Gelenke im menschlichen Körper, gleichzeitig aber auch eines der verletzungsanfälligsten. Es hat keine knöcherne und lediglich eine sehr geringe Bandführung. Verletzungen finden oft in denjenigen Bereichen statt, die nicht trainiert sind. Gerade bei Stürzen ist die Belastung extrem hoch. Durch die sehr hohe Beweglichkeit ist die Schulter beim Sport besonders gefährdet. Dazu kommt, dass die Schultermuskulatur, die aus relativ kleinen Muskeln besteht, eine vergleichsweise geringe Kraftentfaltung hat, im Gegensatz zum Beispiel zur viel größeren Brustmuskulatur. Kräftigen Sie Ihre Schultermuskulatur durch ein gezieltes Training. Bewegen Sie dabei die Schulter in alle Richtungen und nutzen Sie den kompletten Bewegungsspielraum aus. Das ermöglichen Ihnen vor allem Rotationsbewegungen: Innen- und Außenrotationen in unterschiedlichen Gelenkstellungen kräftigen hauptsächlich die Rotatorenmanschette sowie den vorderen, mittleren und hinteren Anteil des M. deltoideus. Die Butterfly-Varianten beziehen auch die mittlere und obere Rückenmuskulatur mit ein, vor allem den M. trapezius, M. rhomboideus major und minor sowie den M. latissimus dorsi. Achten Sie bei der Übungsführung darauf, dass Ihr Körper in einer Linie bleibt.

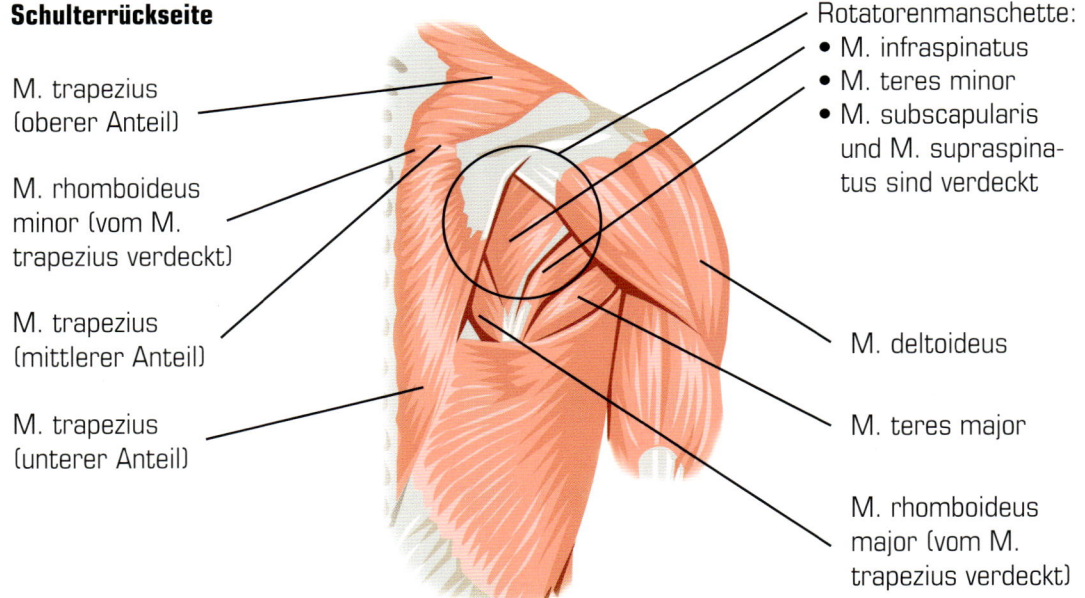

**Schulterrückseite**

- M. trapezius (oberer Anteil)
- M. rhomboideus minor (vom M. trapezius verdeckt)
- M. trapezius (mittlerer Anteil)
- M. trapezius (unterer Anteil)

Rotatorenmanschette:
- M. infraspinatus
- M. teres minor
- M. subscapularis und M. supraspinatus sind verdeckt
- M. deltoideus
- M. teres major
- M. rhomboideus major (vom M. trapezius verdeckt)

Übungen für die Schultern **55**

**Schultervorderseite**

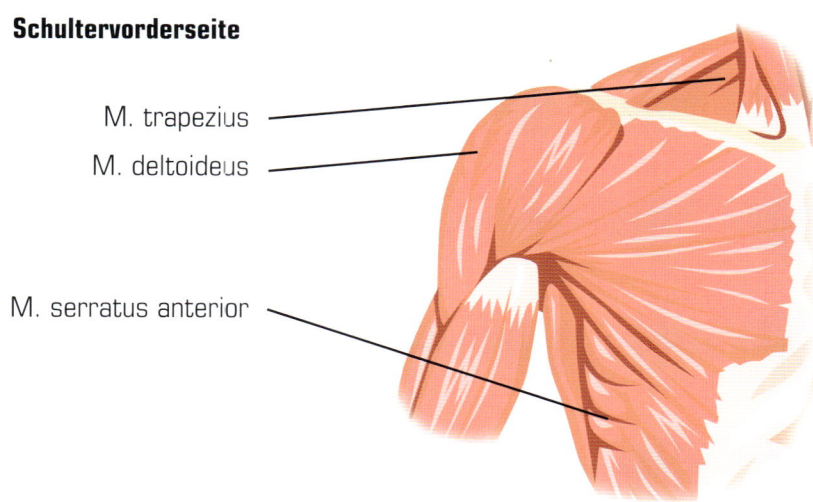

- M. trapezius
- M. deltoideus
- M. serratus anterior

## Butterfly Reverse in T-Position

1. Stellen Sie sich frontal zu den Schlingen. Fassen Sie die Handgriffe im Hammergriff. Neigen Sie sich dann so weit nach hinten, bis die Arme gestreckt sind. Die Hände sind etwa auf Augenhöhe. Ihr Körper ist etwa im 45°-Winkel geneigt. Fixieren Sie die Schultern, indem Sie die Schulterblätter im Rücken zusammenziehen. Aktivieren Sie die Rumpfmuskulatur.
2. Richten Sie sich auf, indem Sie die Arme gestreckt nach außen führen. Die Handflächen zeigen nach vorn. Ihr Körper bildet jetzt ein T.

**Hinweise:** Halten Sie die Spannung in Rumpf und Armen, wenn Sie sich hochziehen.

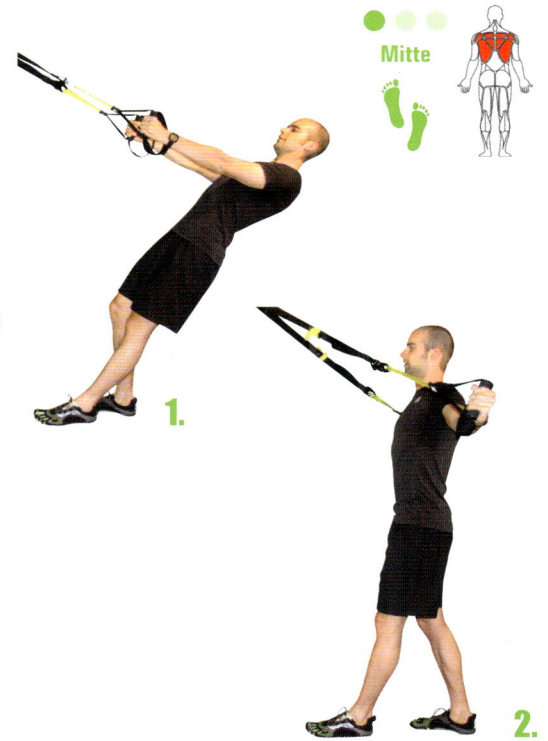

Mitte

## Butterfly Reverse in Y-Position

Nehmen Sie die Ausgangsposition des Butterfly Reverse in T-Position ein (S. 55). Richten Sie sich auf, indem Sie die Arme gestreckt nach außen und oben führen, etwa im 130°-Winkel. Ihr Körper bildet jetzt ein Y.

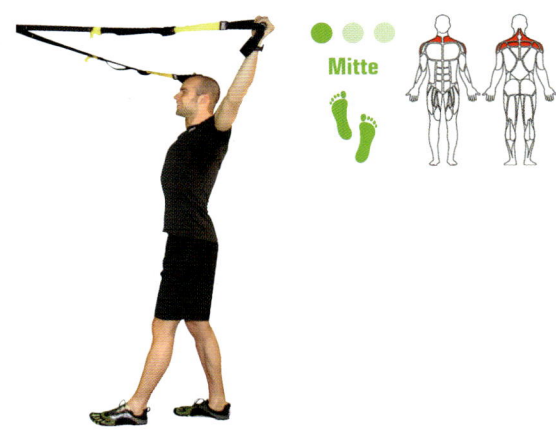

## Butterfly Reverse in I-Position

Nehmen Sie die Ausgangsposition des Butterfly Reverse in T-Position ein (S. 55). Richten Sie sich auf, indem Sie die Arme gestreckt nach oben über Kopf führen. Ihr Körper bildet jetzt ein I.

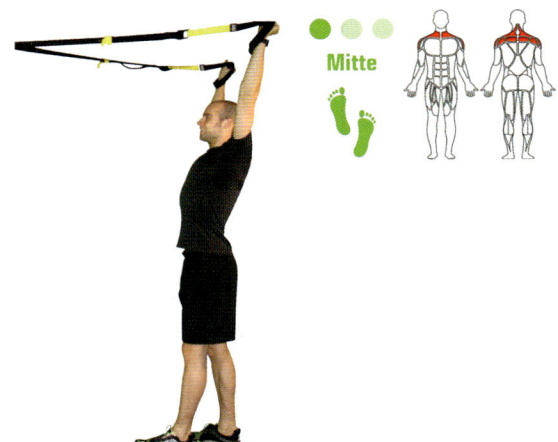

## Butterfly Reverse in X-Position

Nehmen Sie die Ausgangsposition des Butterfly Reverse in T-Position (S. 55) ein. Richten Sie sich auf, indem Sie einen Arm gestreckt nach oben, den anderen gestreckt nach unten führen. Ihr Körper bildet jetzt ein X.

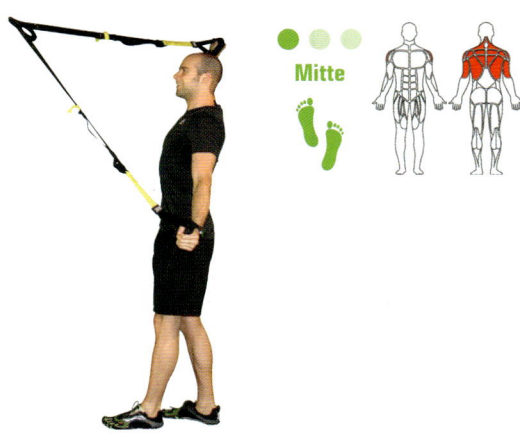

Übungen für die Schultern **57**

## Butterfly Reverse in L-Position

1. Nehmen Sie die Ausgangsposition des Butterfly Reverse in T-Position (S. 55) ein. Richten Sie sich zu zwei Dritteln auf, indem Sie die Arme beugen und die Oberarme nah zum Oberkörper ziehen.
2. Beim letzten Drittel rotieren Sie die Oberarme nach außen, sodass sich die Unterarme zu den Seiten öffnen. Ihre Arme bilden jeweils ein L.

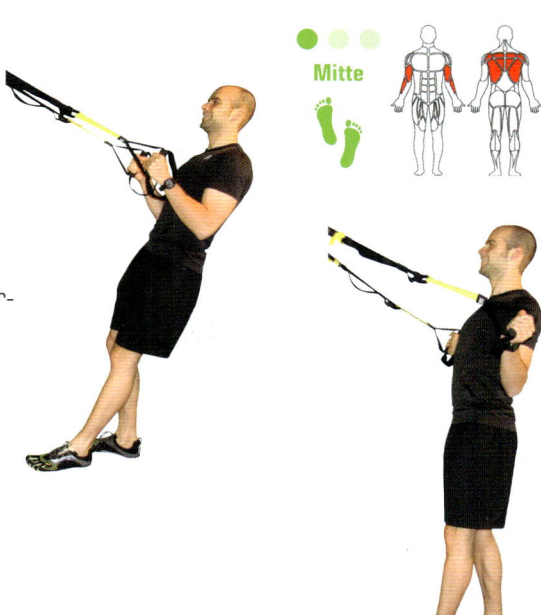

## Butterfly Reverse in W-Position

1. Nehmen Sie die Ausgangsposition des Butterfly Reverse in T-Position (S. 55) ein. Drehen Sie Ihre Hände so, dass die Handflächen nach unten weisen.
2. Richten Sie sich auf, indem Sie die Arme beugen und angewinkelt neben den Oberkörper führen. Die Oberarme stehen im 45°-Winkel zum Oberkörper, die Unterarme sind in etwa senkrecht aufgestellt. Ihre Handflächen zeigen jetzt nach vorn. Ihr Körper bildet ein W.

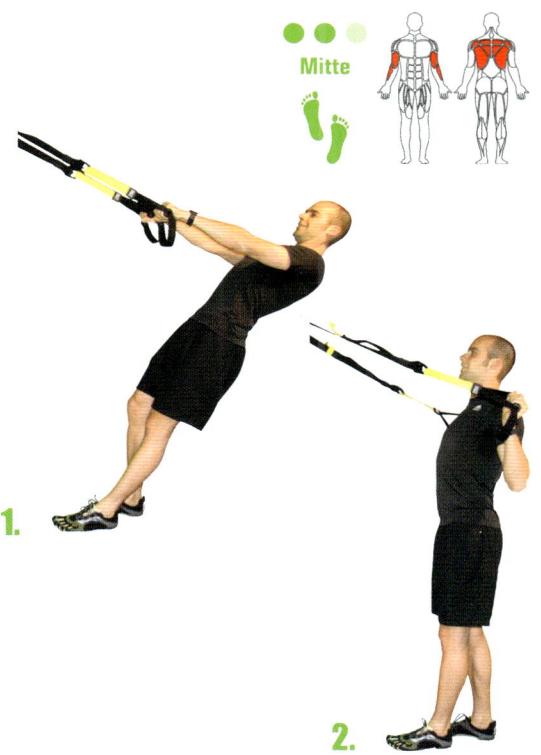

## Butterfly Reverse in A-Position

1. Nehmen Sie die Ausgangsposition des Butterfly Reverse in T-Position (S. 55) ein. Drehen Sie Ihre Hände so, dass die Handflächen nach oben weisen.
2. Richten Sie sich auf, indem Sie die Arme gestreckt und ohne die Hände zu drehen nach unten so nah wie möglich neben den Oberkörper führen. Die Handflächen zeigen jetzt nach vorn.

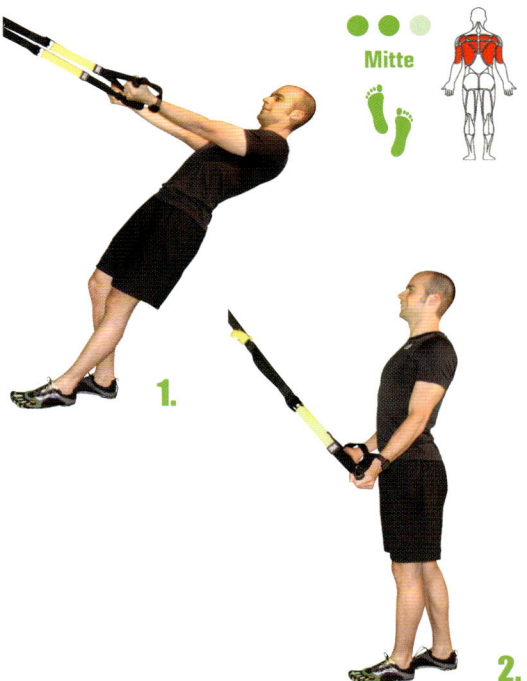

## Schwimmer

1. Nehmen Sie die Ausgangsposition des Butterfly Reverse in T-Position (S. 55) ein. Drehen Sie Ihre Hände so, dass die Handflächen nach unten weisen.
2. Richten Sie sich auf, indem Sie die Arme gestreckt und ohne die Hände zu drehen nach unten so nah wie möglich neben den Oberkörper führen. Die Handflächen zeigen jetzt nach hinten.

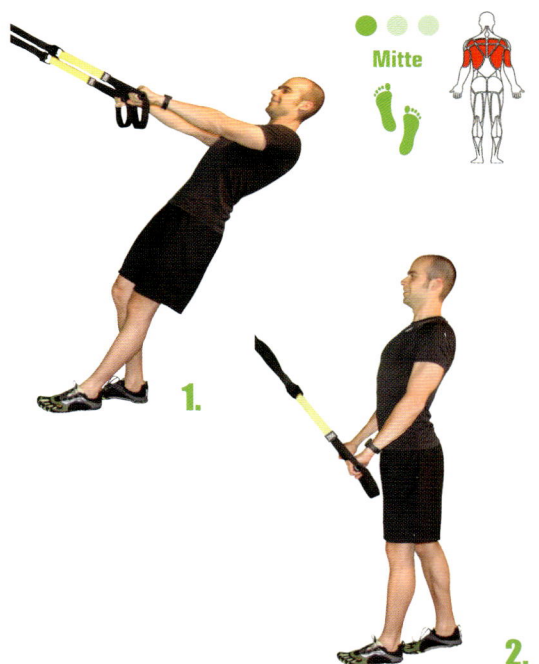

Übungen für die Schultern

## Gesäß- und Rückenstrecker

1. Stellen Sie sich frontal zu den Schlingen. Fassen Sie die Handgriffe im Hammergriff und neigen Sie sich so weit nach hinten, bis die Arme gestreckt sind.
2. Beugen Sie die Hüfte und senken Sie sich mit gestreckten Beinen so weit ab, bis die Arme und der Oberkörper mit der Schlinge in einer Linie sind. Dabei kommen Sie auf die Fersen.
3. Richten Sie sich auf, indem Sie die Arme etwa im 130°-Winkel gestreckt zur Seite öffnen und gleichzeitig nach oben ziehen. Spannen Sie dabei die Gesäßmuskulatur an, um sich hochzudrücken. Die Handflächen zeigen jetzt nach vorn.

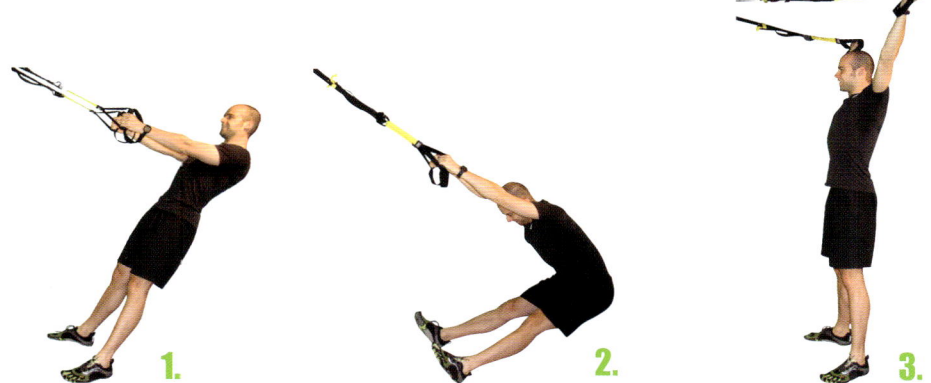

## Enge Schulteraußenrotation

1. Stellen Sie sich frontal zu den Schlingen. Winkeln Sie die Arme um etwa 90° nach vorn an, die Handflächen zeigen zueinander. Neigen Sie sich dann so weit nach hinten, bis Ihre Unterarme in Verlängerung der Schlingen sind. Die Oberarme sind am Körper fixiert.
2. Rotieren Sie die Oberarme nach außen, sodass sich die Unterarme zur Seite öffnen. Richten Sie Ihren Körper mit der Außenrotation auf. Die Oberarme bleiben dabei am Körper fixiert. Die Handflächen zeigen jetzt nach vorn.

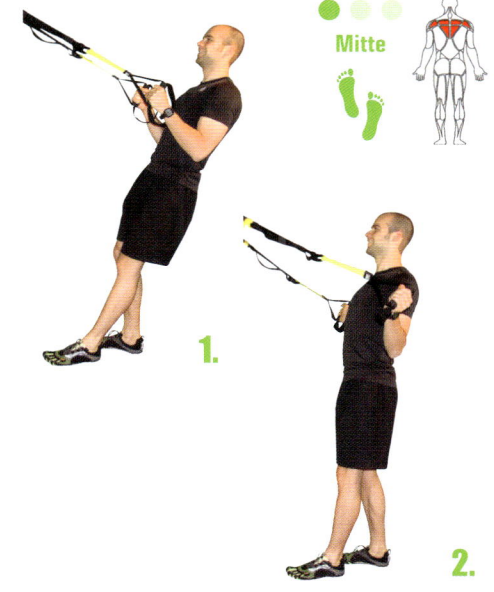

## Variante: Schulteraußenrotation im 90°-Winkel

1. Winkeln Sie die Arme im 90°-Winkel auf Schulterhöhe an. Die Unterarme sind in Verlängerung der Schlingen. Die Handflächen zeigen nach unten. Neigen Sie sich nur leicht nach hinten.
2. Rotieren Sie die Oberarme so nach außen, dass diese in der Waagerechten bleiben. Die Unterarme stehen jetzt senkrecht, die Handflächen zeigen nach vorn.

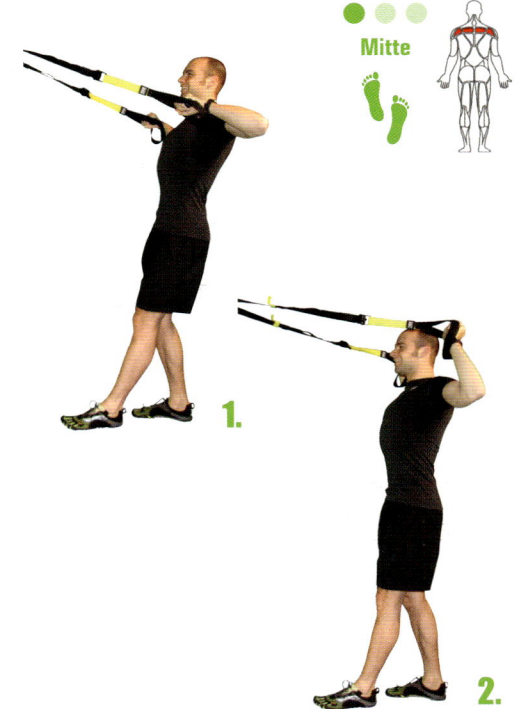

## Enge Schulterinnenrotation

1. Stellen Sie sich mit dem Rücken zu den Schlingen. Fassen Sie die Griffe, winkeln Sie die Arme im 90°-Winkel an, fixieren Sie die Oberarme am Körper und rotieren Sie sie nach außen. Die Handflächen zeigen nach vorn. Ihr Körper ist nach vorn geneigt und befindet sich in einer Linie.
2. Rotieren Sie die Oberarme um etwa 90° nach innen, sodass die Handflächen zueinander zeigen. Dabei wird Ihr Oberkörper leicht aufgerichtet. Die Oberarme bleiben fixiert.

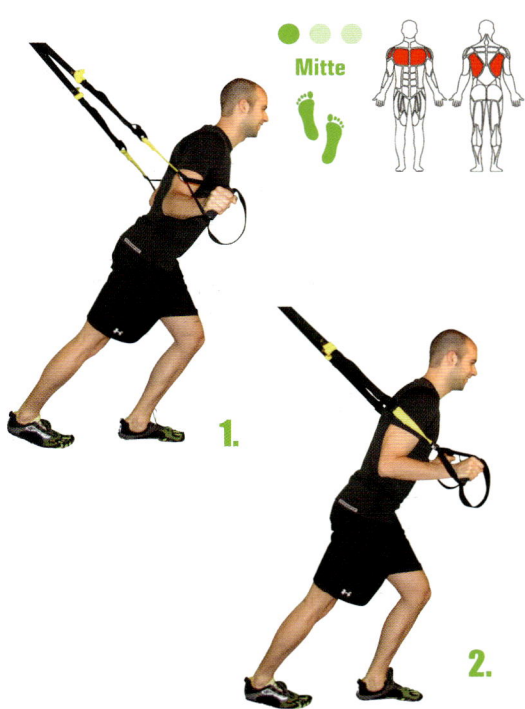

## Variante: Schulterinnenrotation im 90°-Winkel

1. Nehmen Sie die Ausgangsposition der engen Schulterinnenrotation ein. Winkeln Sie die Arme im 90°-Winkel auf Schulterhöhe an. Die Unterarme sind in Verlängerung zum Oberkörper.
2. Rotieren Sie die Oberarme so weit nach innen, bis sich die Unterarme in der Waagerechten befinden. Die Handflächen zeigen jetzt zum Boden.

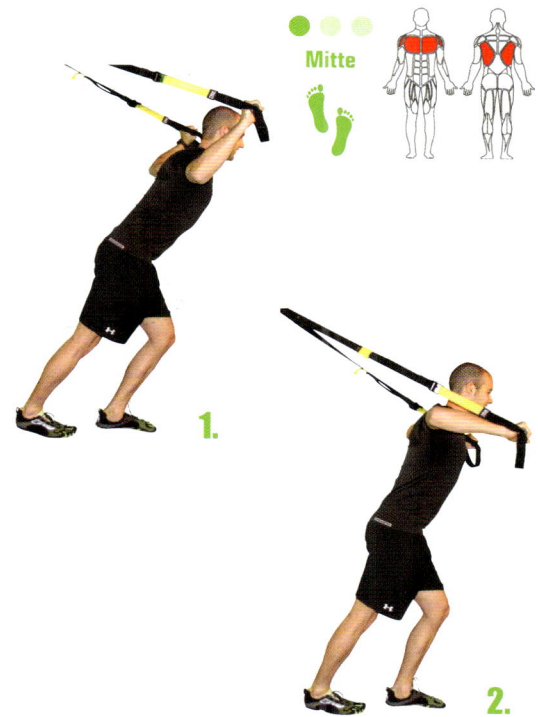

## Zurückziehen der Schulterblätter

1. Stellen Sie sich frontal zu den Schlingen. Fassen Sie die Handgriffe im Hammergriff. Neigen Sie sich dann so weit nach hinten, bis die Arme gestreckt sind. Die Hände sind etwa auf Augenhöhe, die Arme in Verlängerung der Schlingen. Ihr Körper befindet sich in einer Linie. Aktivieren Sie die Rumpfmuskeln.
2. Ziehen Sie sich um wenige Zentimeter nach oben, indem Sie die Schultern nach hinten schieben und die Schulterblätter aktiv zusammenziehen. Lassen Sie Ihre Schultern tief.

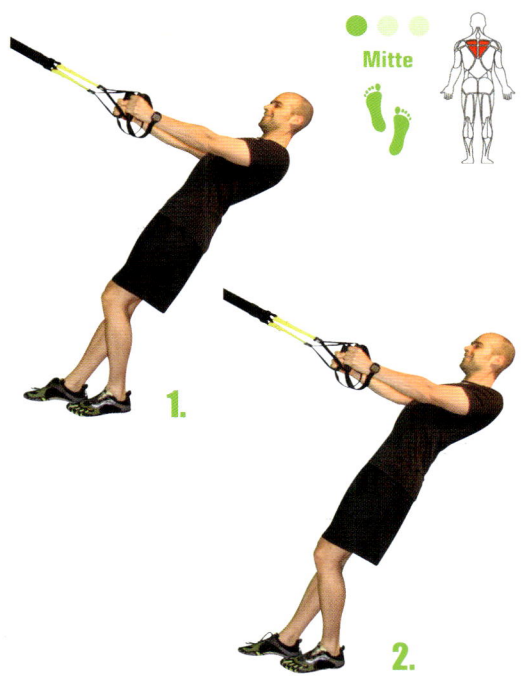

## Vorschieben der Schulterblätter

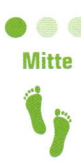
Mitte

1. Stellen Sie sich mit dem Rücken zu den Schlingen. Heben Sie die hintere Ferse an und verlagern Sie Ihr Gewicht etwas auf den vorderen Fuß, sodass Ihr Körper minimal nach vorn geneigt ist. Klemmen Sie die Schlingen unter den Achseln ein. Die Arme sind leicht angehoben, nach vorn gestreckt und in einer Linie mit den Schlingen.
2. Üben Sie jetzt Druck auf die Schlingen aus und schieben Sie die Schultern nach vorn. Die Schulterblätter im Rücken entfernen sich voneinander.

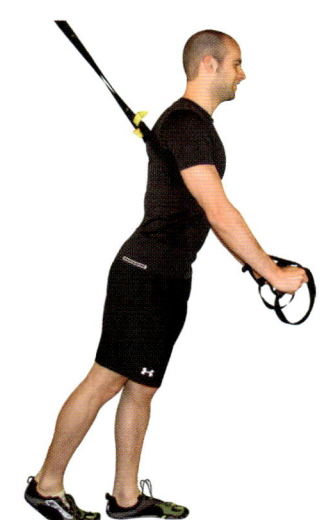
1.

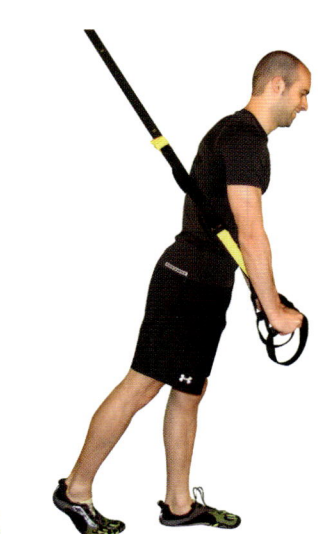
2.

### INFO — Der vordere Sägemuskel – ein oft vernachlässigter Muskel

Mit dieser Übung wird bewusst nur der vordere Sägemuskel (M. serratus anterior) trainiert. Er befindet sich zwischen der seitlichen Brustwand und dem Schulterblatt. Seine Aufgabe ist es, bei Stützübungen, wie beispielsweise dem Unterarmstütz in der Schlinge (S. 87) oder dem Liegestütz in der Schlinge (S. 76), das Schulterblatt zu stabilisieren.

# Anita Spinner

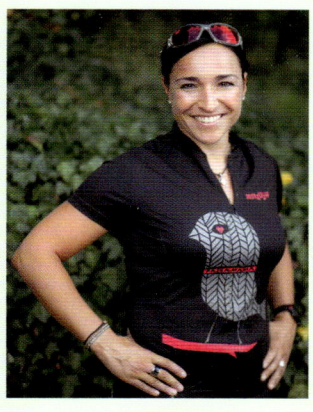

Indoorcycling-Trainerin und begeisterte Mountainbikerin

### Wie kamst du zum Schlingentraining?
Das war durch einen Aushang im Fitnessstudio. Da ging es über die Einführung eines TRX®-Kurses. Daraufhin habe ich mich im Internet über dieses Kursformat informiert und war davon überzeugt, dass das etwas für mich sein könnte – was sich nach der ersten, wenn auch im Nachgang schmerzhaften Kursstunde bestätigte.

### Du bist ambitionierte Mountainbikerin. In welcher Hinsicht haben die Schlingen dein Training sinnvoll ergänzt?
Das Schlingentraining war in der Hinsicht eine ideale Ergänzung, da meine komplette Körperhaltung, besonders der Oberkörper, auf dem Mountainbike ruhiger wurde. Ich erreichte eine deutlich stabilere Sitzposition auf dem Rad als jemals zuvor. Durch diese positive Veränderung kann ich nun wesentlich mehr Kraft auf das Pedal übertragen. Seit ich regelmäßig mein Schlingentraining absolviere, sind Rückenschmerzen im Lendenwirbelbereich passé. Auch längere Krafteinheiten am Berg kann ich durch den Kraftaufbau meiner Beinmuskeln viel leichter bewältigen. Meinen üblichen Muskelkater am Tag nach solchen Trainingseinheiten habe ich nur noch leicht bis gar nicht mehr.

### Was fasziniert dich am Schlingentraining?
Am meisten fasziniert mich, dass man ganz ohne zusätzliche Gewichte sämtliche Muskelpartien kräftigen und eine verbesserte Stabilisation aufbauen kann. Seit ich mit den entsprechenden Wiederholungen und geringeren Satzpausen trainiere, hat sich meine Ausdauer enorm verbessert. Interessant ist auch immer wieder, wie viele Möglichkeiten es gibt, die Übungen zu variieren und dadurch die Intensität zu steigern. Jedes Mal, wenn ich mir sicher bin, dass ich mit den Übungen schon bestens vertraut bin, überrascht mich der Kurstrainer entweder mit einer neuen Übung oder einer noch schwierigeren Variante. Das Schlingentraining ist daher für mich ein super Training, das mir sehr viel Abwechslung bietet. Die Einheiten vergehen wie im Flug und es ist noch nie langweilig gewesen.

### Wie hat sich der Tag nach der ersten Schlingentrainingseinheit angefühlt?
Ich hatte Muskelkater an Stellen, an denen ich zuvor noch nie einen hatte. Im Unterschied zum normalen Krafttraining hatte ich das Gefühl, den ganzen Körper zu spüren. Auch heute, nach über zwei Jahren Schlingentraining, bekomme ich bei neuen Übungen oder Varianten immer mal wieder einen Muskelkater.

## Übungen für die Arme

Kaum eine Körperpartie versinnbildlicht Ästhetik und Kraft derart wie die Oberarme, insbesondere der Bizeps. Ästhetische Arme kommen aber nicht vom Bizeps allein. Widmen Sie Ihrer Armrückseite, vor allem dem Trizeps, und auch den Unterarmen genauso viel Aufmerksamkeit. Neben dem M. biceps brachii sorgen zwei weitere Muskeln für eine Beugung im Ellbogengelenk: der M. brachialis, der dem Oberarmknochen direkt aufliegt und vom Bizeps verdeckt ist, sowie der Oberarmspeichenmuskel, der M. brachioradialis, den Sie gut am Unterarm ertasten können, da dessen Muskelmasse hauptsächlich auf dem Unterarm liegt. Bei vielen Rückenübungen werden die Armbeuger, bei den Übungen für die Brust die Armstrecker bereits mittrainiert. Den Begriff der Zugübungen kennen Sie bereits von den Rückenübungen. Vergleichsweise verhält es sich mit den Druckübungen, bei denen Sie sich mithilfe der Brustmuskulatur nach oben drücken. Es ist jedoch sinnvoll, neben den Zug- und Druckübungen die Ober- und Unterarmmuskulatur isoliert zu trainieren. Selbst beim isolierten Training der Arme benötigen Sie die Rumpfspannung, denn Sie ziehen entweder Ihren Körper durch Beugen der Arme nach oben oder senken ihn ab. Da die Muskeln der Arme – wie bei den Schultermuskeln – ebenfalls relativ klein sind, können Sie die Intensität jederzeit über den Körperwinkel anpassen.

**Armvorderseite**

M. biceps brachii
M. brachialis (verdeckt)
M. brachioradialis

**Armrückseite**

M. deltoideus
M. triceps brachii

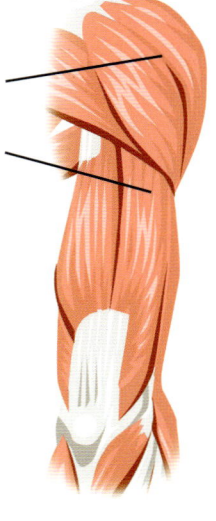

Übungen für die Arme **65**

## Bizeps-Curl

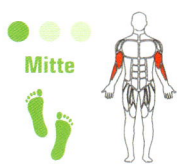

1. Stellen Sie sich frontal zu den Schlingen. Fassen Sie die Handgriffe im Untergriff und neigen Sie sich so weit nach hinten, bis die Arme gestreckt und in Verlängerung der Schlingen sind.
2. Ziehen Sie sich nach oben, indem Sie nur die Unterarme beugen. Die Position der Ellbogen bleibt unverändert.

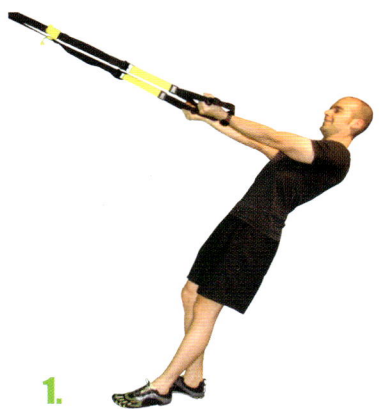
**1.**

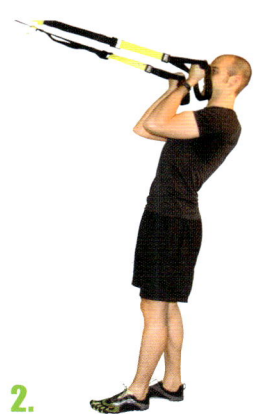
**2.**

## Variante 1: Bizeps-Curl proniert

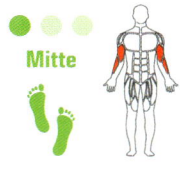

1. Fassen Sie die Handgriffe im Obergriff und neigen Sie sich so weit nach hinten, bis die Arme gestreckt und in Verlängerung der Schlingen sind.
2. Ziehen Sie sich nach oben, indem Sie nur die Unterarme beugen. Die Position der Ellbogen bleibt unverändert.

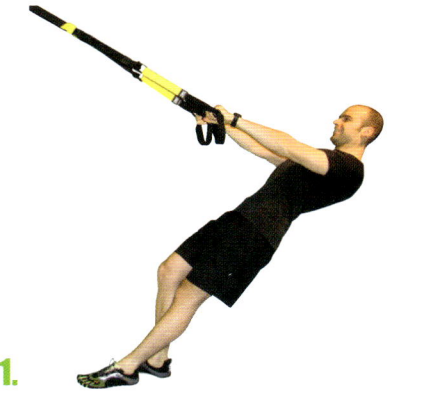
**1.**

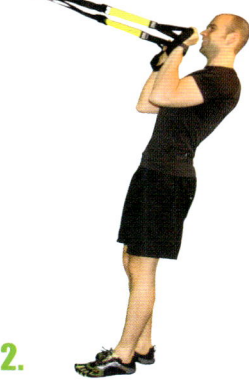
**2.**

## Variante 2: Bizeps-Curl über Kreuz

1. Fassen Sie die Handgriffe im Hammergriff und neigen Sie sich so weit nach hinten, bis die Arme gestreckt und in Verlängerung der Schlingen sind.
2. Ziehen Sie sich nach oben, indem Sie die Unterarme beugen und über Kreuz zur Brust führen. Die Position der Oberarme bleibt unverändert.

**Hinweis:** Achten Sie darauf, dass die Kraft aus dem Bizeps kommt.

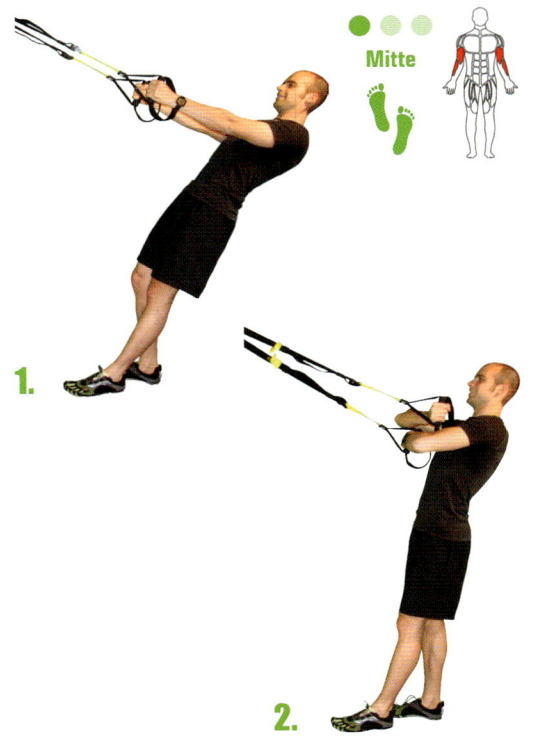

## Variante 3: Einarmiger Bizeps-Curl

1. Bereiten Sie den Einhandgriff (S. 34) vor. Stellen Sie sich dann seitlich zum Schlingentrainer und fassen Sie mit einer Hand den Handgriff im Untergriff. Neigen Sie sich zur Seite, bis der Arm gestreckt und in Verlängerung der Schlingen ist. Platzieren Sie die andere Hand an der Hüfte.
2. Ziehen Sie sich nach oben, indem Sie nur den Unterarm beugen. Die Position des Ellbogens bleibt unverändert. Nach einem Satz drehen Sie sich um und wechseln die Seite.

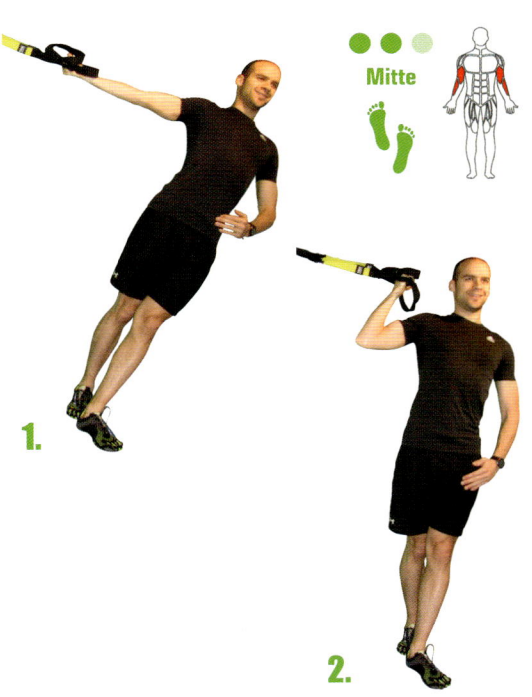

Übungen für die Arme **67**

## Trizepspresse im Stand

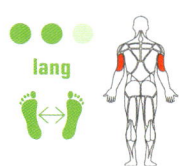

1. Stellen Sie sich frontal zu den Schlingen. Fassen Sie die Handgriffe im Obergriff, strecken Sie die Arme auf Schulterhöhe nach vorn aus und neigen Sie sich nach vorn. Dabei verlagern Sie das Gewicht auf die Fußballen und heben die Fersen leicht an. Ihre Arme bleiben in der Waagerechten.
2. Beugen Sie die Arme und senken Sie sich gestreckt so weit ab, bis Sie einen leichten Zug auf der Oberarmrückseite verspüren. Die Handflächen zeigen jetzt nach vorn.

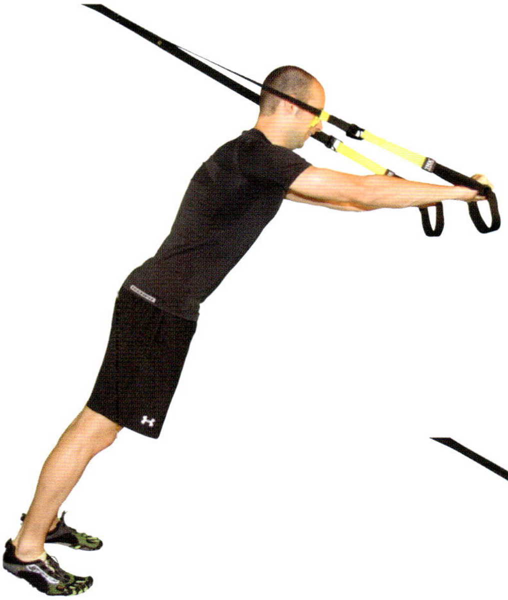

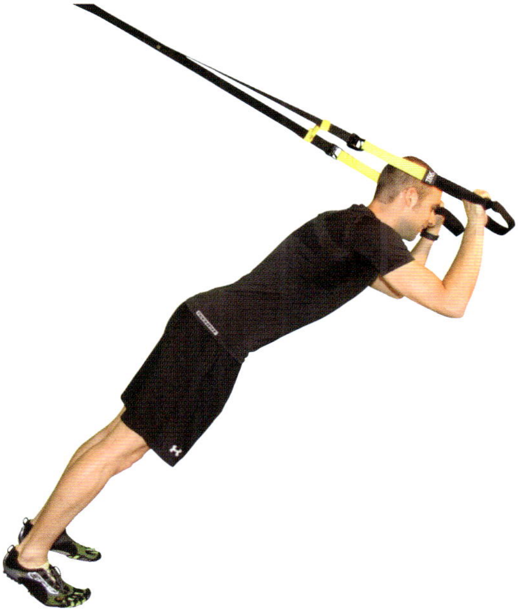

## Variante: Trizepspresse im Knien

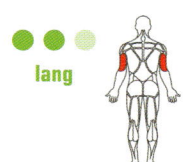
lang

1. Knien Sie sich mit hüftbreit geöffneten Knien direkt vor die Schlingen und fassen Sie mit gestreckten Armen die Handgriffe im Obergriff. Die Arme sind etwas unterhalb der Schultern, die Hüfte ist leicht gebeugt. Heben Sie die Füße an.
2. Beugen Sie die Arme und senken Sie sich so weit ab, bis Sie einen leichten Zug auf der Oberarmrückseite verspüren. Die Handflächen zeigen jetzt nach vorn.

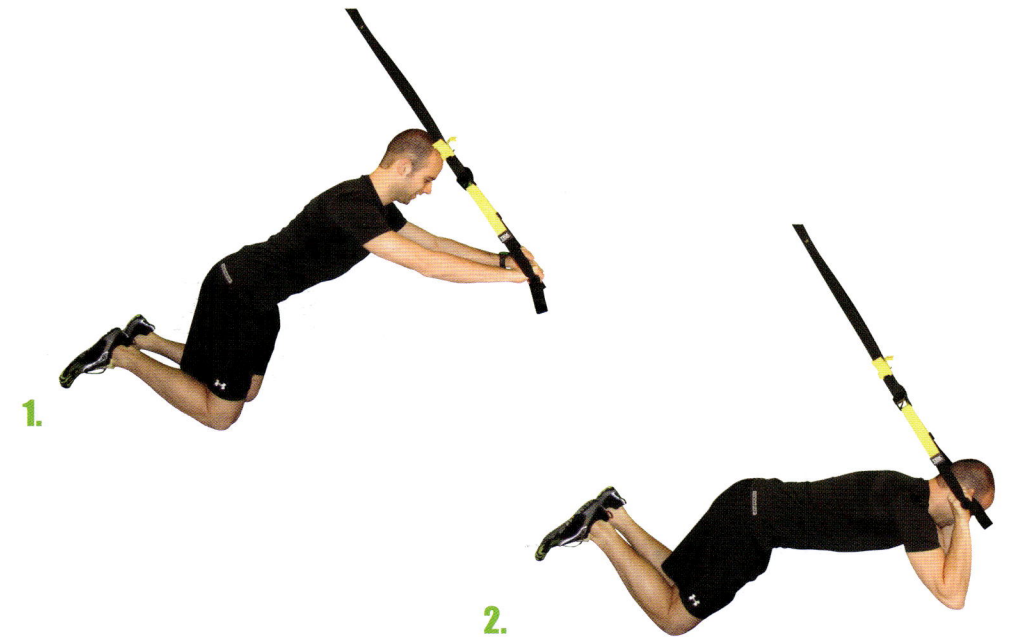

### TIPP  Variieren Sie den Schwierigkeitsgrad

Falls Sie sich mit angehobenen Füßen noch nicht sicher genug fühlen, stellen Sie die Fußspitzen auf. Etwas schwieriger wird es, wenn Sie die Knie eng zusammen lassen und dabei die Unterschenkel kreuzen. Das erfordert mehr Balance.

## Trizeps-Kickback

1. Stellen Sie sich frontal zu den Schlingen. Fassen Sie die Handgriffe im Obergriff, winkeln Sie die Arme an und fixieren Sie die Oberarme am Körper. Neigen Sie sich dann so weit nach hinten, bis die Unterarme in Verlängerung der Schlingen sind.
2. Richten Sie sich auf, indem Sie die Unterarme in Richtung Boden drücken. Versuchen Sie sich bis zur Endposition mit gestreckten Armen hochzudrücken.

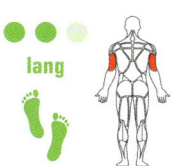

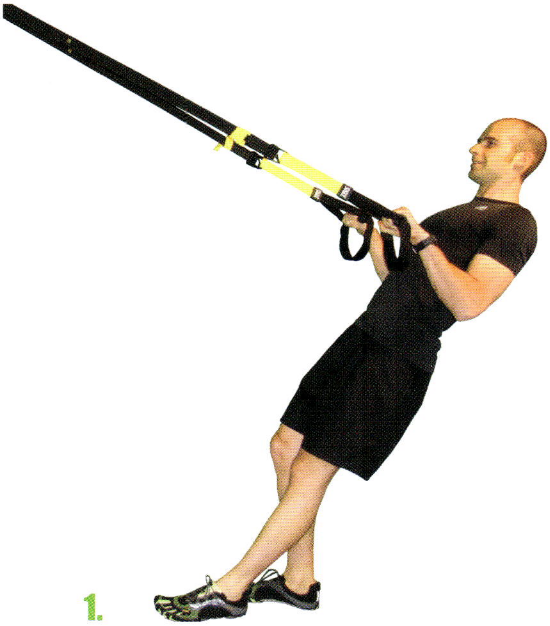

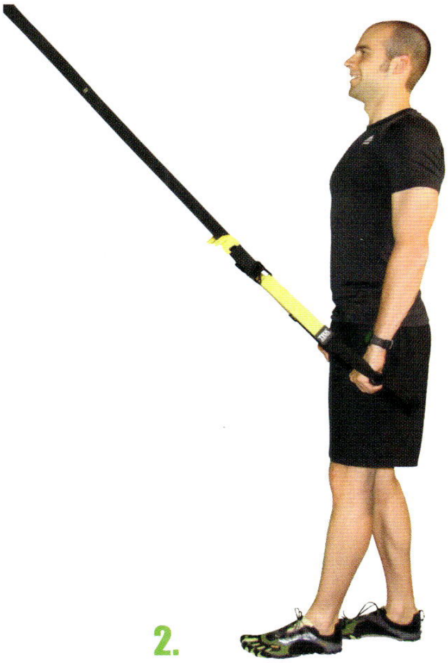

## Dip

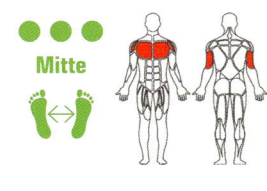

1. Stellen Sie sich zwischen die Schlingen. Stützen Sie sich auf die Handgriffe und wandern Sie mit den Füßen so weit von den Schlingen weg, dass Ihr Oberkörper noch aufrecht ist und die Arme fast gestreckt sind. Ihr Oberkörper ist wenige Zentimeter vor den Händen. Kommen Sie auf die Fersen.
2. Senken Sie den Oberkörper ab, indem Sie die Arme beugen. Die Ellbogen weisen nach hinten. Lassen Sie die Oberarme eng zusammen und die Hände nah am Körper. Sie sollten jetzt einen leichten Zug in der Brustmuskulatur spüren.

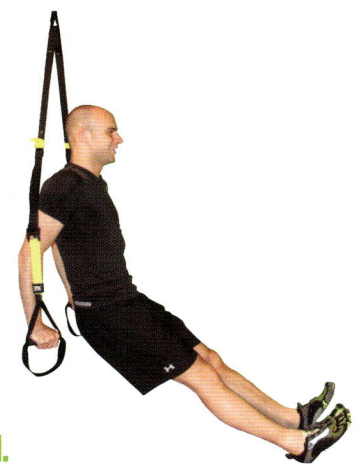

1.

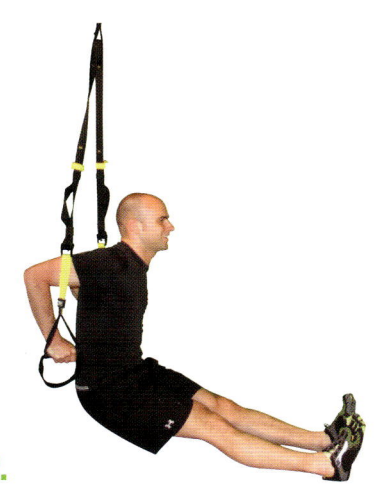

2.

### INFO  Seien Sie vorsichtig!

Beim Dip wird sehr viel Druck auf das Schultergelenk ausgeübt. Er sollte deshalb besonders kontrolliert ausgeführt werden. Außerdem erfordert er viel Kraft in den Oberarmen. Senken Sie sich nur so weit ab, dass Sie sich auch wieder nach oben drücken können. Am tiefsten Punkt können die Oberarme waagerecht sein.

# Siggi Spaleck

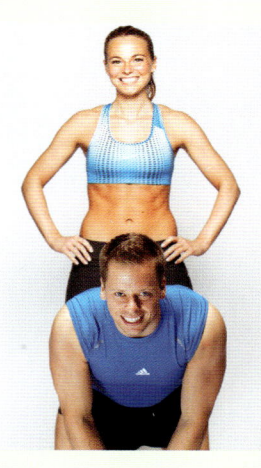

B.A. Fitnessökonomie, Master Personal Trainer
Inhaber des Shape Bensheim GbR und
der VIP Fitness Lounge in Zwingenberg
www.shape-bensheim.de • www.siggispaleck.de

### Wie setzt du den Schlingentrainer ein?
Unterschiedlich. Im Shape setzen wir den Schlingentrainer quasi als Werkzeug ein und er ist Bestandteil eines Kraft-Ausdauer-Zirkels. Der kann sowohl indoor als auch outdoor stattfinden. In der Fitness Lounge nutze ich ihn, um meinen Klienten einen anderen Trainingsreiz im Widerstandstraining zu ermöglichen. Ich baue deshalb die eine oder andere Übung ins Training ein oder lasse eine Workout-Kombination über einen gewissen Zeitraum im Trainingsplan des Klienten.

### Welche Eigenschaften bringt der Schlingentrainer mit, damit man von einem unverzichtbaren Trainingsgerät im beruflichen Alltag eines Personal Trainers sprechen kann?
Als unverzichtbar würde ich ihn nicht bezeichnen, trotzdem stellt er ein wichtiges Tool in meiner täglichen Arbeit als Personal Trainer dar. Der zusätzliche Anspruch durch die Instabilität lässt sich nicht von der Hand weisen. Außerdem kann er überall mitgenommen werden, weil er leicht und klein ist.

### Welches Zielklientel spricht besonders auf das Training am Schlingentrainer an?
Prinzipiell fast alle. Bei älteren und in der Bewegung eingeschränkten Menschen kann er eine Stabilisierungshilfe sein. Sportler, die zu ihrer Sportart eine sinnvolle Ergänzung suchen, profitieren enorm vom Schlingentraining. Auch der Hobbysportler zu Hause hat mittlerweile diese Trainingsmethode für sich entdeckt. Wichtig für alle ist aber eine saubere Ausführung. Jeder sollte sich zunächst von einem Profi anleiten lassen.

### Wann kommt der Schlingentrainer an seine Grenzen?
Wenn über das eigene Körpergewicht Widerstand eingeleitet werden soll, beispielsweise bei der Kniebeuge. Bis man diesen Punkt überschritten hat, vergeht einige Zeit. Oder beim aufrechten Rudern im Stehen. In der Endphase der Bewegung hat man wenig bis gar keine Spannung auf der dynamisch arbeitenden Muskulatur, die somit nicht die volle Last über die gesamte Bewegungsamplitude erhält. Das ist manchmal nicht ideal für die Entwicklung des Sportlers. Trainiert man fast ausschließlich mit dem eigenen Körpergewicht, wird irgendwann kein optimaler Trainingsreiz mehr gesetzt. Die Instabilität ist mit einer guten Technik für den erfahrenen Sportler ideal, bei untrainierten Personen ist sie eher ein Risiko.

## Übungen für die Brust

Im Gegensatz zu den Rückenübungen handelt es sich hier hauptsächlich um Druckübungen. Dabei kommen vor allem der große und kleine Brustmuskel zum Einsatz. Im Unterschied zum M. pectoralis major, der großflächig den Brustkorb bedeckt, ist der kleine Brustmuskel von außen nicht sichtbar. Die Aufgabe des M. pectoralis major ist es, den Arm an den Körper heranzuziehen, der M. pectoralis minor hingegen hat eine stabilisierende Funktion für das Schulterblatt. Der Liegestütz ist wohl die bekannteste Übung für die Brustmuskulatur. An den Schlingen wird er allerdings zur neuen Herausforderung. Halten Sie bei allen Übungen die Rumpfstabilität aufrecht – was durch die instabilen Schlingen oft gar nicht so einfach ist. Egal, ob Liegestütz am Boden oder im Stand – achten Sie darauf, dass Ihr Körper in einer Linie ist.

Viele Männer wünschen sich eine gut sichtbar trainierte Brust, allerdings ist für Frauen die Kräftigung dieser Muskelpartie genauso sinnvoll. Neben der Ästhetik ist die Funktion der Brustmuskulatur sehr bedeutsam. Gerade bei Wurfsportarten, wie beispielsweise Handball, spielt sie eine entscheidende Rolle. Um auch eventuellen Dysbalancen vorzubeugen, ist es notwendig, sowohl die Körpervorder- als auch -rückseite ausgeglichen zu trainieren.

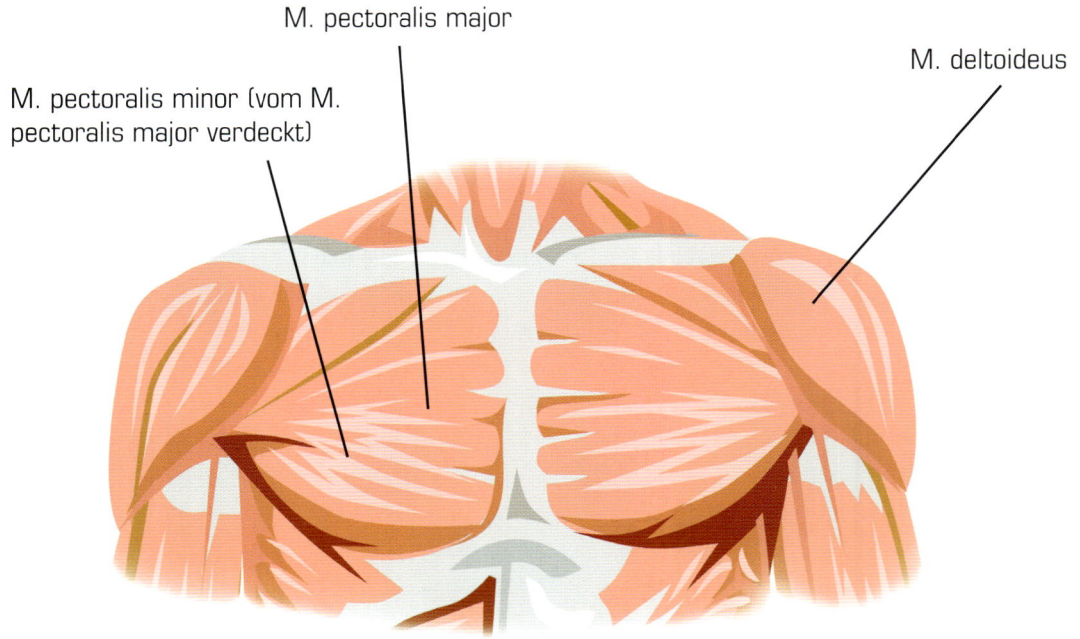

M. pectoralis major

M. deltoideus

M. pectoralis minor (vom M. pectoralis major verdeckt)

Übungen für die Brust

## Liegestütz im Stand

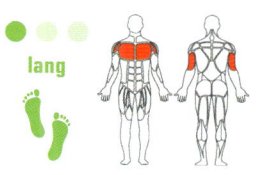

1. Stellen Sie sich mit dem Rücken zum Verankerungspunkt. Fassen Sie die Handgriffe im Obergriff. Strecken Sie die Arme und führen Sie die Schlingen nach vorn, sodass sie sich auf Höhe der Ohren befinden. Ihre Füße haben einen deutlich größeren Abstand als beispielsweise beim Rudern. Neigen Sie Ihren Körper nach vorn. Das vordere Knie ist gebeugt, das hintere gestreckt.
2. Senken Sie Ihren Körper ab, indem Sie die Arme beugen. Führen Sie dabei die Ellbogen etwa im 90°-Winkel nach außen auf Schulterhöhe. Beide Fersen dürfen dabei vom Boden abheben. Ihr Gewicht verlagert sich stärker auf das vordere Bein.

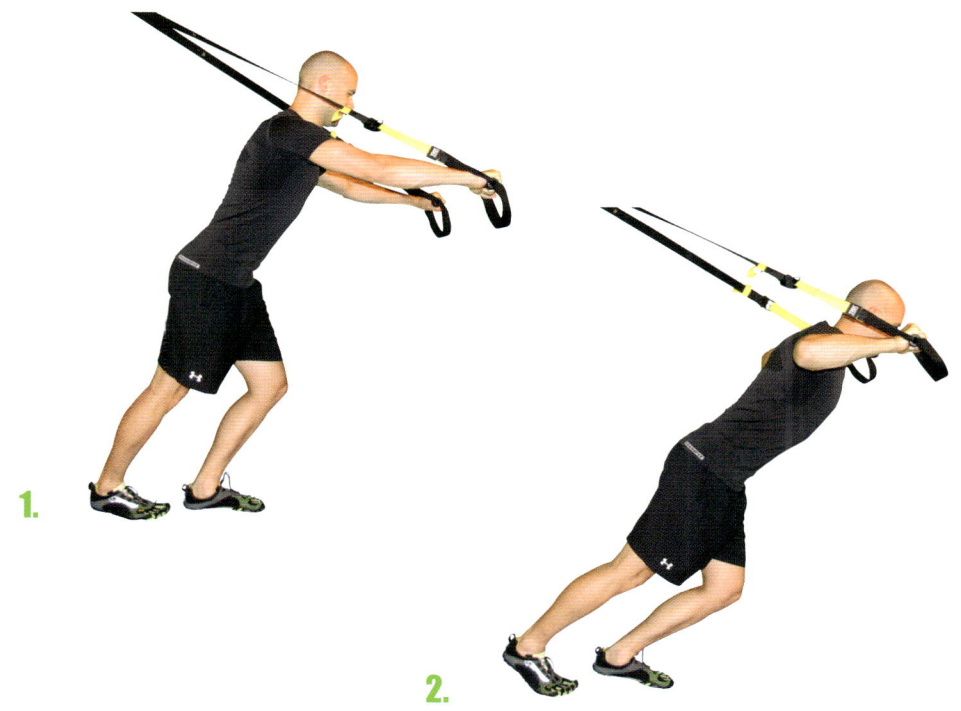

> **INFO** **Schlingen weg von den Schultern**
>
> Vermeiden Sie hier und bei den folgenden Varianten des Liegestützes, dass die Schlingen an den Schultern scheuern. Das kann zum einen für Sie schmerzhaft sein, zum anderen behindert dies eine fließende Bewegungsausführung.

## Variante 1: Einbeiniger Liegestütz im Stand

1. Nehmen Sie die Ausgangsposition des Liegestützes im Stand (S. 73) ein und heben Sie ein Bein gestreckt nach hinten an. Die Arme sind gestreckt, die Schlingen befinden sich auf Höhe der Ohren.
2. Senken Sie Ihren Körper ab, indem Sie die Arme beugen und die Ellbogen nach außen führen. Lassen Sie den Fuß fest auf dem Boden. Wechseln Sie nach einem Satz das Bein.

**Hinweis:** Um das Gleichgewicht besser halten zu können, achten Sie unbedingt auf eine erhöhte Körperspannung, vor allem im Rumpf.

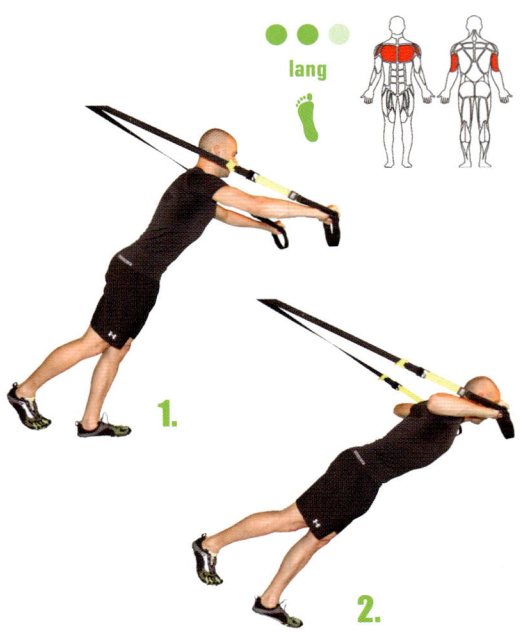

## Variante 2: Liegestütz mit abgespreiztem Bein im Stand

1. Nehmen Sie die Ausgangsposition des einbeinigen Liegestützes im Stand ein und spreizen Sie ein Bein zur Seite ab. Die Arme sind gestreckt, die Schlingen befinden sich auf Höhe der Ohren.
2. Senken Sie Ihren Körper ab, indem Sie die Arme beugen und die Ellbogen nach außen führen. Denken Sie an die Körperspannung und Rumpfstabilität, um das Gleichgewicht halten zu können. Wechseln Sie nach einem Satz das Bein.

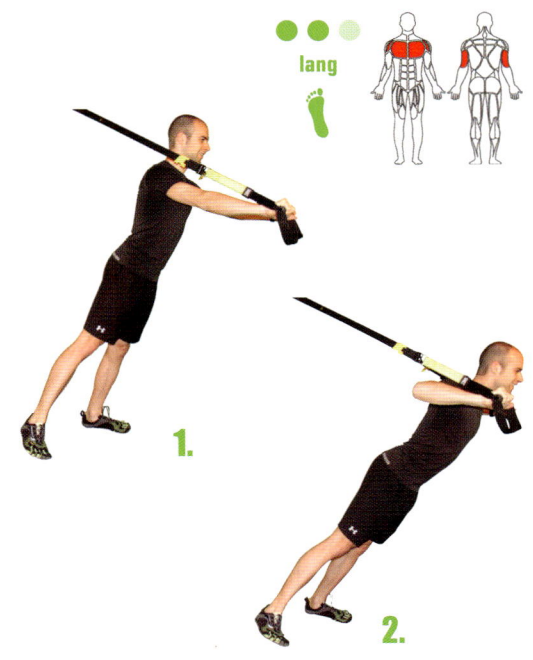

Übungen für die Brust **75**

## Variante 3: Einarmiger Liegestütz im Stand

1. Bereiten Sie den Einhandgriff (S. 34) vor. Stellen Sie sich mit dem Rücken zum Verankerungspunkt. Fassen Sie den Handgriff mit einer Hand und strecken Sie den Arm nach vorn, sodass sich die Schlinge auf Höhe des Ohres befindet. Legen Sie die freie Hand locker in der Hüfte ab.
2. Senken Sie Ihren Körper ab, indem Sie den Arm beugen und den Ellbogen nach außen führen. Wechseln Sie nach einem Satz den Arm.

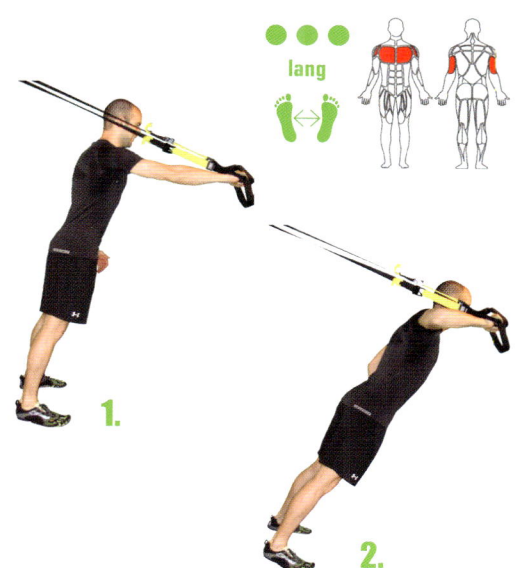

## Variante 4: Liegestütz am Boden

1. Bereiten Sie den Einhandgriff (S. 34) vor. Stellen Sie sich frontal zur Schlinge. Dann nehmen Sie die Liegestützposition auf dem Boden ein. Stützen Sie eine Hand am Boden ab und greifen Sie mit der anderen den Handgriff im Obergriff. Die Hände sind etwas mehr als schulterbreit auseinander.
2. Senken Sie Ihren Körper ab, indem Sie die Arme beugen und die Ellbogen nach außen führen. Achten Sie darauf, dass Sie die Hand in der Schlinge stabil halten. Wechseln Sie nach einem Satz den Arm.

**Hinweis:** Je weiter die Beine geöffnet sind, desto besser können Sie sich stabilisieren. Je enger die Füße stehen, desto schwieriger wird es.

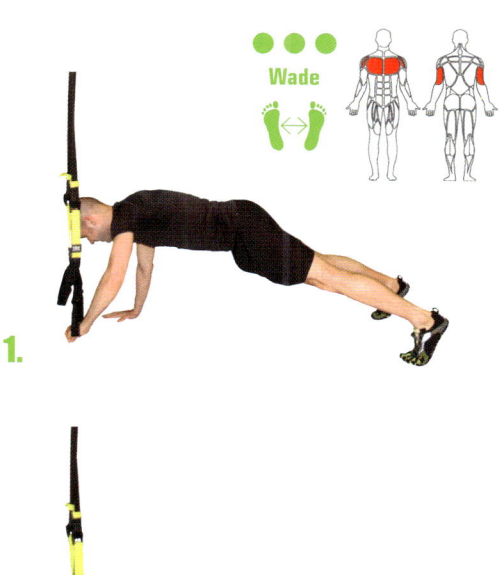

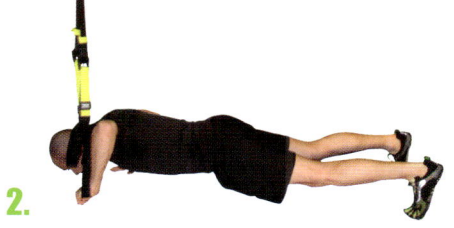

## Liegestütz in der Schlinge

1. Nehmen Sie die Bauchlage (S. 36) ein und kommen Sie in die Liegestützposition. Die Hände sind etwas mehr als schulterbreit auseinander.
2. Senken Sie Ihren Körper ab, indem Sie die Arme beugen.

**Hinweis:** Achten Sie darauf, dass Ihr Becken nicht durchhängt.

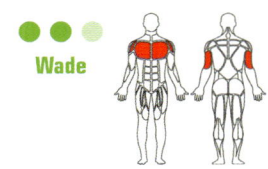
Wade

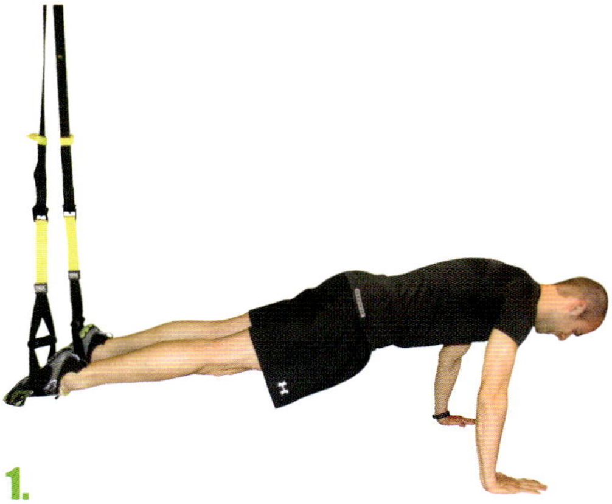

1.

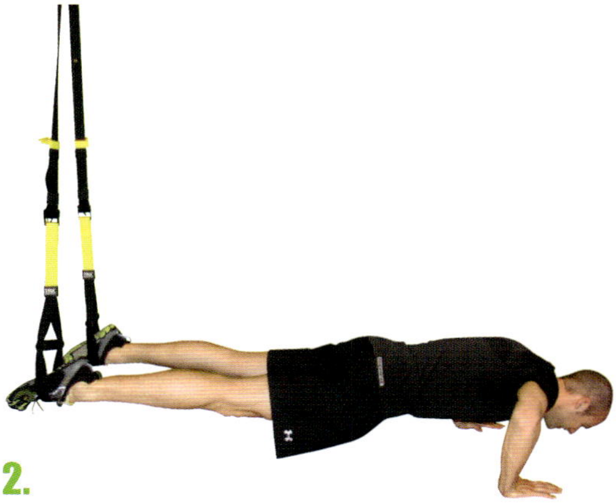

2.

| TIPP | **Entlasten Sie die Handgelenke** |

Sollte der Liegestütz bei Ihnen Schmerzen im Handgelenk verursachen, versuchen Sie zunächst, beim Abstützen mit den Händen das Gewicht auf die ganze Handfläche zu verteilen, indem Sie die Finger spreizen und Ihre Fingermuskeln zusätzlich anspannen. Sollte das nicht ausreichen, können Sie auch spezielle Liegestützgriffe verwenden. Damit vermeiden Sie außerdem das oft als unangenehm empfundene Abknicken der Handgelenke.

Übungen für die Brust

## Variante 1: Liegestütz in der Schlinge mit Kettlebell

1. Nehmen Sie die Ausgangsposition des Liegestützes in der Schlinge (S. 76) ein und platzieren Sie eine Hand auf einer Kettlebell. Die Hände sind etwas mehr als schulterbreit auseinander.
2. Senken Sie Ihren Körper ab, indem Sie die Arme beugen. Achten Sie darauf, dass Ihr Rücken gerade bleibt. Wechseln Sie nach einem Satz die Seite.

**Hinweis:** Durch die erhöhte Hand müssen auf dieser Seite speziell der große Brustmuskel und der vordere Deltamuskel härter arbeiten.

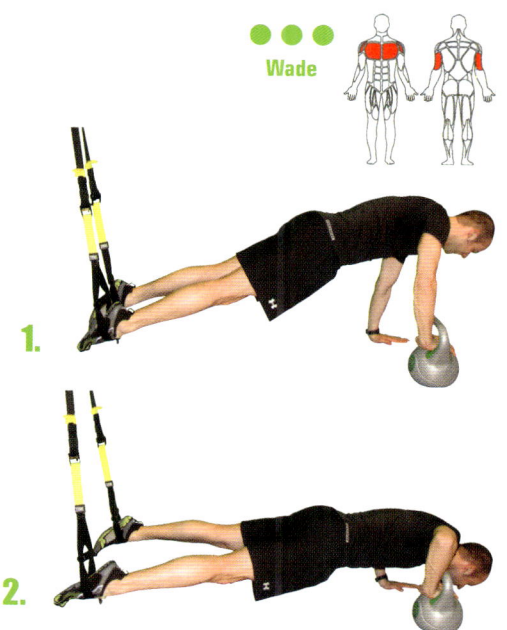

## Variante 2: Liegestütz in der Schlinge mit Faszienrolle

1. Nehmen Sie die Ausgangsposition des Liegestützes in der Schlinge (S. 76) ein. Stützen Sie sich mit beiden Händen so auf einer Faszienrolle ab, dass Sie mit den Fingern jeweils das Ende umgreifen können. Die Rolle ist direkt unter Ihren Schultern. Die Entfernung der Hände zueinander richtet sich nach der Länge Ihrer Faszienrolle.
2. Senken Sie Ihren Körper ab, indem Sie die Arme beugen. Am tiefsten Punkt berührt Ihre Brust fast die Rolle.

**Hinweis:** Durch die Instabilität der Rolle müssen Ihre Rumpfmuskeln noch härter arbeiten.

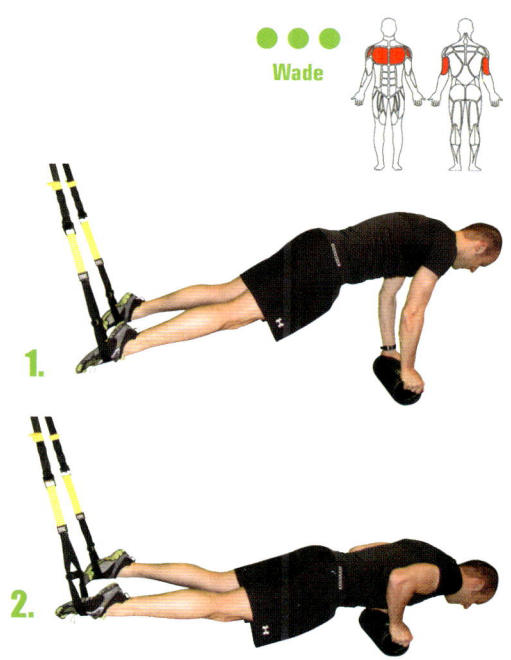

## Variante 3: Liegestütz in der Schlinge mit wechselnder Faszienrolle

1. Nehmen Sie die Ausgangsposition des Liegestützes in der Schlinge (S. 76) ein und stützen Sie eine Hand auf der Faszienrolle, die andere am Boden ab. Die Hände sind etwas mehr als schulterbreit auseinander.
2. Senken Sie Ihren Körper ab, indem Sie die Arme beugen.
3. Nachdem Sie sich wieder nach oben gedrückt haben, rollen Sie die Faszienrolle auf die andere Seite, stützen sich mit der anderen Hand darauf ab und führen erneut einen Liegestütz aus. Das ist eine Wiederholung.

**Hinweis:** Halten Sie während des Wechsels die Körperspannung aufrecht und senken Sie sich nicht ab.

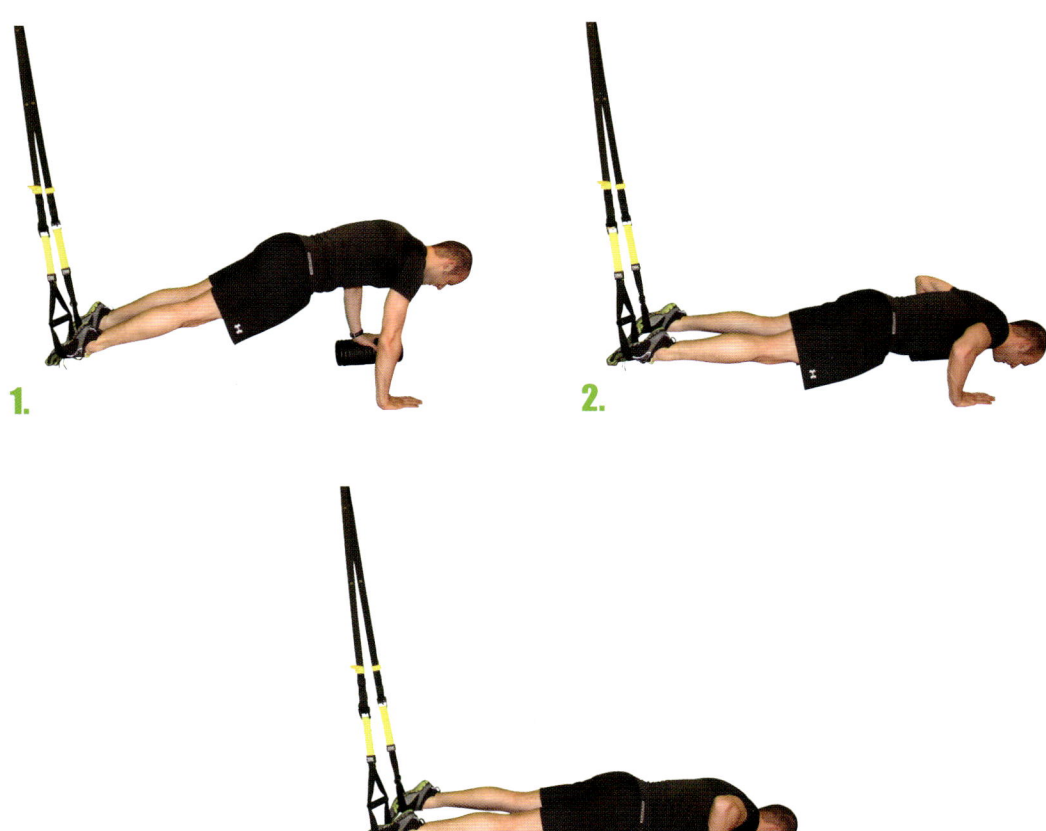

Übungen für die Brust

## Liegestütz in der Schlinge mit Crunch

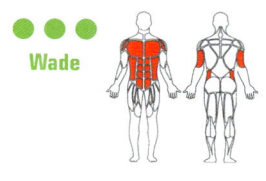

1. Nehmen Sie die Ausgangsposition des Liegestützes in der Schlinge (S. 76) ein. Die Hände sind etwas mehr als schulterbreit auseinander.
2. Ziehen Sie die Knie in Richtung Brust. Lassen Sie dabei Ihren Rücken rund werden. Die Arme bleiben gestreckt.
3. Während Sie die Beine wieder strecken, führen Sie einen Liegestütz aus und senken Ihren Körper ab. Das ist eine Wiederholung.

**Hinweis:** Führen Sie das Heranziehen der Knie langsam und kontrolliert aus. Halten Sie die Knie möglichst geschlossen.

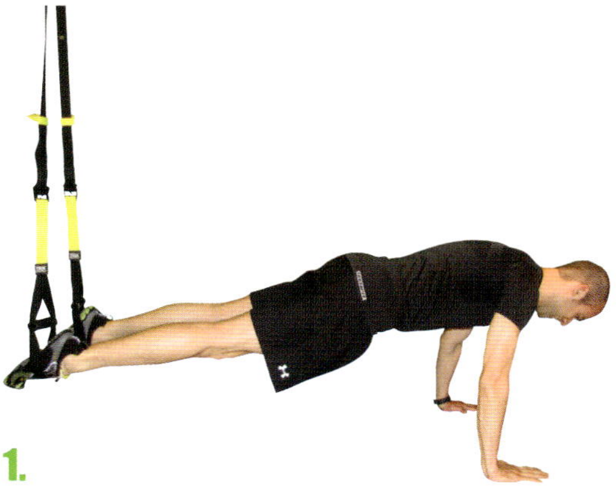

1.

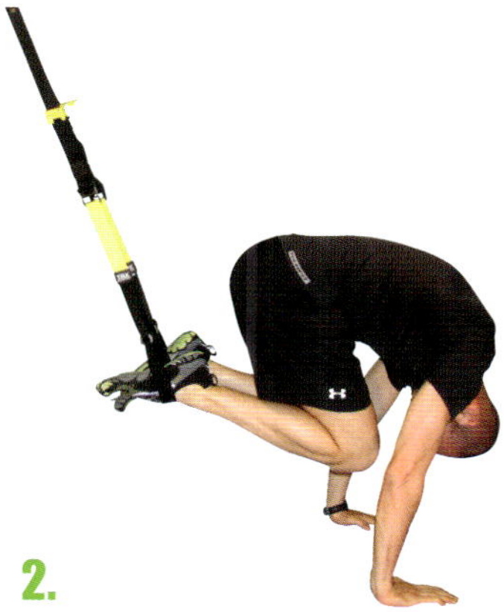

2.

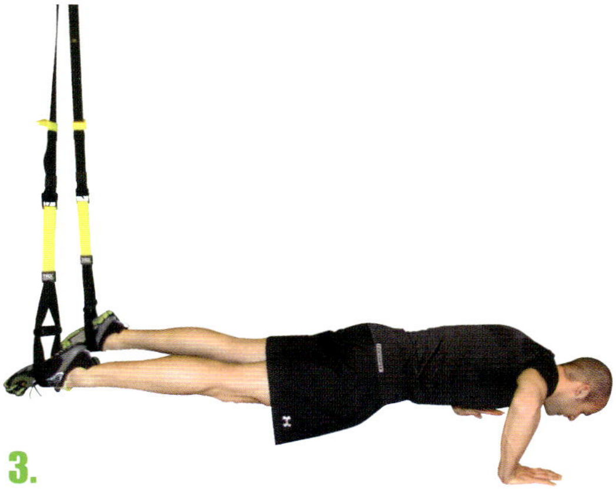

3.

## Variante: Liegestütz in der Schlinge mit seitlichem Crunch

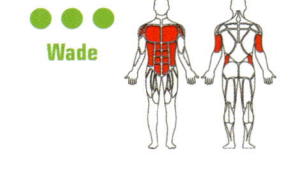
Wade

1. Nehmen Sie die Ausgangsposition des Liegestützes in der Schlinge (S. 76) ein. Die Hände sind etwas mehr als schulterbreit auseinander.
2. Führen Sie einen seitlichen Crunch aus, indem Sie die Knie zuerst zum rechten Ellbogen ziehen. Ihr Rücken wird dabei rund.
3. Schwingen Sie die Knie sofort zum linken Ellbogen.
4. Dann strecken Sie die Beine wieder und absolvieren einen Liegestütz, indem Sie Ihren Körper absenken. Das ist eine Wiederholung.

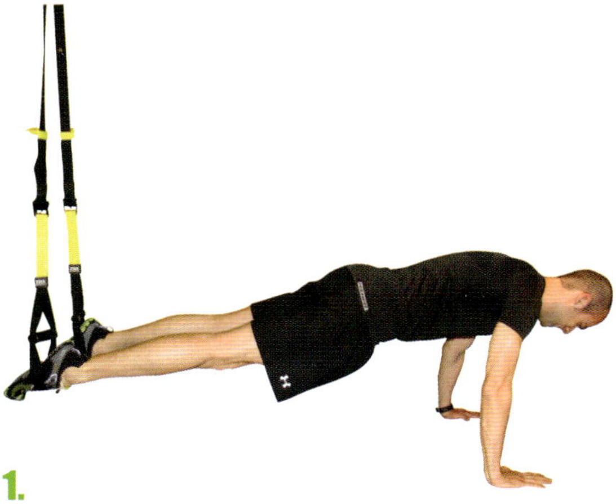

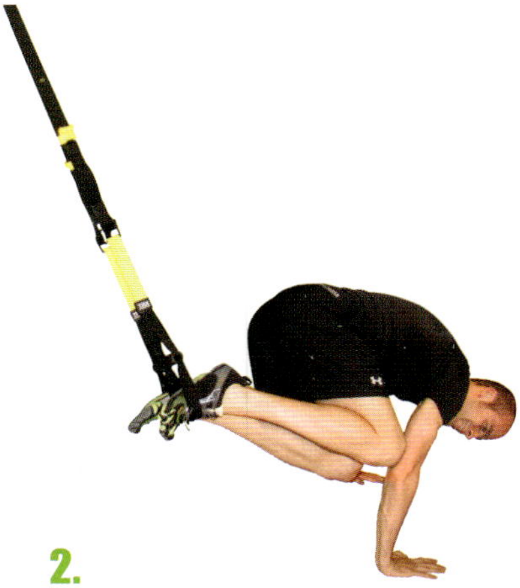

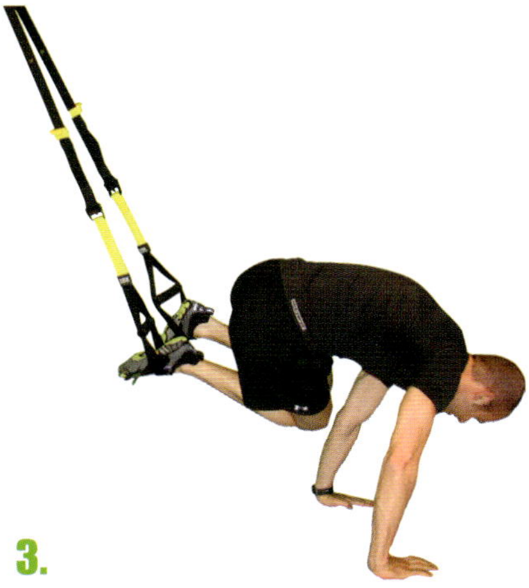

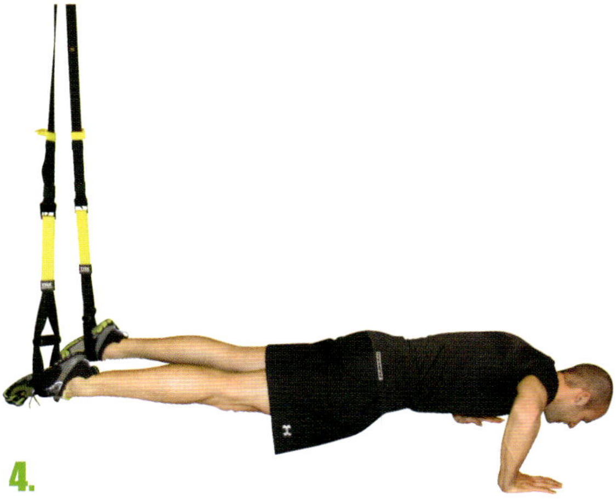

## Brustpresse

1. Stellen Sie sich mit dem Rücken zum Verankerungspunkt. Fassen Sie die Handgriffe im Hammergriff, führen Sie sie am Körper nach vorn und klemmen Sie sie unter den Achseln ein. Die Arme sind gestreckt und weisen in Verlängerung der Schlingen in Richtung Boden. Ihr Körper ist leicht vorgeneigt, das Gewicht auf die Fußballen verlagert.
2. Senken Sie sich ab, indem Sie die Arme beugen. Führen Sie die Arme eng am Oberkörper vorbei. Die Unterarme bleiben in Verlängerung der Schlingen, die Hände sind auf Brusthöhe. Lassen Sie die Schultern tief.

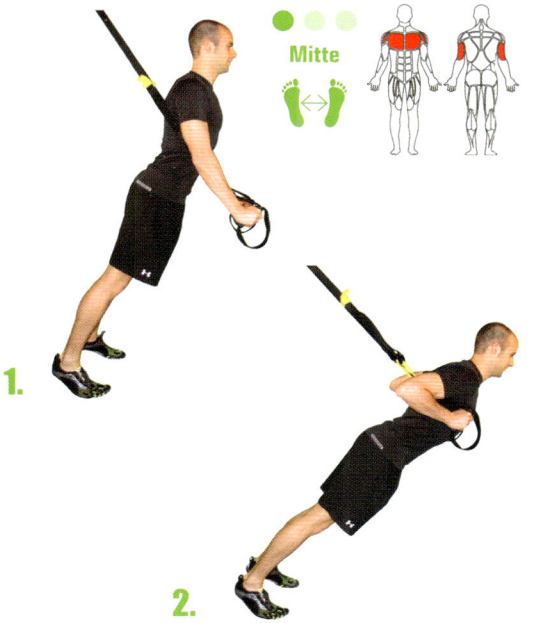

## Variante: Einbeinige Brustpresse

1. Nehmen Sie die Ausgangsposition der Brustpresse ein. Winkeln Sie ein Bein auf Hüfthöhe an. Lassen Sie den anderen Fuß fest auf dem Boden.
2. Senken Sie sich ab, indem Sie die Arme beugen. Wechseln Sie nach einem Satz das Bein.

**Hinweise:** Ist die Neigung nach vorn eher gering, sollte der Fuß fest auf dem Boden bleiben. So können Sie das Gleichgewicht besser halten. Steigern Sie die Intensität durch eine größere Neigung, verlagert sich Ihr Gewicht beim Absenken auf den Fußballen. Das erfordert mehr Balance.

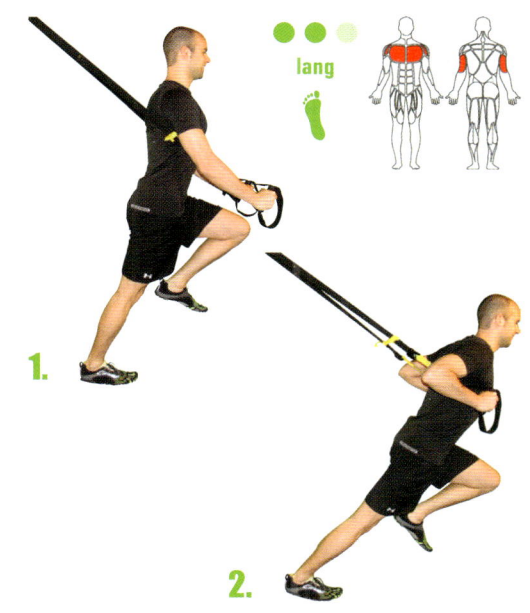

## Einbeinige Schulterpresse in der Schlinge

1. Bereiten Sie den Einhandgriff (S. 34) vor. Nehmen Sie die Bauchlage (S. 36) unter dem Verankerungspunkt ein. Es ist nur ein Fuß in der Fußschlaufe. Setzen Sie die Knie ab. Öffnen Sie die Hände etwas mehr als schulterbreit. Strecken Sie die Beine, indem Sie sich nach oben drücken. Ihr Körper ist etwa in einer Linie mit dem oberen Bein. Ihre Schultern sind über den Handgelenken positioniert.
2. Senken Sie durch Beugen der Arme Ihren Körper so weit ab, bis Ihr Gesicht fast den Boden berührt. Wechseln Sie nach einem Satz das Bein.

**Hinweis:** Je weiter Sie mit den Händen zu den Füßen wandern, desto steiler wird der Körperwinkel und umso mehr muss die Schultermuskulatur arbeiten.

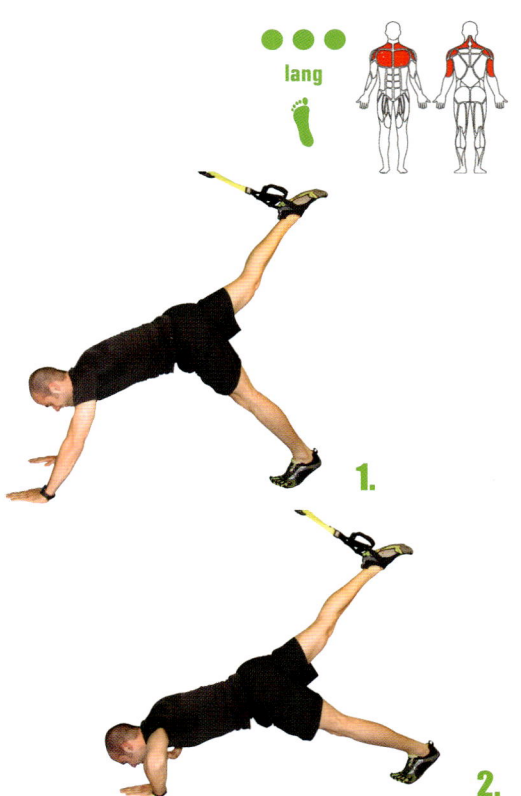

## Fly

1. Stellen Sie sich mit dem Rücken zum Verankerungspunkt. Nehmen Sie einen großen Ausfallschritt ein. Fassen Sie die Handgriffe im Hammergriff und strecken Sie die Arme auf Schulterhöhe zur Seite aus. Sie spüren einen leichten Zug in der Brustmuskulatur.
2. Richten Sie sich auf, indem Sie die Arme gestreckt vor der Brust zusammenführen. Konzentrieren Sie sich bewusst auf die Brustmuskulatur.

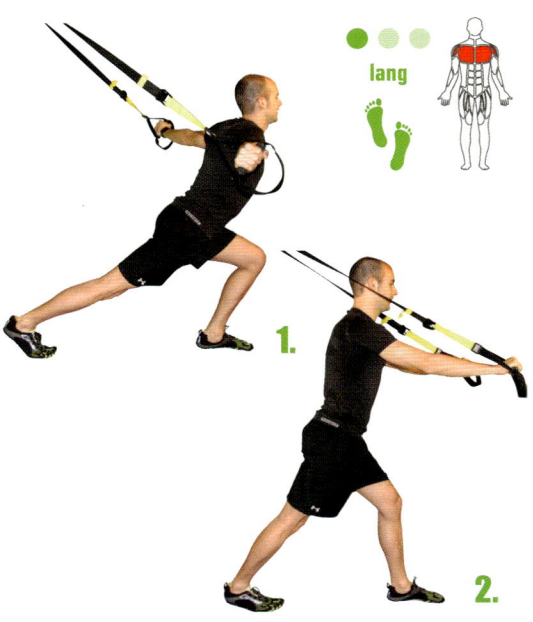

## Ziehen über Kreuz

1. Stellen Sie sich frontal zu den Schlingen. Fassen Sie Handgriffe im Hammergriff und neigen Sie sich mit gestreckten Armen so weit nach hinten, bis Ihre Arme in Verlängerung der Schlingen sind.
2. Richten Sie sich auf, indem Sie die Arme beugen und über Kreuz zur Brust ziehen.

**Hinweis:** Konzentrieren Sie sich bei der Ausführung bewusst auf Ihre Brustmuskulatur. Ihre Armbeuger sollen nur unterstützend arbeiten.

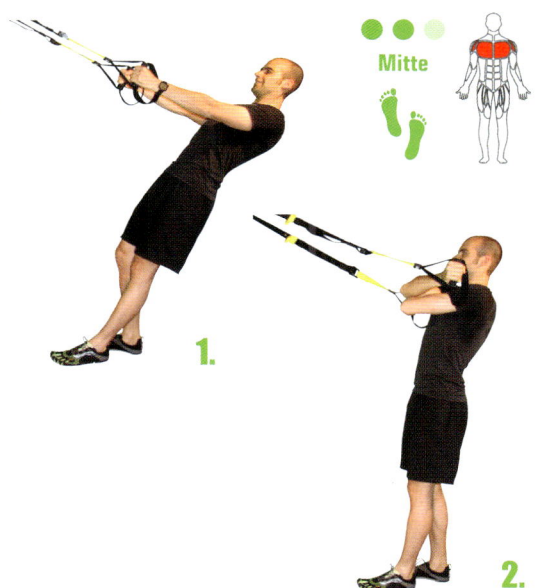

## Butterfly im Knien

1. Knien Sie sich mit hüftbreit geöffneten Knien vor die Schlingen. Platzieren Sie die Handgelenke in den Fußschlaufen, neigen Sie Ihren Oberkörper waagerecht nach vorn und winkeln Sie die Arme auf Schulterhöhe um 90° an. Die Hüfte ist gebeugt, blicken Sie zum Boden.
2. Führen Sie die Arme angewinkelt vor der Brust zusammen. Dadurch richtet sich Ihr Oberkörper etwas auf. Konzentrieren Sie sich bewusst auf die Brustmuskulatur.

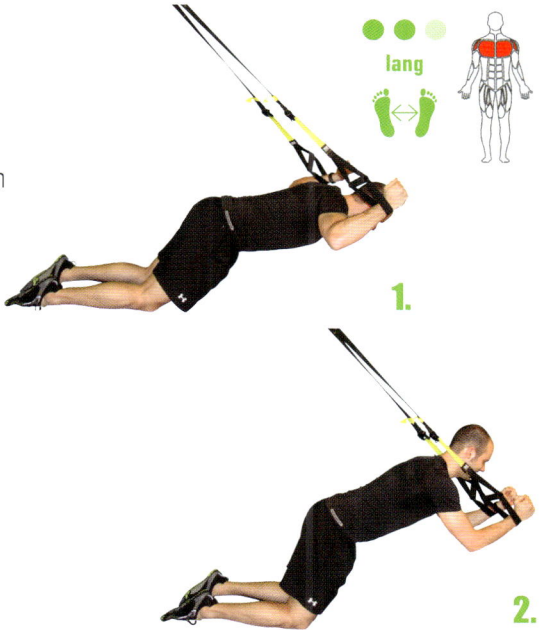

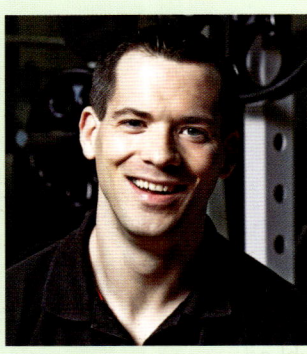

## Daniel Kaptain

M.A. Gesundheitsmanagement
Dozent an der Deutschen Hochschule für Prävention und Gesundheitsmanagement (DHfPG) und an der BSA-Akademie, TRX® STC (Suspension Training Course), TRX® SMSTC (Sports Medicine Suspension Training Course), FORCE Instructor (Military Fitness), SCTC Strength Conditioning & Therapy Coach, CrossFit-Trainer

**Im Rahmen deiner Dissertation hast du ein militärspezifisches Zirkeltraining für infanteristisch kämpfende Soldaten entwickelt. Der Schlingentrainer ist Bestandteil deines Trainingskonzeptes. Bitte stell uns kurz deine Arbeit mit der Bundeswehr sowie die Intention deiner Dissertationsschrift vor.**

Ziel und Aufgabe des Projektes war es darzustellen, inwieweit ein effizientes Konditionstraining für Soldaten gestaltet werden kann und welche Effekte dabei nachweisbar sind. Durch die sehr hohen Ausrüstungslasten und die Einsatzweise im Gefecht sind vor allem die Anforderungen an Kraft, Koordination, anaerobe Ausdauer und Schnelligkeit elementar geworden. Somit war es das Ziel, eben ein Übungsprogramm zu entwickeln, das diese Fähigkeiten trainiert. Es sollte vor allem zeiteffizient, durch die Integration von funktionellen Übungen belastungsdosiert und dadurch reizüberschwellig sein.

Das Programm wurde in Lehrgänge implementiert, sodass die Effekte im Ausbildungsalltag unter realen Bedingungen gemessen wurden. Neben dem Schlingentrainer wurden Kettlebells, mit Sandsäcken befüllte Seesäcke, Reifen mit unterschiedlichen Gewichten oder Schlitten verwendet. Materialien also, die überall einsetzbar sind. Fallschirmjäger beispielsweise müssen massive Belastungen stemmen. Deshalb spielt eine leistungsfähige Rumpfkraft die zentrale Rolle. Traglasten von über 60 Kilo, lange Märsche in unwegsamem Gelände und die Beanspruchungen des Körpers beim Fallschirmsprung, vor allem beim Landefall, erfordern ein gezieltes Krafttraining. Nur damit können sich die Soldaten adäquat auf Einsätze vorbereiten und Verletzungen vorbeugen. Da die Rumpfmuskulatur immer wieder wechselnde, unvorhersehbare Belastungen kompensieren muss, ist eine Kombination aus Koordination und Kraft optimal. Darüber hinaus sollte ein solches Training überall durchgeführt werden können.

**Welche Tests wurden durchgeführt, um den Trainingsfortschritt zu protokollieren, und welche Ergebnisse zeichneten sich ab?**

Im Rahmen der Studie wurde der Standardtest der Bundeswehr, der Basis-Fitness-Test, bestehend aus dem isometrischen Klimmhang, einem 11 mal 10 Meter Sprint, einem 1000-Meter-Lauf, dem McGill-Rumpfkrafttest und einem speziellen Koordinationstest, absolviert. Des Weiteren wurden bei allen Probanden die Herzfrequenzwerte während der Lauftestung beim 1000-Meter-Lauf und den Trainingseinheiten gemessen und dokumentiert. Die Ergebnisse zeigten, dass die Soldaten durchweg sehr hohe und eindeutige positive Anpassungen erfahren haben. Am deutlichsten fielen diese bei der Rumpf- und Oberkörperkraft aus. Bei der Ausdauer zeigte sich keine direkte Veränderung der Laufzeitergebnisse. Die Herzfrequenzwerte waren jedoch bei gleichem Ergebnis geringer, was ein Indiz für eine Ökonomisierung der Herz-Kreislauf-Arbeit ist.

### Wie war die Resonanz der Soldaten?
Die meisten Soldaten waren sehr angetan von dem Training, obwohl oder gerade weil es eine sehr hohe Intensität hatte. Auch die unterschiedlichen Übungen, der Mix aus Kraft, Ausdauer, Schnelligkeit und Koordination, wurde als sehr motivierend empfunden. Nicht zuletzt deshalb entstand eine Art Wettkampfcharakter. Die Ausbilder empfanden das Gleiche. Ohne motivierte und versierte Ausbilder wäre ein solches Training nicht möglich.

### Wird das Schlingentraining zukünftig Bestandteil der Trainingseinheiten der Truppen sein?
Ja, einige Schlingentrainer sind bereits im Ausrüstungssatz vorhanden. Ich hatte auch schon Gelegenheit, an einer speziellen Ausbildung für Ausbilder teilzunehmen. Diese soll dazu beitragen, dass die Umsetzung eines Schlingentrainings und die damit verbundenen Effekte in die Truppe getragen werden und alle Soldaten davon profitieren. Ich glaube, solche Trainingsformen sind alltagsspezifischer, praktikabler und motivierender als ein Gerätetraining. Daher bin ich mir sicher, dass gerade das Schlingentraining ein fester Bestandteil des Military-Fitness-Trainings sein wird.

### Wie kamst du dazu, ein solches Trainingsprojekt bei der Bundeswehr umzusetzen?
Die Idee kam mir während meiner Trainingsvorbereitung für diverse Bergbesteigungen im Hochgebirge. Dabei erkannte ich schnell, dass ein herkömmliches Training, vor allem an Maschinen, nicht zweckmäßig genug war. Ich kombinierte ein Kraft-, Ausdauer- und Koordinationstraining mit meinem Vorbereitungstraining. Mein Training dokumentierte ich und schrieb die verschiedenen Trainingsvorbereitungen in meinem Buch »Guide zum Gipfel«, das ich 2009 über Book-on-Demand veröffentlichte, nieder. Dieses Buch hat ein ehemaliger Kommandeur der Fallschirmjäger gelesen. Er fand die Ideen für eine mögliche Umsetzung in der Truppe geeignet und so durfte ich mein Trainingsprogramm an der Luftlandeschule vorstellen. Ich entwickelte das Programm weiter und ergänzte es mit den Trainingsvorbereitungen für diverse Tough-Guy-Hindernisrennen. Es finden sich auch die Entwicklungen des CrossFit-Trainings und die Grundlagen des Functional Trainings darin wieder. Ich bin froh und dankbar, diese Erkenntnisse teilen zu dürfen und im Rahmen meiner Studie produktiv mit den Ausbildern der Bundeswehr gewirkt zu haben.

## Übungen für den Rumpf

Ein gutes Bauchmuskeltraining benötigt mehr als eine Übung. Ein effektiver Trainingsplan baut auf allen Bewegungsmöglichkeiten der Rumpfmuskulatur auf. Diese ist fähig, eine Flexion (Beugung), eine Lateralflexion (Seitneigung) sowie eine Rotation einzuleiten. Ihre Körpermitte setzt sich aus vier Muskeln zusammen. Den geraden Bauchmuskel (M. rectus abdominis) sprechen wir vor allem mit Übungen an, bei denen der Rumpf gebeugt wird, beispielsweise bei unterschiedlichen Crunches in der Schlinge. Der äußere schräge Bauchmuskel (M. obliquus externus abdominis) und der innere schräge Bauchmuskel (M. obliquus internus abdominis) wirken beispielsweise bei einem Seitstütz der Schwerkraft entgegen und verhindern somit ein Absinken des Beckens. Der quer verlaufende Bauchmuskel (M. transversus abdominis) verläuft unter den schrägen Bauchmuskeln und ist vor allem für die Bauchpresse – bei der man den Bauch so anspannt, dass sich der Druck im Bauchinnenraum erhöht – verantwortlich. Um die Bauchpresse wahrzunehmen und somit die Arbeit Ihrer quer verlaufenden Bauchmuskulatur zu spüren, legen Sie eine Hand auf Ihren Bauch und husten Sie mehrmals kräftig.

Alle Rumpfmuskeln zusammen übernehmen wichtige Funktionen bei der Stabilisierung der Wirbelsäule, bei der Atmung und bei der Kraftübertragung. Sorgen Sie bei den Übungen – ganz gleich, ob bei statischen oder dynamischen – für die nötige Rumpfspannung. Ziehen Sie dazu Ihren Bauchnabel leicht in Richtung Wirbelsäule. Bei allen dynamischen Übungen gilt: Arbeiten Sie ohne Schwung!

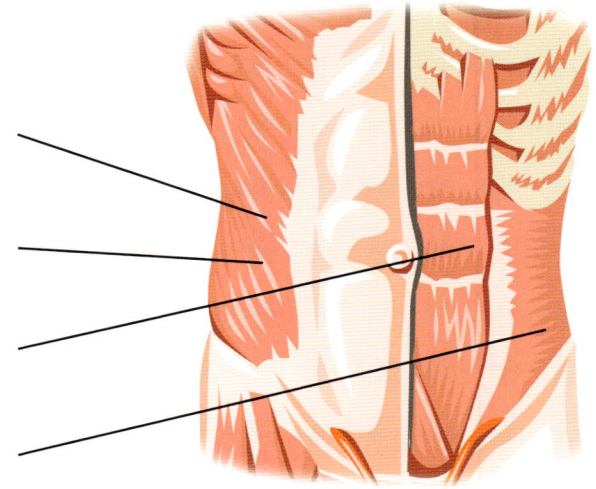

M. obliquus externus abdominis

M. obliquus internus abdominis (vom M. obliquus externus abdominis verdeckt)

M. rectus abdominis

M. transversus abdominis

Übungen für den Rumpf **87**

## Unterarmstütz in der Schlinge

Kommen Sie über die Bauchlage (S. 36) in den Unterarmstütz. Halten Sie den Körper dabei in einer Linie. Die Wirbelsäule behält seine normale physiologische Krümmung bei. Lassen Sie das Becken nicht durchhängen. Halten Sie die Position für 30 Sekunden.

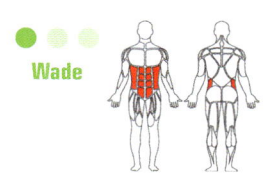

**Hinweis:** Der statische Unterarmstütz, vor allem die Varianten auf Luftkissen und Gymnastikball, sowie einbeinige Varianten erfordern eine erhöhte Rumpfspannung.

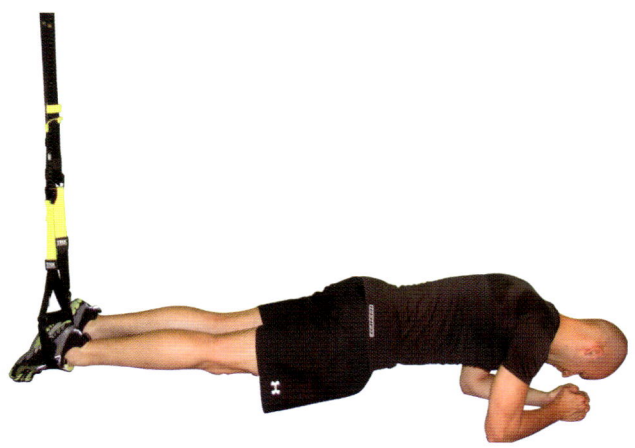

### TIPP  Wenn das Becken durchhängt

Ob beim Unterarmstütz oder beim Liegestütz – oft hängt das Becken durch oder viele Trainierende schieben einfach das Gesäß nach oben, um die Position besser halten zu können. Verantwortlich dafür ist meist die fehlende Rumpfkraft. Um die Position halten zu können, hilft oft schon, die Pobacken zusammenzukneifen und den Bauchnabel leicht nach innen zu ziehen. Das erhöht die Körperspannung.

## Variante 1: Unterarmstütz in der Schlinge auf dem Luftkissen

Nehmen Sie den Unterarmstütz mit den Unterarmen auf dem Luftkissen ein. Halten Sie die Position für 30 Sekunden.

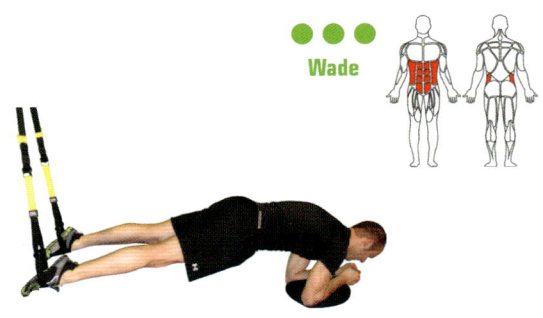

## Variante 2: Unterarmstütz in der Schlinge auf dem Gymnastikball

Nehmen Sie den Unterarmstütz mit den Unterarmen auf dem Gymnastikball ein. Halten Sie die Position für 30 Sekunden.

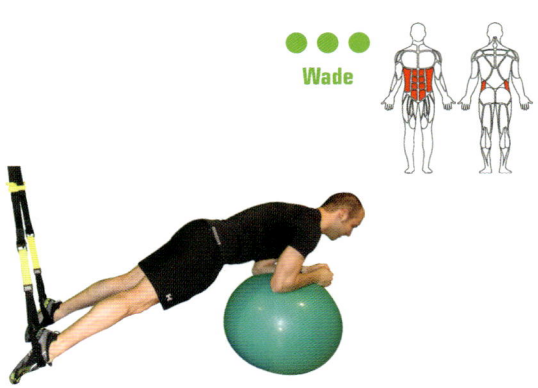

## Variante 3: Unterarmstütz in der Schlinge mit Gewichtsverlagerung

1. Nehmen Sie den Unterarmstütz ein und schieben Sie Ihren Körper nach vorn. Die Bewegung erfolgt nur aus dem Schultergelenk.
2. Schieben Sie sich dann wieder nach hinten. Das ist eine Wiederholung.

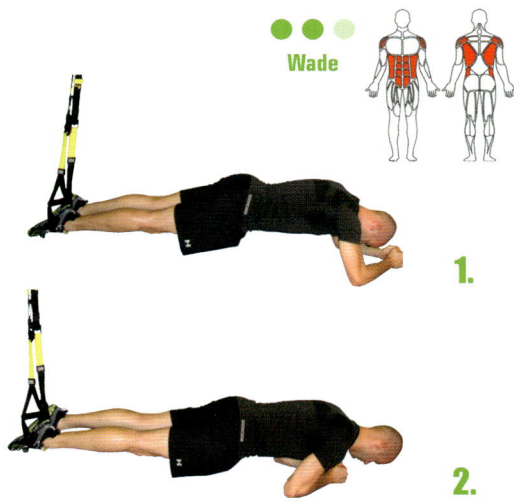

Übungen für den Rumpf **89**

## Variante 4: Einbeiniger Unterarmstütz in der Schlinge

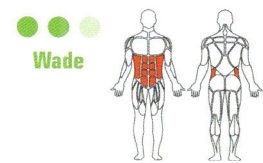

Bereiten Sie den Einhandgriff (S. 34) vor. Nehmen Sie den Unterarmstütz mit einem Fuß in der Fußschlaufe ein. Heben Sie das andere Bein parallel dazu an. Halten Sie die Position für 30 Sekunden, dann wechseln Sie das Bein.

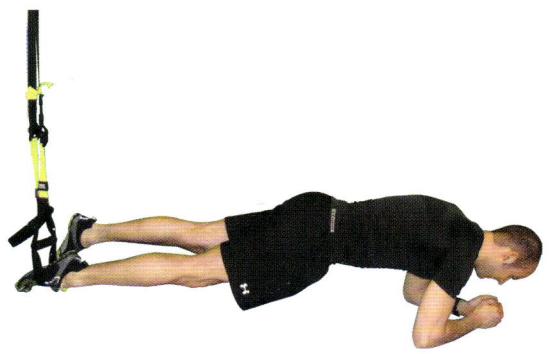

## Variante 5: Einbeiniger Unterarmstütz in der Schlinge mit angehobenem Arm

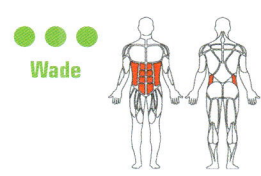

Bereiten Sie den Einhandgriff (S. 34) vor. Nehmen Sie den Unterarmstütz mit einem Fuß in der Fußschlaufe ein. Heben Sie das andere Bein parallel dazu an. Strecken Sie jetzt den Arm gegenüber des angehobenen Beins auf Schulterhöhe nach vorn aus. Halten Sie die Position für 30 Sekunden, dann wechseln Sie Arm und Bein.

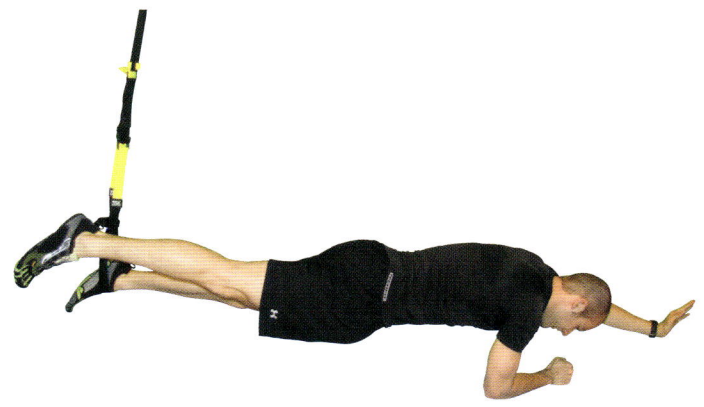

## Crunch in der Schlinge im Unterarmstütz

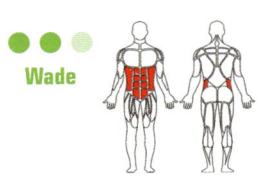
Wade

1. Kommen Sie über die Bauchlage (S. 36) in den Unterarmstütz. Halten Sie die Beine eng zusammen.
2. Führen Sie einen Crunch aus, indem Sie die Knie in Richtung Brust ziehen und wieder strecken. Konzentrieren Sie sich darauf, dass die Hauptkraft aus der Rumpfmuskulatur generiert wird. Das Gesäß wird nach oben geschoben, der Rumpf dabei gebeugt.

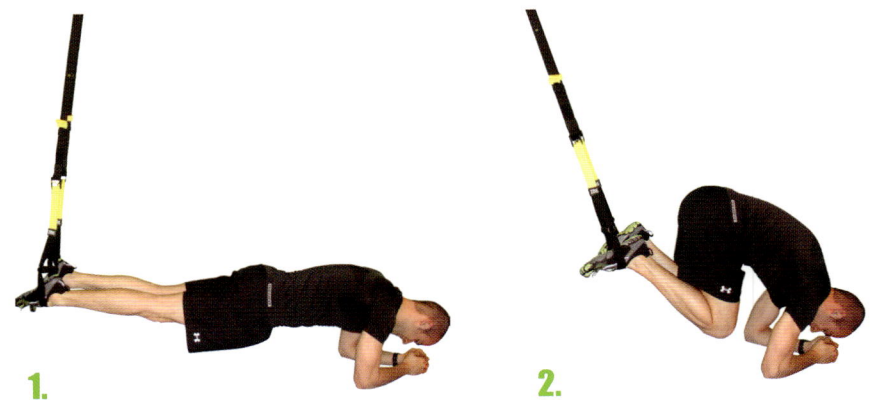

1.  2.

## Variante: Crunch in der Schlinge im Unterarmstütz mit Gewichtsverlagerung

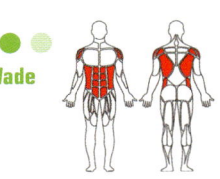
Wade

1. Nehmen Sie den Unterarmstütz ein. Schieben Sie dann Ihren Körper nach vorn.
2. Als nächstes schieben Sie Ihren Körper nach hinten.
3. Aus dieser Position führen Sie jetzt einen Crunch aus, indem Sie die Knie in Richtung Brust ziehen, sich gleichzeitig nach vorn schieben und dann die Beine wieder strecken. Aktivieren Sie für den kompletten Bewegungsablauf Ihre gesamte Rumpfmuskulatur.

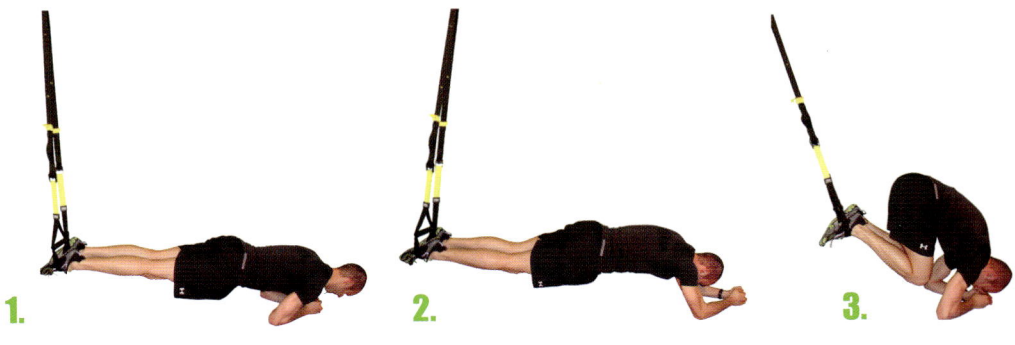

1.  2.  3.

## Crunch in der Schlinge im Stütz

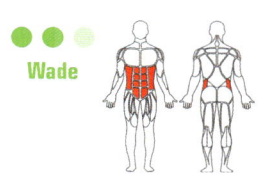

1. Kommen Sie über die Bauchlage (S. 36) in die Liegestützposition. Die Hände sind schulterbreit auseinander.
2. Führen Sie einen Crunch aus, indem Sie die Knie in Richtung Brust ziehen und wieder strecken. Generieren Sie die Hauptkraft aus der Rumpfmuskulatur. Das Gesäß wird nach oben geschoben, der Rumpf dabei gebeugt. Halten Sie die Beine eng zusammen.

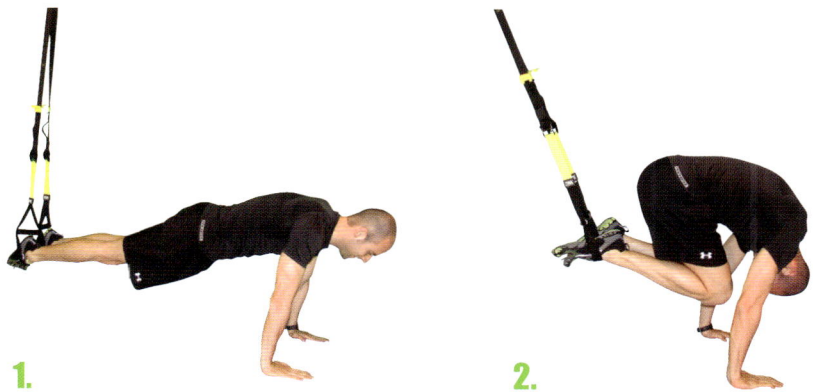

1.     2.

## Variante: Seitlicher Crunch in der Schlinge im Stütz

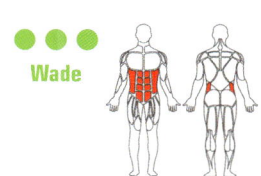

1. Kommen Sie über die Bauchlage (S. 36) in die Liegestützposition.
2. Führen Sie einen seitlichen Crunch aus, indem Sie die Knie zum rechten Ellbogen ziehen und die Beine wieder strecken.
3. Dann schwingen Sie die Knie zum linken Ellbogen und strecken die Beine wieder. Das ist eine Wiederholung.

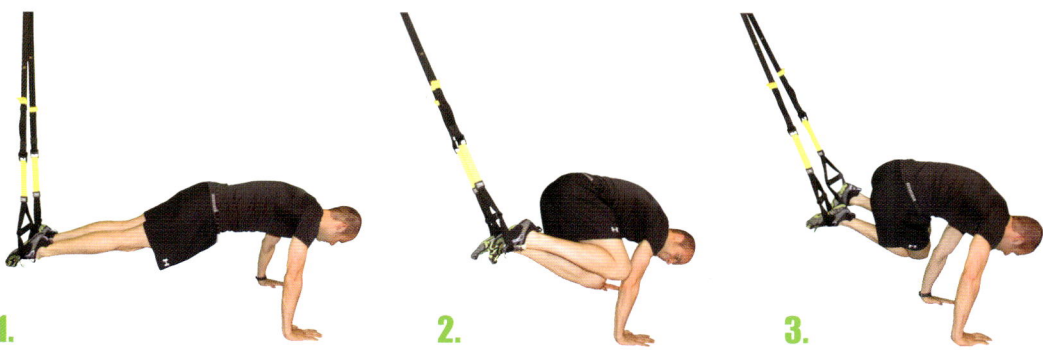

1.     2.     3.

## Einbeiniger seitlicher Crunch in der Schlinge im Wechsel

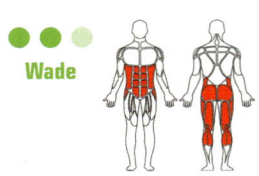
Wade

1. Kommen Sie über die Bauchlage (S. 36) in den Unterarmstütz.
2. Ziehen Sie abwechselnd das linke und rechte Knie in einer Halbkreisbewegung nach außen in Richtung Kopf. Ihr Rücken darf rund werden, halten Sie jedoch die Rumpfspannung aufrecht.

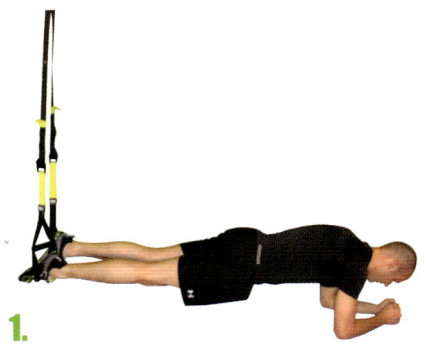
1.

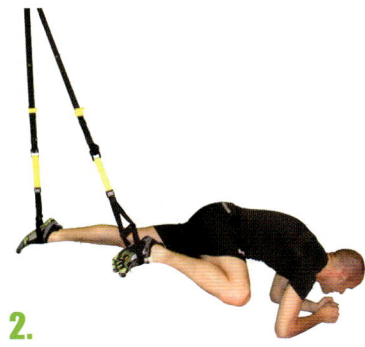
2.

## Variante: Einbeiniger seitlicher Crunch in der Schlinge

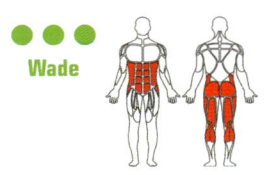
Wade

1. Bereiten Sie den Einhandgriff (S. 34) vor. Kommen Sie über die Bauchlage (S. 36) in den Unterarmstütz. Es ist nur ein Fuß in der Fußschlaufe. Halten Sie das freie Bein neben dem anderen.
2. Ziehen Sie das Knie des freien Beins in einer Halbkreisbewegung nach außen in Richtung Kopf und strecken Sie es wieder. Halten Sie die Rumpfspannung aufrecht, um ein seitliches Wegkippen zu vermeiden. Nach einem Satz wechseln Sie das Bein.

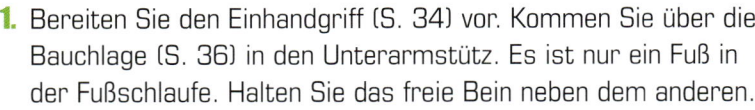

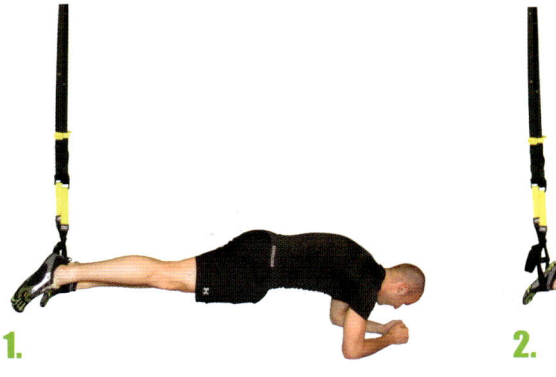
1.

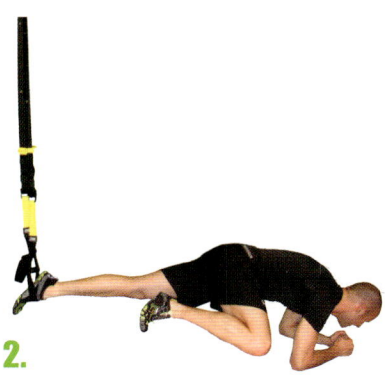
2.

Übungen für den Rumpf

## Bergsteiger in der Schlinge

1. Kommen Sie über die Bauchlage (S. 36) in die Liegestützposition.
2. Ziehen Sie das rechte Knie in Richtung Brust.
3. Während Sie das rechte Bein wieder strecken, ziehen Sie das linke Knie in Richtung Brust und strecken es wieder. Das ist eine Wiederholung.

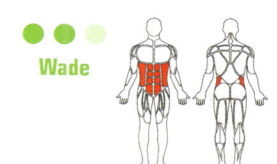

**Hinweis:** Achten Sie darauf, dass Sie genügend Druck auf die Schlingen ausüben, damit die Fußschlaufen auf einer Höhe bleiben.

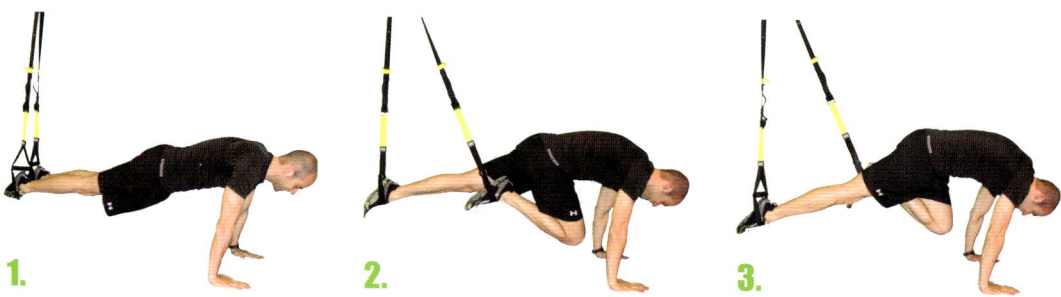

## Variante: Einseitiger Bergsteiger in der Schlinge

1. Bereiten Sie den Einhandgriff (S. 34) vor. Kommen Sie über die Bauchlage (S. 36) in die Liegestützposition. Es ist nur ein Fuß in der Fußschlaufe. Heben Sie das andere Bein gestreckt nach hinten an. Die Beine müssen nicht auf einer Höhe sein.
2. Ziehen Sie das Knie in der Schlinge in Richtung Brust und strecken Sie das Bein wieder. Halten Sie das andere Bein gestreckt oben. Nach einem Satz wechseln Sie das Bein.

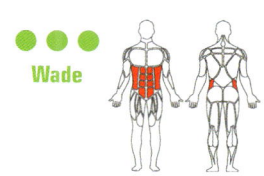

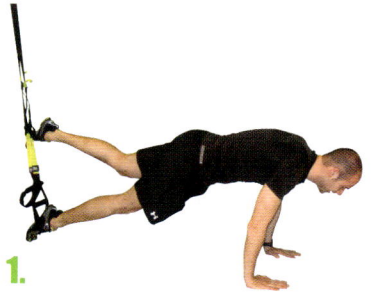
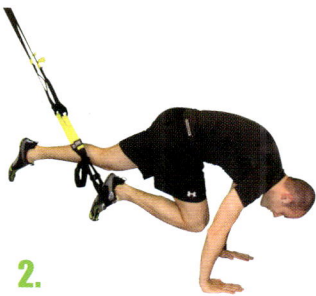

## Umgekehrtes V in der Schlinge

1. Kommen Sie über die Bauchlage (S. 36) in die Liegestützposition.
2. Schieben Sie das Becken möglichst weit nach oben, indem Sie die Bauch- und Hüftbeugemuskulatur aktivieren. Beine und Arme bleiben gestreckt. Senken Sie sich langsam wieder ab.

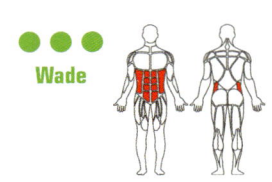

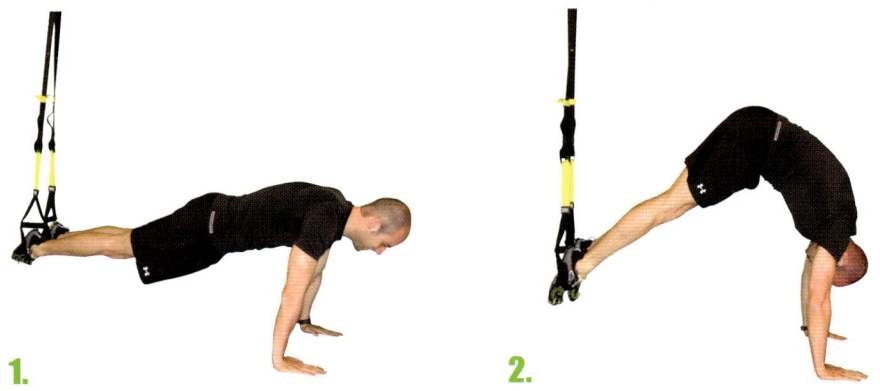

## Pendel in der Schlinge

1. Kommen Sie über die Bauchlage (S. 36) in die Liegestützposition.
2. Schwingen Sie die gestreckten Beine zuerst nach rechts. Halten Sie Ihren Oberkörper dabei möglichst stabil, er sollte nicht mitpendeln. Nur das Becken rotiert nach rechts und links.
3. Schwingen Sie die Beine nach links. Das ist eine Wiederholung.

**Hinweis:** Achten Sie darauf, dass Sie die Beine geschlossen halten.

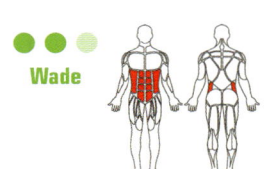

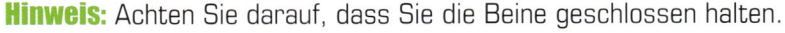

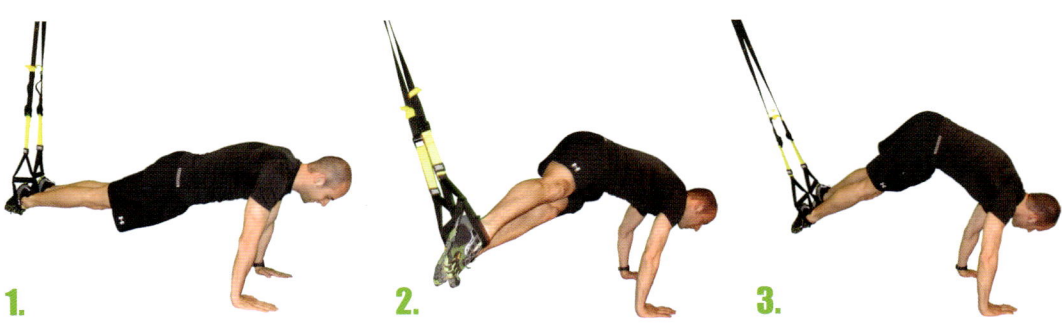

Übungen für den Rumpf

## Einarmiger alternierender Vierfüßler

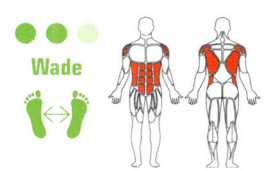

1. Knien Sie sich direkt vor die Schlingen. Nehmen Sie den Vierfüßlerstand mit hüftbreit geöffneten Knien ein. Platzieren Sie die Unterarme in den Fußschlaufen und drehen Sie die Arme so, dass die Handflächen zueinander zeigen. Die Ellbogen befinden sich unter den Schultern. Heben Sie die Füße an. Ihr Blick ist zum Boden gerichtet.
2. Schieben Sie einen Arm nach vorn, bis er gestreckt ist. Ziehen Sie ihn wieder zurück und strecken Sie den anderen Arm. Das ist eine Wiederholung.

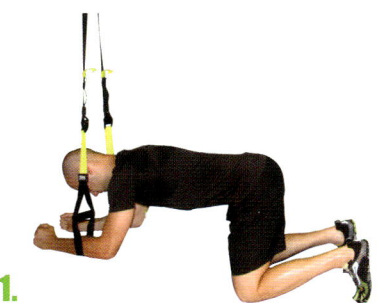
1.

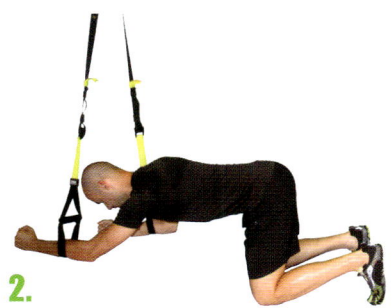
2.

## Einbeiniger alternierender Vierfüßler

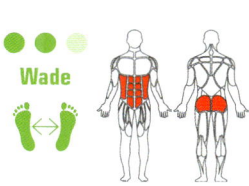

1. Knien Sie sich direkt vor die Schlingen. Nehmen Sie den Vierfüßlerstand mit hüftbreit geöffneten Knien ein. Platzieren Sie die Unterarme in den Fußschlaufen und drehen Sie die Arme so, dass die Handflächen zueinander zeigen. Die Ellbogen befinden sich unter den Schultern. Stellen Sie die Fußspitzen auf und richten Sie Ihren Blick zum Boden.
2. Strecken Sie ein Bein nach hinten. Stellen Sie dann das gestreckte Bein wieder ab und strecken Sie das andere Bein nach hinten. Das ist eine Wiederholung.

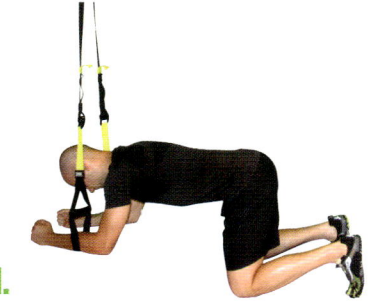
1.

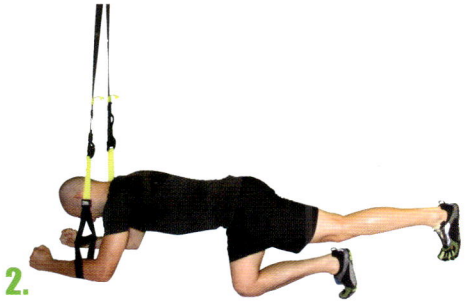
2.

## Variante: Einbeiniger alternierender Vierfüßler im Stütz

1. Nehmen Sie den Vierfüßlerstand mit hüftbreit geöffneten Knien ein. Stützen Sie sich mit den Händen in den Fußschlaufen ab. Die Arme sind gestreckt, die Fußspitzen auf dem Boden.
2. Strecken Sie ein Bein nach hinten. Dann setzen Sie es wieder ab und strecken das andere Bein. Das ist eine Wiederholung.

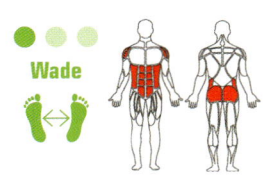

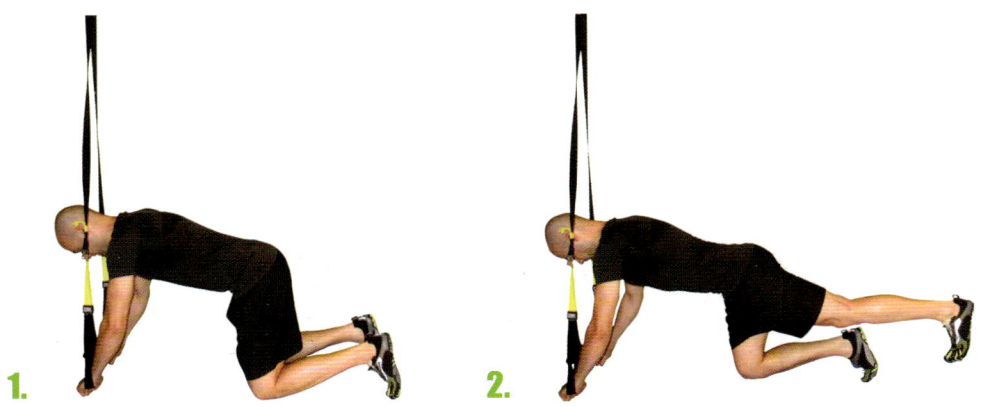

## Diagonal alternierender Vierfüßler

1. Knien Sie sich direkt vor die Schlingen. Nehmen Sie den Vierfüßlerstand mit hüftbreit geöffneten Knien ein. Platzieren Sie die Unterarme in den Fußschlaufen und drehen Sie die Arme so, dass die Handflächen zueinander zeigen. Die Ellbogen befinden sich unter den Schultern. Stellen Sie die Fußspitzen auf dem Boden auf. Ihr Blick ist zum Boden gerichtet.
2. Strecken Sie das linke Bein und den rechten Arm. Dann setzen Sie sie wieder ab und strecken das rechte Bein und den linken Arm. Das ist eine Wiederholung.

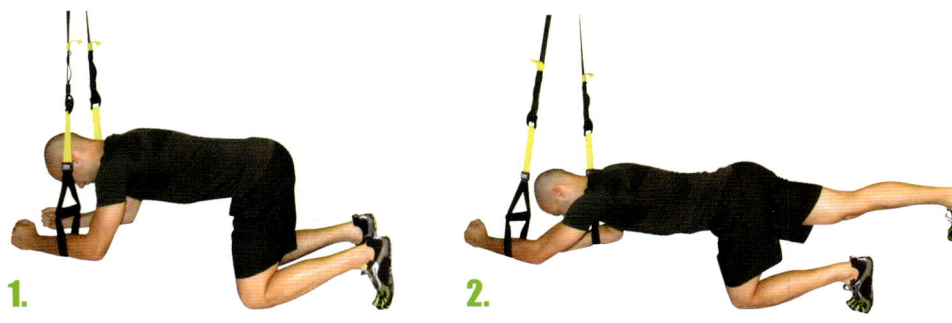

Übungen für den Rumpf

## Seitstütz im Stand

Bereiten Sie den Einhandgriff (S. 34) vor. Stellen Sie sich seitlich zur Schlinge, führen Sie diese hinter dem Körper vorbei und stützen Sie der Unterarm in der Fußschlaufe ab. Beugen Sie den Arm um 90° und heben Sie auf Schulterhöhe an. Ihr Unterarm weist nach vorn. Legen Sie die freie Hand locker in der Hüfte ab. Neigen Sie Ihren Körper in einer Linie nach außen und halten Sie die Position für 30 Sekunden. Dann wechseln Sie die Seite.

**Hinweis:** Je weiter Sie die Füße zum Verankerungspunkt setzen, desto höher ist die Intensität, da Sie Ihren Körper weiter zum Boden neigen müssen. Somit ist Ihre Rumpfmuskulatur mehr gefordert.

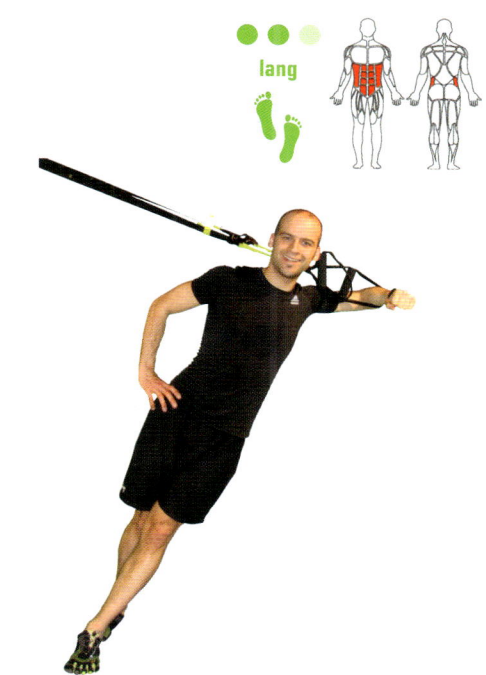

lang

## Seitstütz in der Schlinge mit abgestützter Hand

1. Kommen Sie über die Bauchlage (S. 36) in die Seitlage und stützen Sie sich auf dem Unterarm ab. Das obere Bein ist leicht versetzt vor dem unteren. Setzen Sie die Fingerspitzen oder die ganze Handfläche der freien Hand vor der Brust ab.
2. Heben Sie das Becken so weit an, bis sich Ihr Körper in einer Linie befindet. Nutzen Sie zur Stabilisierung die abgestützte Hand. Halten Sie die Position für 30 Sekunden, dann wechseln Sie die Seite.

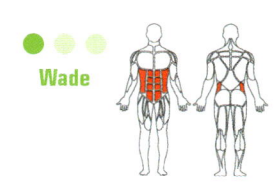

Wade

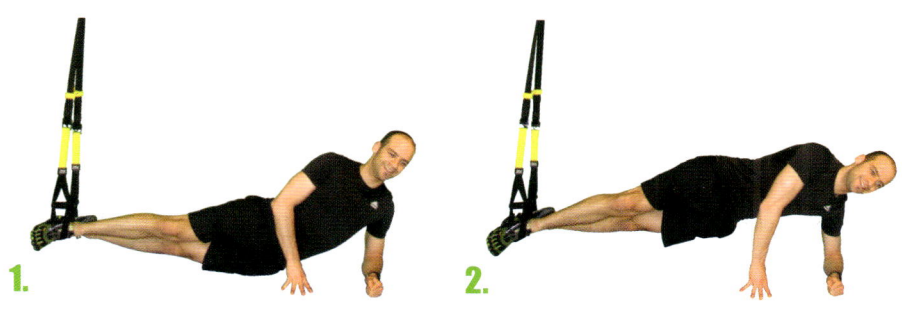

1.   2.

## Variante 1: Seitstütz in der Schlinge mit abgestelltem Bein

● ● ●
Wade

1. Bereiten Sie den Einhandgriff (S. 34) vor. Kommen Sie über die Bauchlage (S. 36) mit einem Fuß in der Fußschlaufe so in den Seitstütz, dass das freie Bein oben ist. Stellen Sie den Fuß vor dem Körper ab.
2. Heben Sie das Becken so weit an, bis Ihr Körper in einer Linie ist, strecken Sie zusätzlich den freien Arm senkrecht nach oben. Hier dient das aufgestellte Bein zur Stabilisierung. Halten Sie die Position für 30 Sekunden, dann wechseln Sie die Seite.

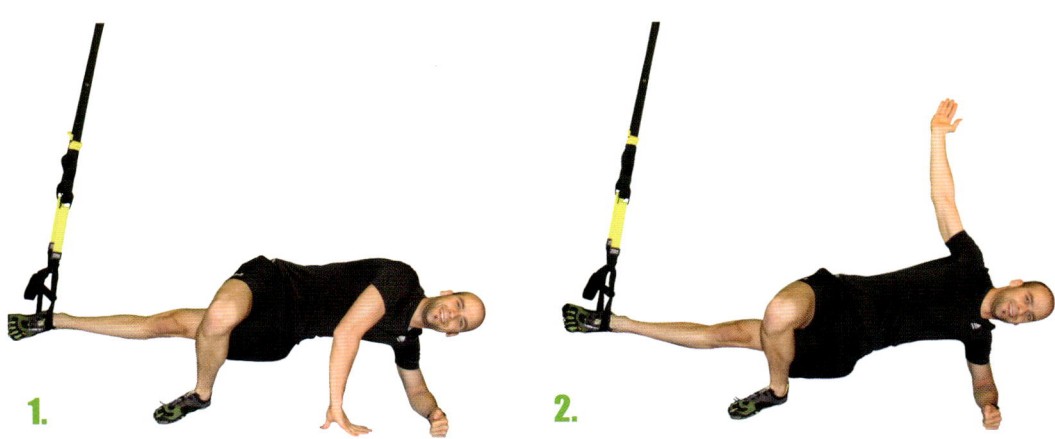

1.   2.

## Variante 2: Seitstütz in der Schlinge

● ● ●
Wade

Nehmen Sie die Ausgangsposition des Seitstütz in der Schlinge mit abgestützter Hand (S. 97) ein und heben Sie das Becken so weit an, bis Ihr Körper in einer Linie ist. Lösen Sie die abgestützte Hand vom Boden und legen Sie sie locker in der Hüfte ab. Halten Sie die Position für 30 Sekunden, dann wechseln Sie die Seite.

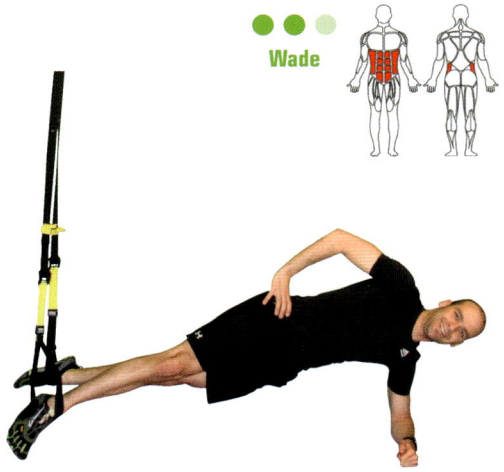

Übungen für den Rumpf

## Variante 3: Seitstütz in der Schlinge mit gestrecktem Arm

Nehmen Sie die Ausgangsposition des Seitstütz in der Schlinge mit abgestützter Hand (S. 97) ein. Strecken Sie den freien Arm nach oben. Halten Sie die Position für 30 Sekunden, dann wechseln Sie die Seite.

**Hinweis:** Durch den nach oben gestreckten Arm wird Ihr Gleichgewichtssinn etwas mehr gefordert.

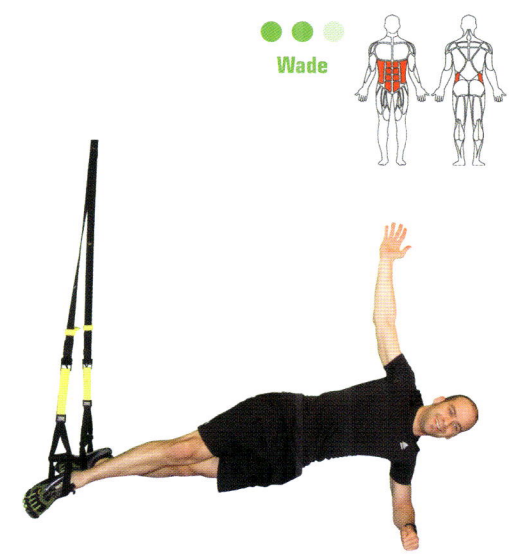

## Variante 4: T-Stand in der Schlinge

Nehmen Sie den Seitstütz in der Schlinge mit gestrecktem Arm wie bei Variante 3 ein. Stützen Sie sich mit der Hand ab. Halten Sie die Position für 30 Sekunden, dann wechseln Sie die Seite.

**Hinweis:** Hier muss die Schultermuskulatur noch etwas härter arbeiten. Zusätzlich wird die Übung noch etwas instabiler, da die Auflagefläche der Hand geringer ist als die des Unterarms.

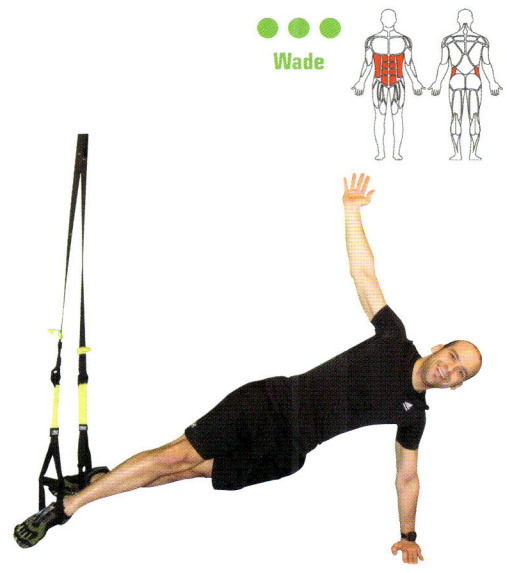

## Variante 5: Einbeiniger Seitstütz in der Schlinge

Bereiten Sie den Einhandgriff (S. 34) vor und nehmen Sie den Seitstütz mit gestrecktem Arm wie bei Variante 3 (S. 99) ein. Sie können entweder das obere Bein (wie bei Variante 6) oder das untere Bein in die Fußschlaufe setzen. Halten Sie die Position für 30 Sekunden, dann wechseln Sie die Seite.

**Hinweis:** Hier muss Ihre Rumpfmuskulatur härter arbeiten als bei Variante 3, zusätzlich ist Ihre Beinmuskulatur durch das freie Bein noch mehr gefordert.

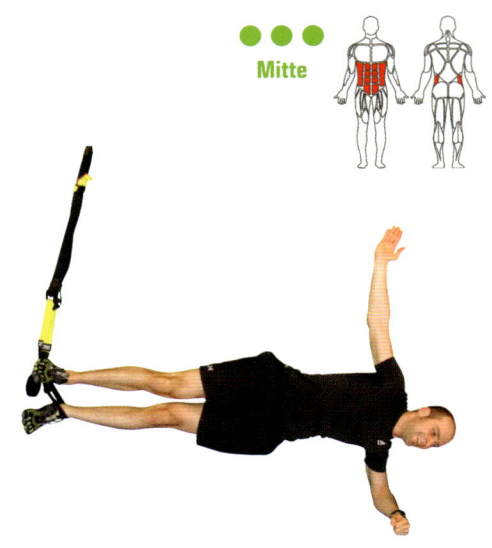

## Variante 6: Einbeinige Seitlage in der Schlinge

Bereiten Sie den Einhandgriff (S. 34) vor. Kommen Sie so in die Seitlage, dass der obere Fuß in der Fußschlaufe ist. Halten Sie das untere Bein oben. Legen Sie sich auf die Schulter und kreuzen Sie die Arme vor der Brust. Halten Sie die Position für 30 Sekunden, dann wechseln Sie die Seite.

**Hinweis:** Obwohl ein Bein gehalten werden muss, ist das eine relativ einfache Variante, da Sie sich weder auf Unterarm noch Hand abstützen.

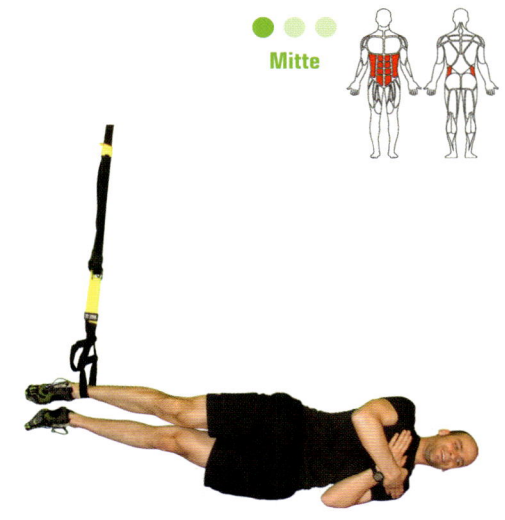

Übungen für den Rumpf **101**

## Seitstütz in der Schlinge mit Hüftbeuge

1. Kommen Sie über die Bauchlage (S. 36) in die Seitlage und stützen Sie sich auf dem Unterarm ab. Das obere Bein ist leicht versetzt vor dem unteren. Legen Sie die freie Hand in der Hüfte ab.
2. Heben Sie das Becken so weit an, bis Ihr Körper in einer Linie ist, und senken Sie es wieder ab, ohne es abzulegen. Nach einem Satz wechseln Sie die Seite.

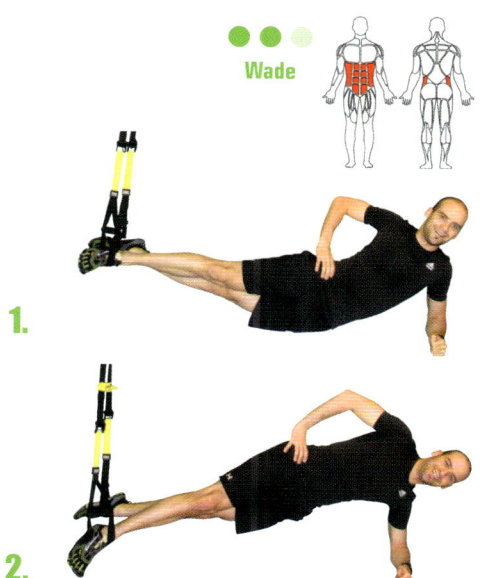

## Seitstütz in der Schlinge mit Beinabduktion

1. Bereiten Sie den Einhandgriff (S. 34) vor. Kommen Sie über die Bauchlage (S. 36) in die Seitlage. Der untere Fuß ist in der Fußschlaufe. Legen Sie das freie Bein auf dem unteren Bein ab. Stützen Sie sich auf den Unterarm und strecken Sie den freien Arm senkrecht nach oben. Heben Sie das Becken so weit an, bis ihr Körper in einer Linie ist.
2. Ziehen Sie das obere Bein gestreckt nach oben, senken Sie es wieder ab, ohne es auf dem anderen Bein abzulegen. Nach einem Satz wechseln Sie die Seite.

**Hinweis:** Um Ihren Körper in einer Linie zu halten, ist Ihre Rumpfmuskulatur besonders gefordert.

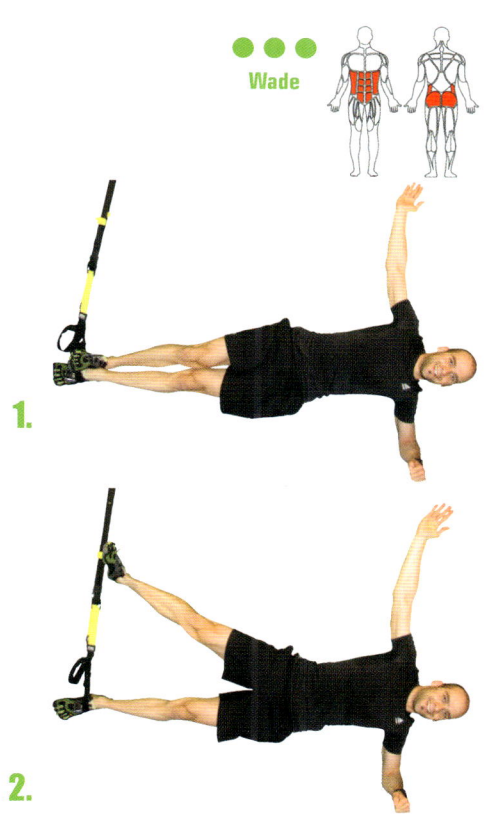

## Seitstütz in der Schlinge mit Beinrotation

1. Bereiten Sie den Einhandgriff (S. 34) vor. Kommen Sie über die Bauchlage (S. 36) in die Seitlage. Der untere Fuß ist in der Fußschlaufe. Legen Sie das freie Bein auf dem unteren Bein ab. Stützen Sie sich auf den Unterarm. Legen Sie die freie Hand in der Hüfte ab. Heben Sie das Becken so weit an, bis Ihr Körper in einer Linie ist.
2. Winkeln Sie das obere Bein an und drehen Sie es nach oben auf. Ihre Hüfte rotiert dabei nach außen. Nach einem Satz wechseln Sie die Seite.

**Hinweis:** Wie die Beinabduktion (S. 101) erfordert auch die Beinrotation eine erhöhte Rumpfstabilität.

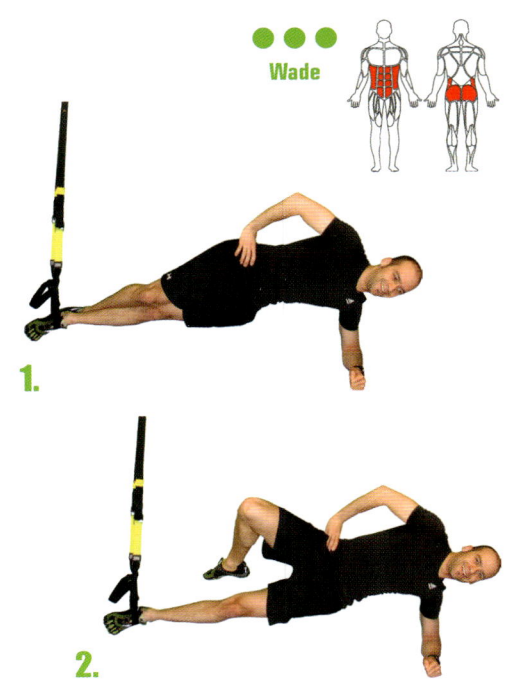

Wade

## Seitstütz in der Schlinge mit Oberkörperrotation

1. Kommen Sie über die Bauchlage (S. 36) in die Seitlage und stützen Sie sich auf dem Unterarm ab. Das obere Bein ist leicht versetzt vor dem unteren. Strecken Sie den freien Arm senkrecht nach oben.
2. Führen Sie den gestreckten Arm unter der Brust durch. Dabei rotiert der Oberkörper mit und das Becken wird etwas nach oben geschoben. Nach einem Satz wechseln Sie die Seite.

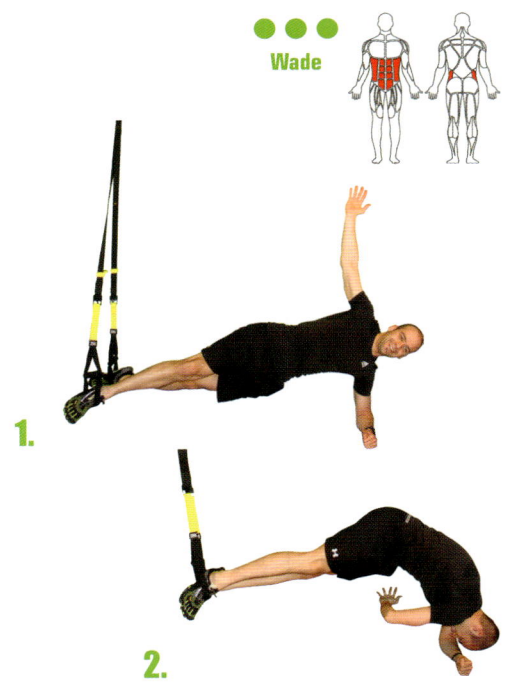

Wade

Übungen für den Rumpf **103**

## Brücke in der Schlinge

1. Nehmen Sie die Rückenlage (S. 35) ein. Strecken Sie die Beine und legen Sie die Arme seitlich neben dem Körper ab. Der Kopf ist auf dem Boden.
2. Aktivieren Sie die Gesäßmuskulatur und schieben Sie das Becken so weit nach oben, bis Ihr Körper in einer Linie ist. Halten Sie die Position für 30 Sekunden.

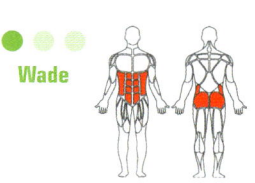
Wade

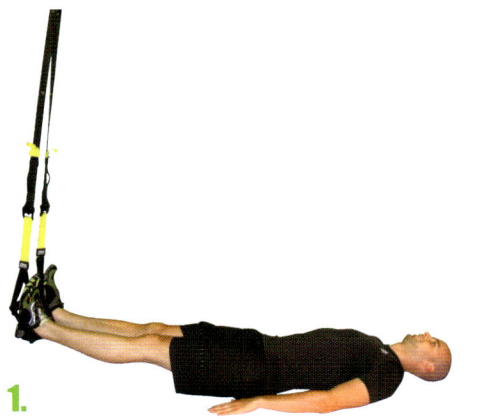
**1.**

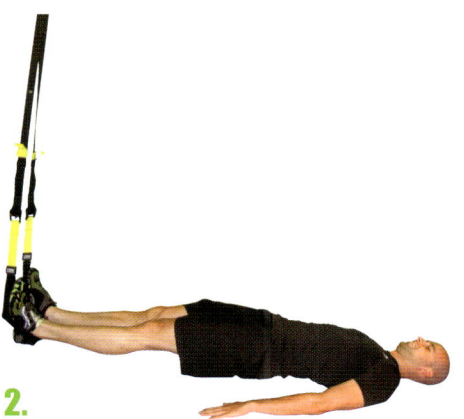
**2.**

### INFO — Etwas einfacher: Schlingen auf Wadenhöhe

Falls Sie diese Brücke noch nicht halten können, ist es zu Beginn einfacher, wenn Sie die Schlingen auf Wadenhöhe schieben. So ist die Hebelwirkung geringer. Denken Sie aber an den Trainingsreiz! Wenn Sie diese Variante länger als 30 Sekunden ohne besondere Anstrengung halten können, setzen Sie die Fersen in die Fußschlaufen oder gehen Sie zu einer noch schwierigeren Variante auf den folgenden Seiten über.

## Variante 1: Freie Brücke in der Schlinge

Nehmen Sie die Rückenlage (S. 35) ein. Strecken Sie die Beine, überkreuzen Sie die Arme vor der Brust und schieben Sie das Becken mithilfe der Gesäßmuskulatur nach oben. Halten Sie die Position für 30 Sekunden.

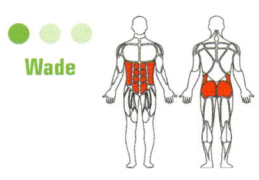
Wade

**Hinweis:** Durch die Instabilität ist mehr Rumpfspannung notwendig.

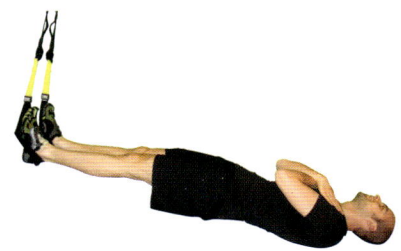

## Variante 2: Einbeinige Brücke in der Schlinge

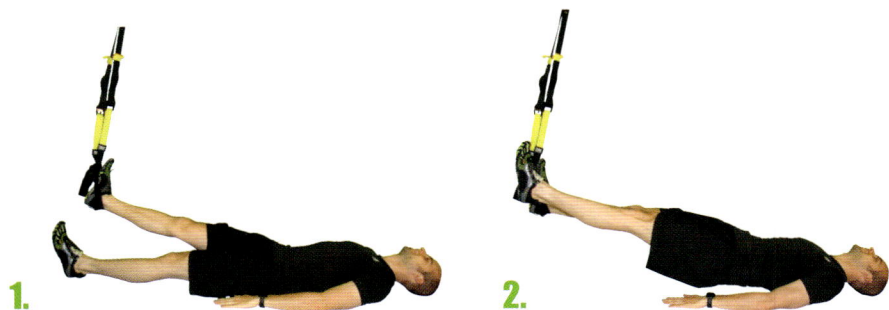
Wade

1. Bereiten Sie den Einhandgriff (S. 34) vor. Kommen Sie in die Rückenlage (S. 35) mit einem Fuß in der Fußschlaufe. Das andere Bein ist auf dem Boden. Legen Sie die Arme seitlich neben dem Körper ab.
2. Schieben Sie zuerst das Becken mithilfe der Gesäßmuskulatur nach oben, dann heben Sie das freie Bein auf Schlingenhöhe an. Halten Sie die Position für 30 Sekunden, wechseln Sie dann das Bein.

### INFO  Etwas einfacher: Schlinge auf Wadenhöhe

Falls Ihnen die einbeinige Brücke noch zu schwer fällt, können Sie die Schlinge auf Wadenhöhe schieben. Das verringert auf dem Bein in der Schlinge die Hebelwirkung.

## Unterarmstütz in der Schlinge in Rückenlage

Nehmen Sie die Rückenlage (S. 35) ein und stützen Sie sich auf den Unterarmen ab. Das Becken ist angehoben, Ihr Körper in einer Linie. Ihr Blick geht leicht schräg nach oben. Die Ellbogen sind senkrecht unter den Schultergelenken. Ballen Sie die Hände zu Fäusten oder legen Sie die Handflächen ab. Halten Sie die Position für 30 Sekunden.

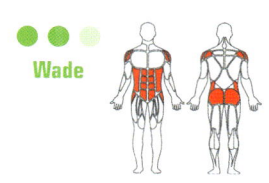

**Hinweis:** Aktivieren Sie bewusst die Gesäßmuskulatur, damit das Becken nicht absinkt. Die Rumpfmuskulatur ist angespannt.

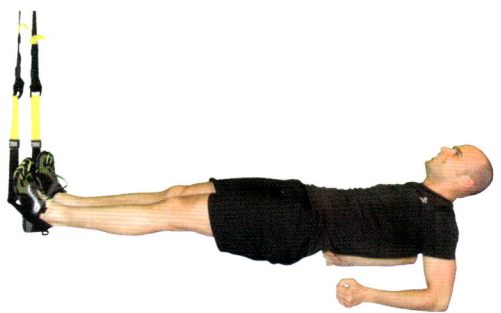

## Variante: Stütz in der Schlinge in Rückenlage

Nehmen Sie die Rückenlage (S. 35) ein und stützen Sie sich auf den Händen ab. Die Hände zeigen zum Körper. Die Handgelenke befinden sich direkt unterhalb der Schultergelenke. Die Arme sind gestreckt. Halten Sie die Position für 30 Sekunden.

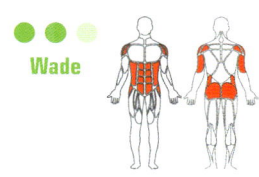

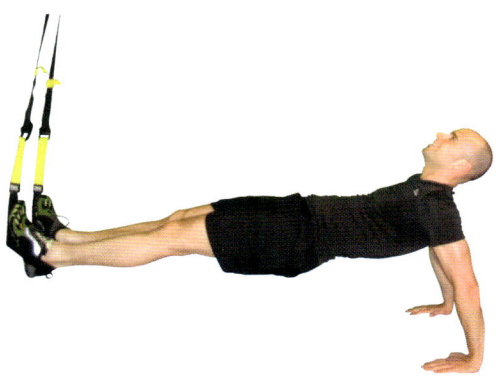

## Stütz in der Schlinge im Sitz mit Einrollen

1. Nehmen Sie die Rückenlage (S. 35) ein, setzen Sie sich auf, strecken Sie die Beine und stützen Sie die Hände hinter dem Gesäß auf. Dann drücken Sie sich nach oben, bis die Arme gestreckt sind. Ihr Gesäß hat keinen Bodenkontakt mehr.
2. Schieben Sie das Gesäß nach hinten zwischen die Arme und rollen Sie dabei den Rücken ein. Lassen Sie die Arme gestreckt. Rollen Sie sich mit angehobenem Gesäß wieder aus.

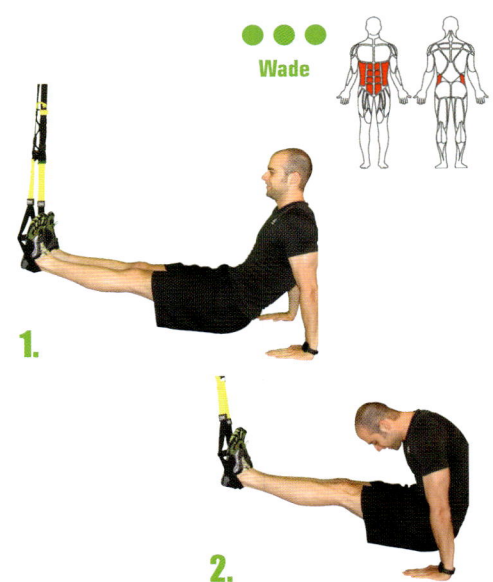

Wade

## Oberkörperheben in Rückenlage mit aufgestelltem Bein

1. Legen Sie sich auf den Rücken, sodass sich der Kopf direkt unterhalb des Verankerungspunktes befindet. Fassen Sie die Handgriffe im Hammergriff. Stellen Sie ein Bein auf.
2. Aktivieren Sie die Bauchmuskulatur und heben Sie die Schulterpartie wenige Zentimeter vom Boden ab. Mit den Armen können Sie etwas nachhelfen, wenn die Kraft noch nicht ausreicht. Senken Sie sich wieder ab, ohne die Schultern abzulegen. Stellen Sie nach der Hälfte des Satzes das andere Bein auf.

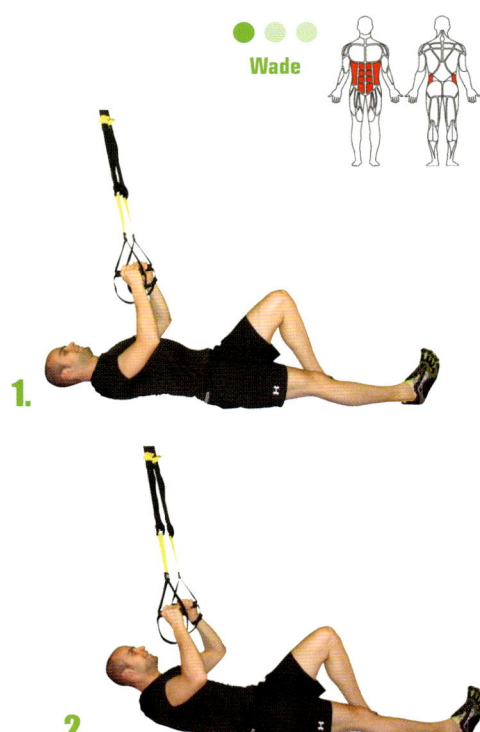

Wade

Übungen für den Rumpf **107**

## Sit-up in der Schlinge mit gestreckten Armen

1. Nehmen Sie die Rückenlage (S. 35) ein. Strecken Sie die Arme senkrecht nach oben.
2. Aktivieren Sie die Bauch- und Hüftbeugemuskulatur und ziehen Sie sich mit deren Hilfe in den aufrechten Sitz. Die Arme bleiben nach oben gestreckt. Senken Sie sich ab, ohne sich abzulegen.

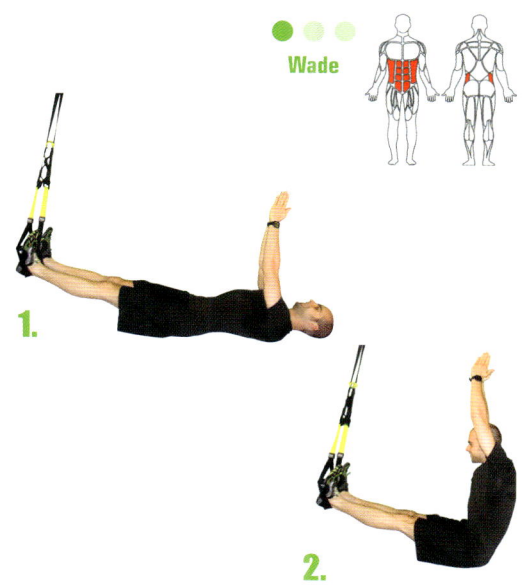

## Variante: Sit-up in der Schlinge mit Kettlebell

1. Nehmen Sie die Rückenlage (S. 35) ein. Fassen Sie mit beiden Händen eine Kettlebell und halten Sie sie mit gestreckten Armen über Ihrer Brust. Der Gewichtsblock weist nach oben.
2. Ziehen Sie sich in den Sitz. Senken Sie sich ab, ohne sich abzulegen.

**Hinweis:** Hier müssen nicht nur Bauch- und Hüftbeugemuskulatur härter arbeiten, auch die Deltamuskeln sind gefordert.

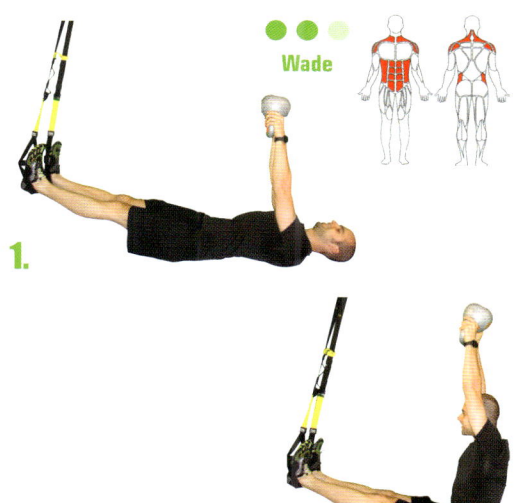

### TIPP  Mehr Bauchspannung

Damit diese beiden Sit-ups besonders effizient sind, halten Sie die Bauchspannung während der Ausführung aufrecht: Rollen Sie sich nur jeweils bis zum mittleren Rücken ab und starten Sie sofort mit der nächsten Wiederholung.

## Crunch

1. Legen Sie sich so auf den Rücken, dass die Füße zum Verankerungspunkt zeigen. Stellen Sie die Beine angewinkelt auf. Legen Sie die Hände auf die Handgriffe und klemmen Sie die Bügel der Handgriffe zwischen Daumen und Handfläche ein. Die Arme sind gestreckt, der Kopf ist angehoben.
2. Aktivieren Sie die Bauchmuskulatur und heben Sie die Schulterpartie und den oberen Rücken vom Boden ab. Üben Sie mit den Armen nur einen leichten Druck auf die Schlingen aus. Senken Sie sich wieder ab, ohne sich abzulegen. Halten Sie die Bauchspannung.

**Hinweis:** Beim Crunch und seinen Varianten wird vor allem die obere und mittlere Bauchmuskulatur angesprochen.

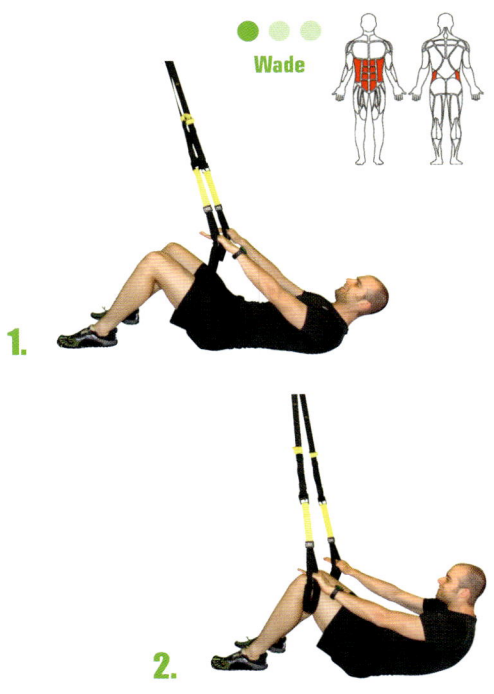

## Variante: Crunch mit Widerstand

1. Legen Sie sich so auf den Rücken, dass die Füße vom Verankerungspunkt wegzeigen und Ihr Kopf direkt darunter ist. Fassen Sie die Handgriffe wie beim Crunch.
2. Aktivieren Sie die Bauchmuskulatur und heben Sie die Schulterpartie und den oberen Rücken vom Boden ab. Üben Sie mit den Armen nur einen leichten Druck auf die Schlingen aus. Senken Sie sich wieder ab, ohne sich abzulegen. Halten Sie die Bauchspannung.

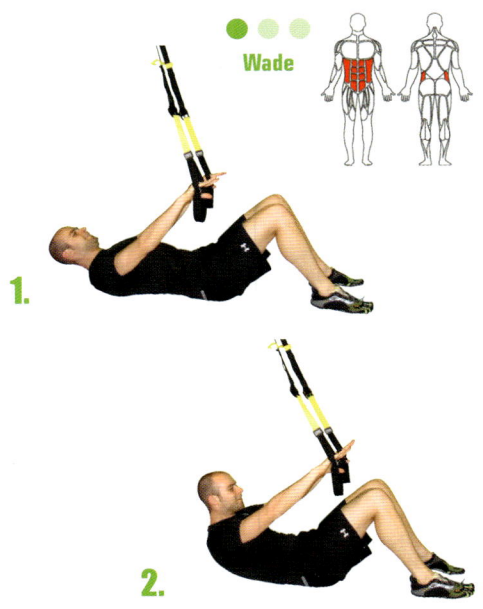

Übungen für den Rumpf **109**

## Einseitiges Beinsenken

1. Legen Sie sich so auf den Rücken, dass die Füße vom Verankerungspunkt wegzeigen und Ihr Kopf direkt darunter ist. Legen Sie die Hände auf die die Handgriffe und klemmen Sie die Bügel der Handgriffe zwischen Daumen und Handfläche ein. Die Arme sind gestreckt. Stellen Sie ein Bein angewinkelt auf, das andere heben Sie rechtwinklig gebeugt so weit an, bis der Oberschenkel senkrecht steht.
2. Senken Sie das angehobene Bein unter Anspannung der Bauchmuskulatur langsam ab. Üben Sie nur einen leichten Druck auf die Schlingen aus.
3. Setzen Sie es kurz auf dem Boden ab und wiederholen Sie. Nach einem Satz wechseln Sie das Bein.

**Wade**

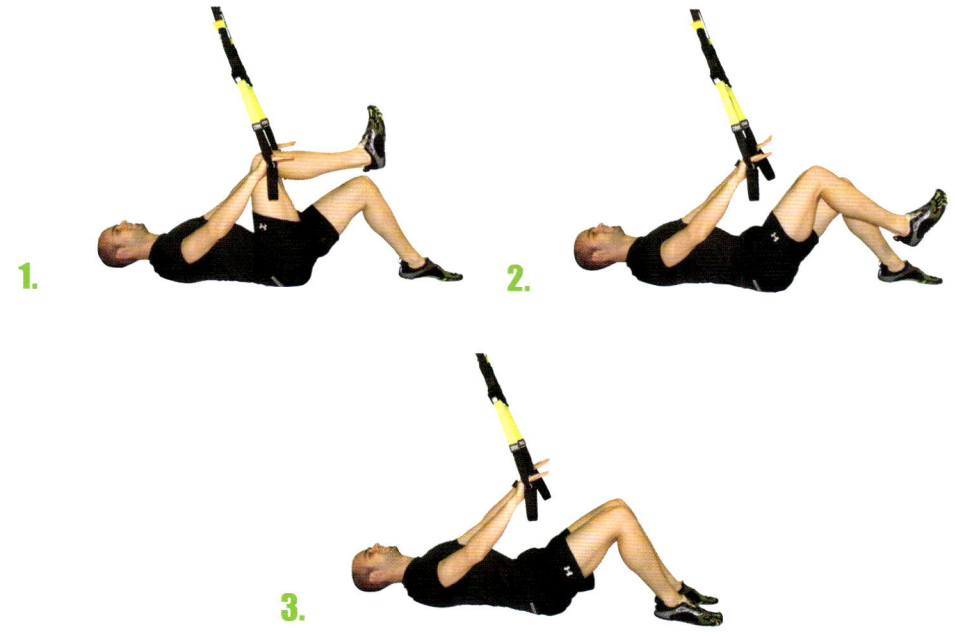

### TIPP  Mehr Baucharbeit

Setzen Sie einen neuen Trainingsreiz! Senken Sie die Beine bei dieser Übung und den beiden folgenden Varianten (S. 110) nur bis knapp über dem Boden ab und heben Sie sie wieder an. Dadurch wird Ihre Bauchmuskulatur gezwungen, die Muskelspannung aufrechtzuerhalten.

## Variante 1: Beinsenken

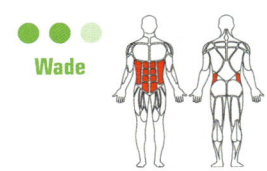

1. Nehmen Sie die Ausgangsposition wie beim einseitigen Beinsenken (S. 109) ein, heben Sie beide Beine angewinkelt an.
2. Senken Sie die Beine langsam ab.
3. Setzen Sie beide Beine kurz auf dem Boden ab und heben Sie sie – ohne sie zu schwingen – wieder an.

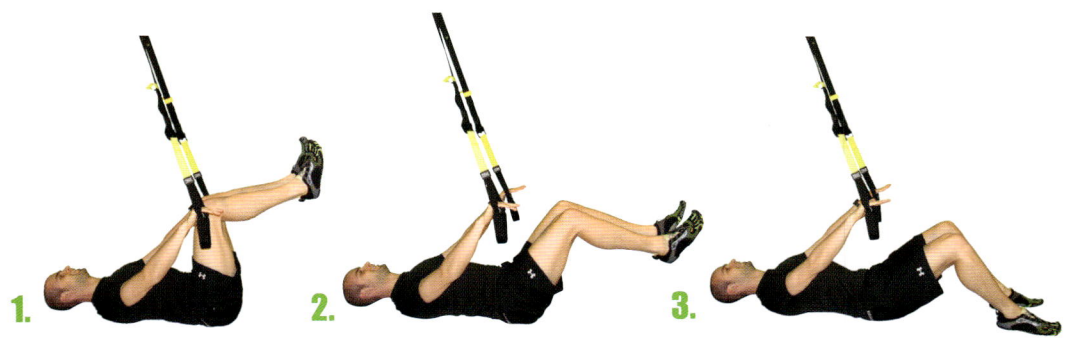

## Variante 2: Gestrecktes Beinsenken

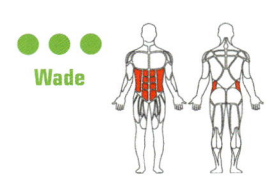

1. Nehmen Sie die Ausgangsposition wie beim Beinsenken ein und heben Sie beide Beine gestreckt an.
2. Senken Sie die Beine langsam bis knapp über dem Boden ab, ohne sie abzulegen. Heben Sie sie ohne Schwung wieder langsam an.

**Hinweis:** Bei dieser Variante muss Ihre Bauchmuskulatur am härtesten arbeiten.

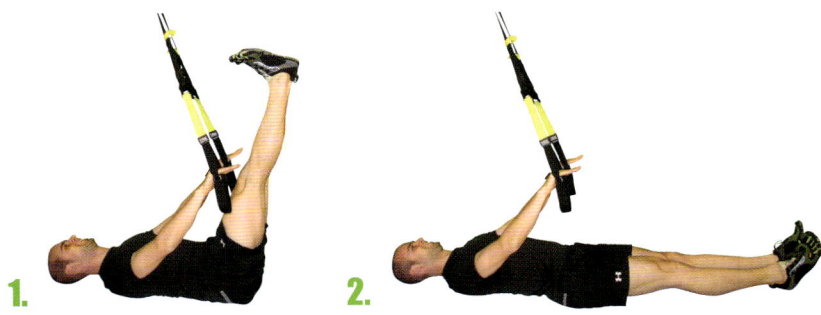

Übungen für den Rumpf

## Beckenheben

1. Legen Sie sich mit dem Gesäß knapp vor den Verankerungspunkt. Strecken Sie die Beine senkrecht nach oben. Legen Sie die Hände auf die Fußschlaufen.
2. Aktivieren Sie die Bauchmuskulatur und heben Sie das Becken wenige Zentimeter vom Boden ab. Dann senken Sie es bis kurz vor dem Boden wieder ab. Üben Sie nur einen leichten Druck auf die Schlingen aus.

**Hinweis:** Konzentrieren Sie sich vor allem auf die untere Bauchmuskulatur.

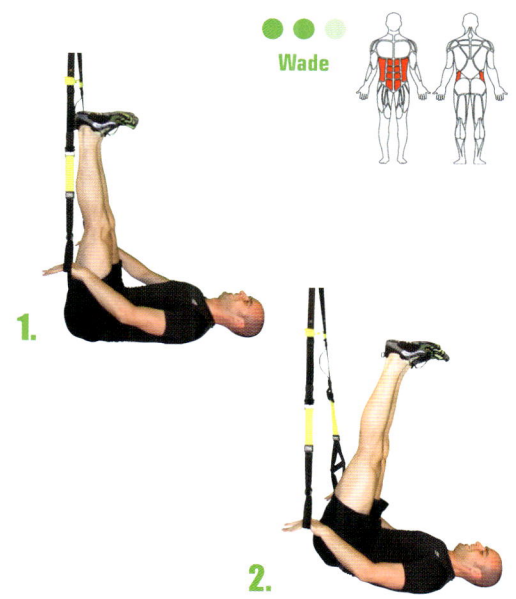

## Bergsteiger in Rückenlage

1. Legen Sie sich mit dem Kopf direkt unter den Verankerungspunkt. Legen Sie die Hände auf die Handgriffe und klemmen Sie den Bügel des Handgriffs zwischen Daumen und Handfläche ein. Halten Sie ein Bein gestreckt knapp über dem Boden. Das andere Bein ist rechtwinklig gebeugt über dem Becken.
2. Wechseln Sie die Position der Beine in einem gleichmäßigen und schwungfreien mittleren bis langsamen Tempo. Ein Beinwechsel ist eine Wiederholung. Üben Sie nur einen leichten Druck auf die Schlingen aus.

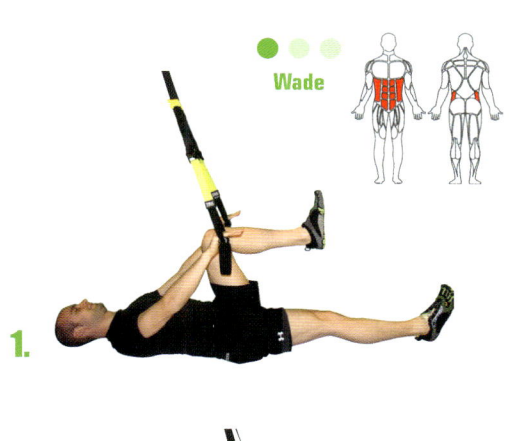

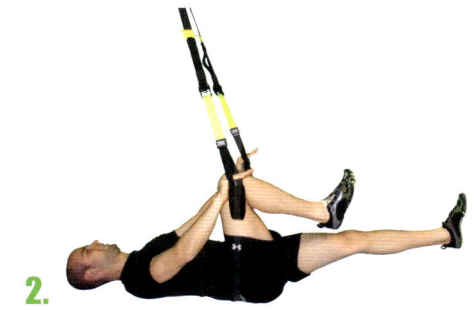

## Strecken im Stand

1. Stellen Sie sich mit dem Rücken zum Verankerungspunkt. Fassen Sie die Handgriffe im Obergriff und strecken Sie die Arme. Zwischen Armen und Oberkörper ist ein rechter Winkel. Das vordere Knie ist leicht gebeugt, Ihr Körper etwas vorgeneigt.
2. Führen Sie die Arme nach oben und senken Sie sich nach vorn ab. Dabei verlagern Sie das Gewicht noch mehr auf den vorderen Fuß. Ihr Körper ist in einer Linie.

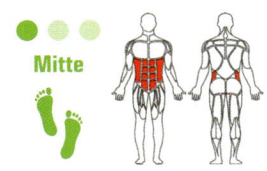

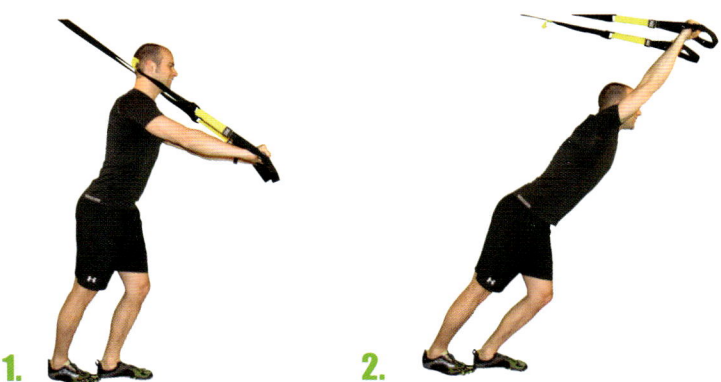

## Strecken im Knien

1. Knien Sie sich mit hüftbreit geöffneten Knien direkt vor die Schlingen. Fassen Sie die Handgriffe im Obergriff, strecken Sie die Arme auf Schulterhöhe nach vorn aus und neigen Sie sich dabei etwas vor, bis die Schlingen auf Zug sind. Heben Sie die Füße vom Boden ab. Ihr Körper ist in einer Linie.
2. Führen Sie die Arme nach oben und senken Sie Ihren Körper in einer Linie nach vorn ab.

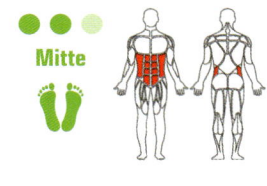

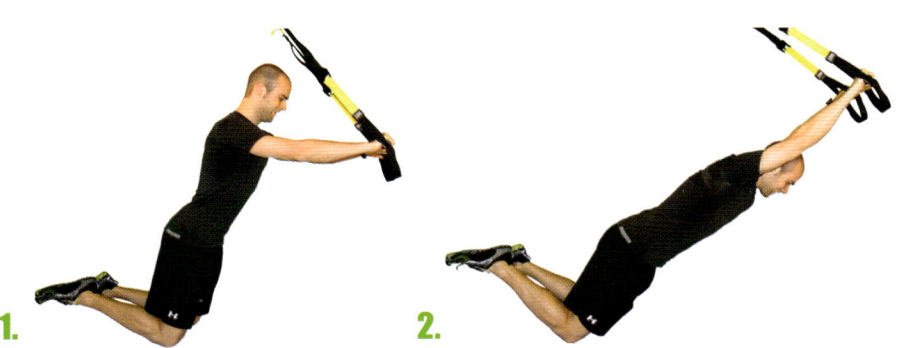

Übungen für den Rumpf

## Variante 1: Strecken im Knien auf dem Koordinationspad

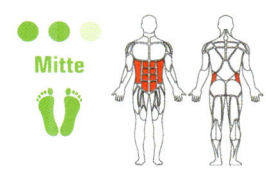

Nehmen Sie die Ausgangsposition wie beim Strecken im Knien (S. 112) ein. Ihre Knie sind auf einem Koordinationspad. Führen Sie die Arme nach oben und senken Sie Ihren Körper in einer Linie ab.

**Hinweis:** Durch die instabile Unterlage muss Ihre Rumpfmuskulatur härter arbeiten.

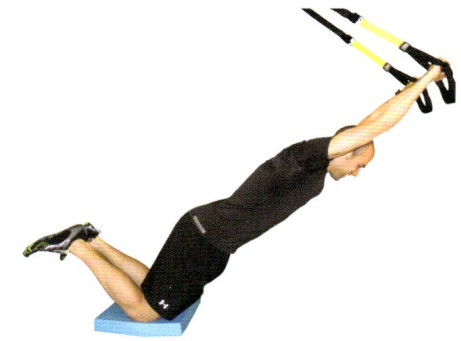

## Variante 2: Strecken im Knien auf dem Luftkissen

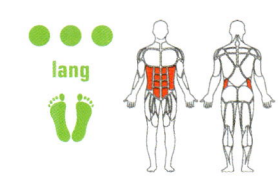

1. Nehmen Sie die Ausgangsposition wie beim Strecken im Knien (S. 112) ein. Ihre Knie sind auf einem Luftkissen. Ihre Arme sind schräg nach unten gestreckt.
2. Führen Sie die Arme nach oben und senken Sie Ihren Körper in einer Linie ab.

**Hinweis:** Durch das Luftkissen muss Ihre Rumpfmuskulatur noch härter arbeiten.

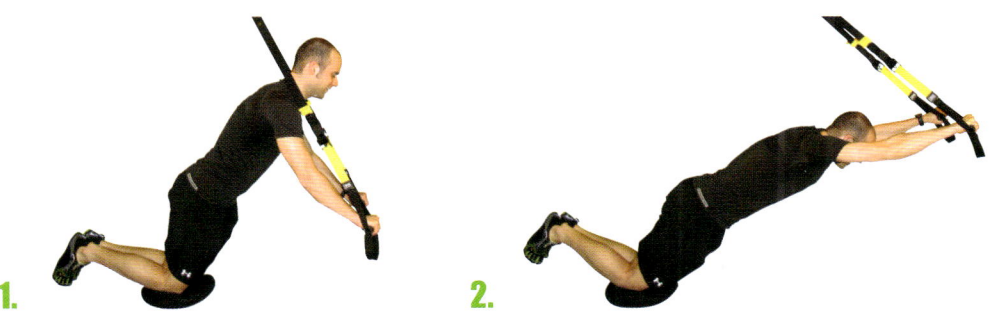

## Variante 3: Strecken im Knien mit angewinkelten Armen

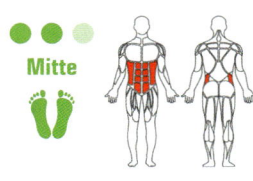

1. Nehmen Sie die Ausgangsposition wie beim Strecken im Knien (S. 112) ein. Platzieren Sie Ihre Unterarme knapp hinter dem Handgelenk in den Fußschlaufen. Halten Sie die Arme rechtwinklig gebeugt vor dem Körper, neigen Sie sich etwas vor. Zwischen Oberarm und Oberkörper befindet sich ein rechter Winkel.
2. Während Sie Ihren Körper in einer Linie absenken, führen Sie die Arme gestreckt nach oben. Beim Hochdrücken winkeln Sie die Arme wieder an.

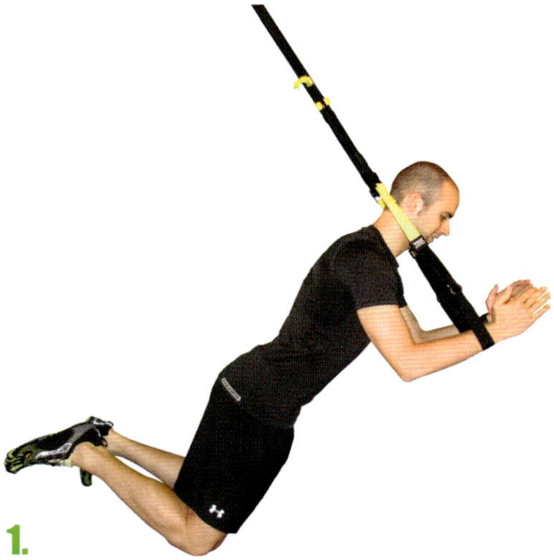

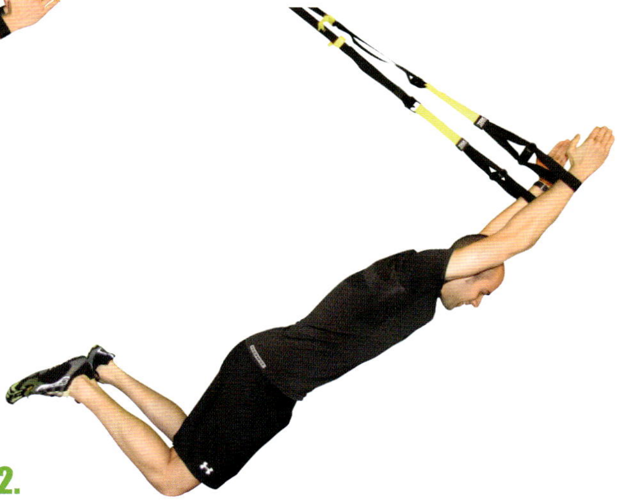

## Seitliches Strecken im Knien

1. Knien Sie sich seitlich zum Schlingentrainer. Heben Sie die Füße an und überkreuzen Sie die Unterschenkel. Fassen Sie die Handgriffe im Obergriff und halten Sie die Schlingen mit gestreckten Armen auf der den Schlingen zugewandten Körperseite. Ihr Oberkörper ist leicht zu den Schlingen gedreht. Richten Sie Ihren Blick zum Verankerungspunkt.
2. Führen Sie die Arme seitlich nach oben weg vom Verankerungspunkt, senken Sie den Körper in einer Linie ab. Beim Hochdrücken senken Sie die Arme wieder ab. Nach einem Satz wechseln Sie die Seite.

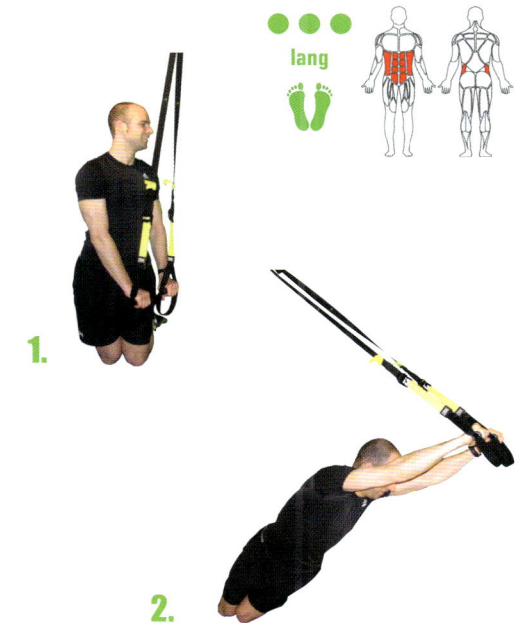

## Hüftbeuge im Stand

1. Bereiten Sie den Einhandgriff (S. 34) vor. Stellen Sie sich seitlich zur Schlinge. Fassen Sie den Handgriff mit einer Hand, legen Sie die andere darüber und halten Sie die Schlinge direkt über dem Kopf. Der Körper ist in einer Linie.
2. Beugen Sie die Wirbelsäule seitlich, indem Sie den Oberkörper zum Verankerungspunkt neigen. Nach einem Satz wechseln Sie die Seite.

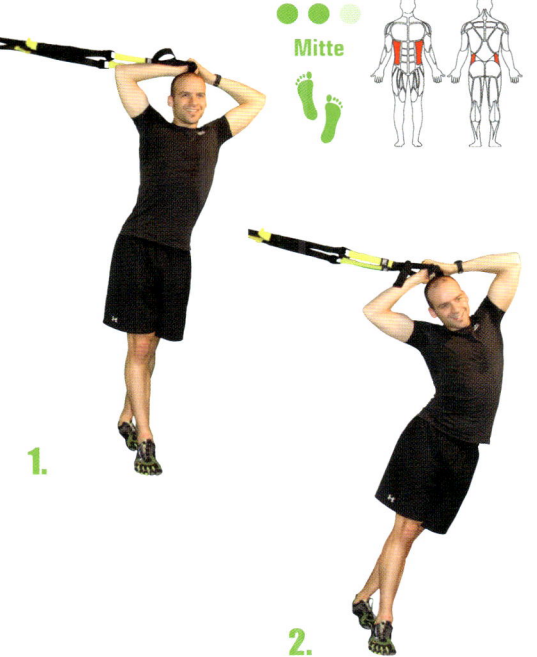

## Rumpfrotation frontal im Stand

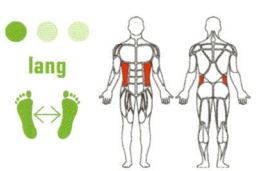

1. Bereiten Sie den Einhandgriff (S.34) vor. Stellen Sie sich frontal zur Schlinge. Fassen Sie den Handgriff mit einer Hand und legen Sie die andere darüber. Neigen Sie sich so weit nach hinten, bis die Schlinge auf Zug ist und Ihre Arme in Verlängerung der Schlinge sind. Ihr Körper ist in einer Linie.
2. Rotieren Sie Ihren Rumpf mit den gestreckten Armen zuerst zu einer Seite. Dabei richtet sich Ihr Körper auf.
3. Kommen Sie in einer fließenden Bewegung über die Mitte zur anderen Seite. Das ist eine Wiederholung. Halten Sie während der kompletten Bewegung die Schlinge auf Zug.

**Hinweis:** Je näher Sie zum Verankerungspunkt stehen, desto höher ist die Intensität, da Sie Ihren Körper weiter nach hinten neigen müssen.

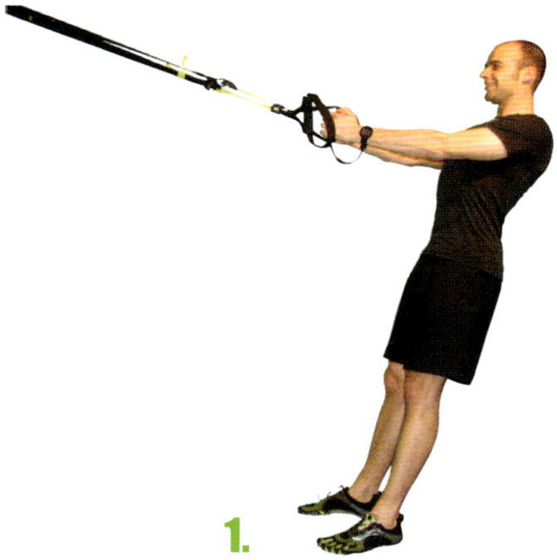

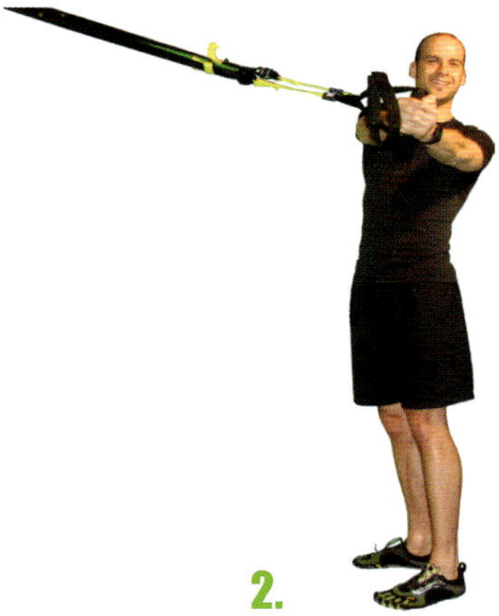

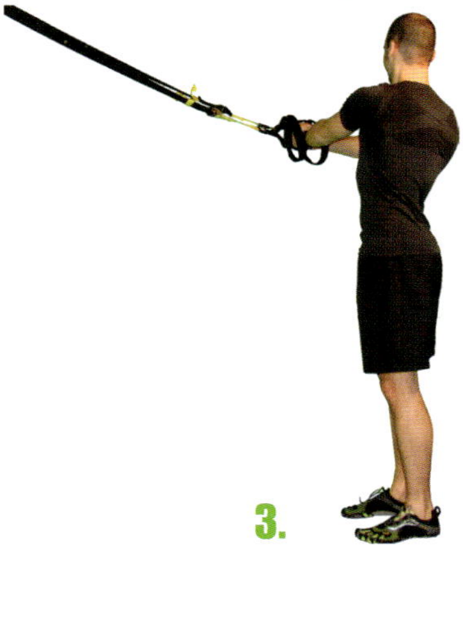

## Variante 1: Seitliche Rumpfrotation im Stand

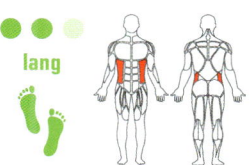

1. Bereiten Sie den Einhandgriff (S. 34) vor. Stellen Sie sich seitlich zur Schlinge. Fassen Sie den Handgriff mit einer Hand und legen Sie die andere darüber. Strecken Sie die Arme nach vorn aus.
2. Führen Sie die Hände nah zur Brust.
3. Rotieren Sie Ihren Oberkörper zum Verankerungspunkt, sodass Ihr Blick zur Schlinge geht. Lassen Sie das Becken möglichst stabil.
4. Senken Sie Ihren Körper nach hinten ab, indem Sie die Arme strecken. Führen Sie den kompletten Bewegungsablauf in umgekehrter Reihenfolge aus, bis Sie wieder in der Ausgangsposition sind. Das ist eine Wiederholung. Nach einem Satz wechseln Sie die Seite.

**Hinweis:** Je näher Sie zum Verankerungspunkt stehen, desto höher ist die Intensität, da Sie Ihren Körper weiter zum Boden neigen müssen.

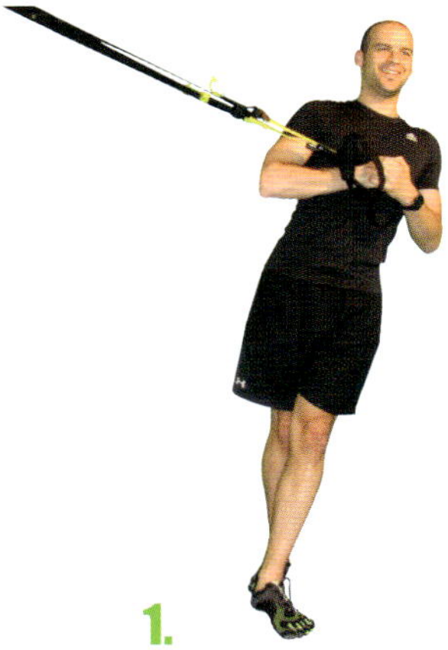

1.

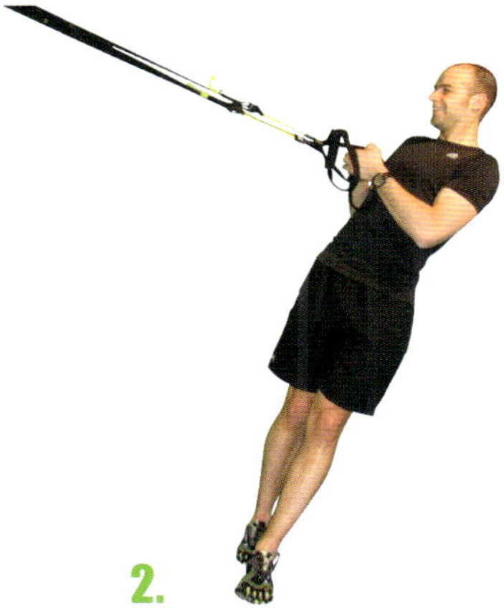

2.

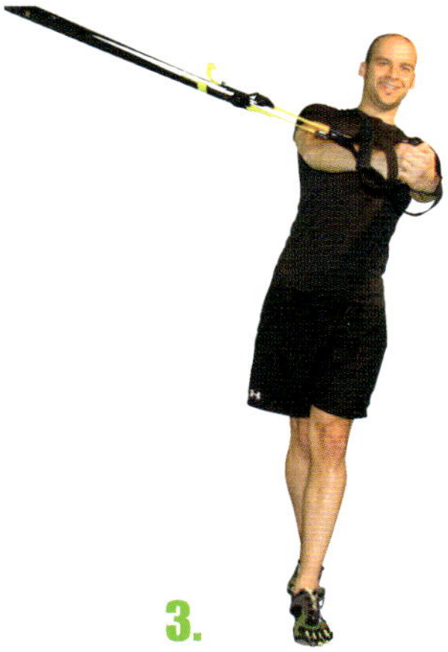

3.

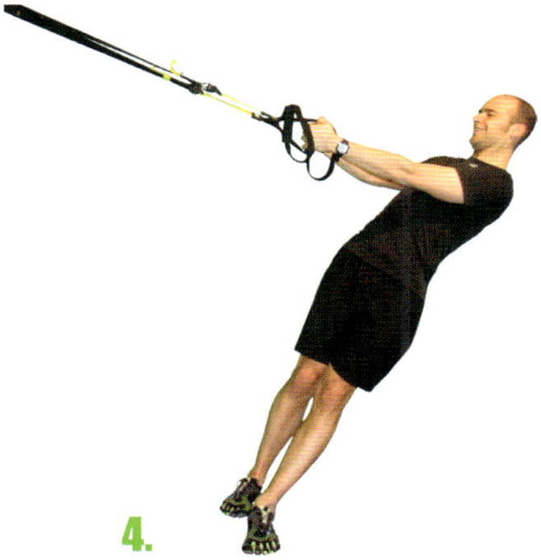

4.

## Variante 2: Einseitige Rumpfrotation im Stand

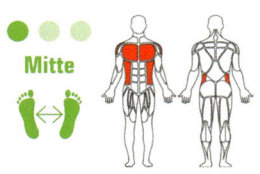

1. Bereiten Sie den Einhandgriff (S. 34) vor. Stellen Sie sich frontal zur Schlinge. Fassen Sie mit einer Hand den Handgriff im Hammergriff. Neigen Sie sich so weit nach hinten, bis der Arm in Verlängerung der Schlinge ist. Platzieren Sie die andere Hand vor der Hüfte.
2. Rotieren Sie Ihren Oberkörper von der Schlinge weg und strecken Sie den freien Arm so weit nach hinten, bis beide Arme in einer Linie sind. Ihr Blick folgt dem zu streckenden Arm nach hinten. Lassen Sie das Becken möglichst stabil.
3. Rotieren Sie dann Ihren Oberkörper wieder zur Schlinge und ziehen Sie sich gleichzeitig nach oben, indem Sie den Arm an der Schlinge beugen. Führen Sie den hinteren Arm gestreckt zur Schlinge. Wiederholen Sie ab Schritt 2. Nach einem Satz wechseln Sie die Seite.

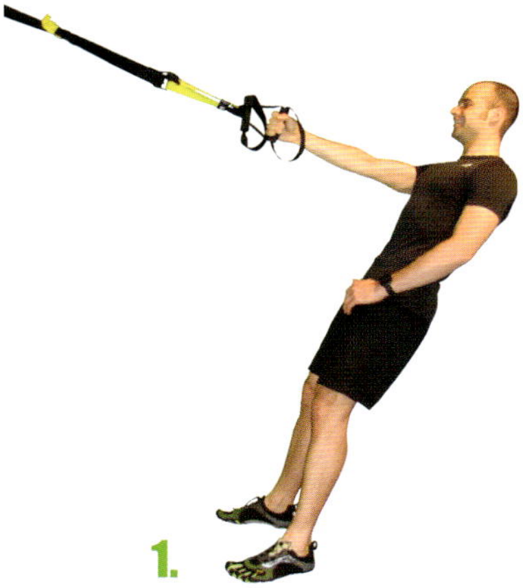

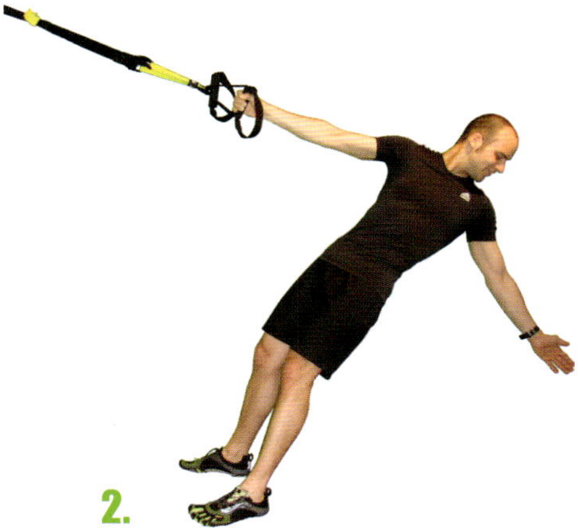

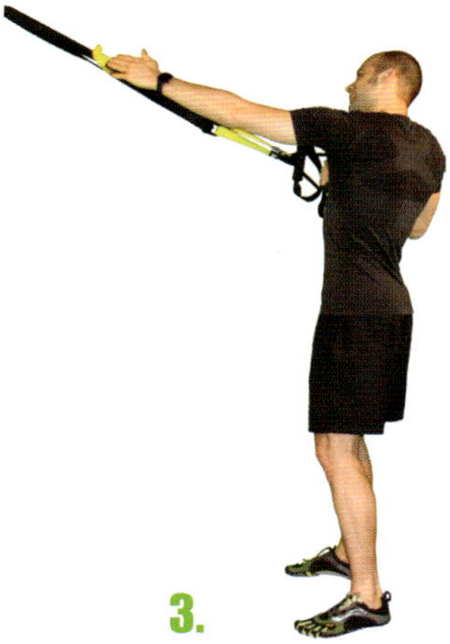

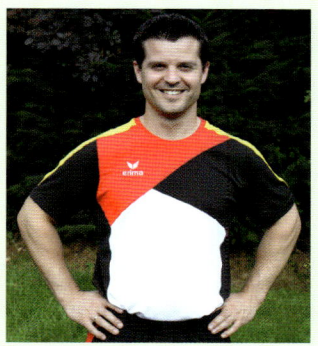

## Simon Fischer

Inhaber der Physiopraxis effektiv Oberkirch
Physiotherapeut mit Zusatzausbildung Sport-, Manual- und Schmerzphysiotherapie • www.effektiv-oberkirch.de

**Wo liegen für dich die Gemeinsamkeiten zwischen Schlingentisch, wie du ihn bei deinen Patienten anwendest, und Schlingentrainer?**
Der Schlingentisch wird vor allem zur Entlastung einzelner oder mehrerer Körperteile eingesetzt. Je nach Krankheitsbild arbeitet der Patient aktiv mit und ich unterstütze ihn entsprechend. Oder er hängt ganz ohne Bewegung nur zur Entlastung im Schlingentisch. Der Schlingentrainer ist vor allem für das aktive Training ausgelegt. Bei beiden Geräten wird mit dem eigenen Körpergewicht gearbeitet und man kommt in der Regel ohne Zusatzgewichte aus.

**Wie könntest du dir den Einsatz des Schlingentrainers in der Rehabilitation vorstellen?**
Ich würde ihn bei nahezu allen Patienten in jeder Altersstufe einsetzen und die Übungen entsprechend anpassen. Es ist ein hervorragendes Stabilisationstraining, es werden Koordination, Körperwahrnehmung und Gleichgewichtssinn geschult, es können damit Dehn- und Flexibilitätsübungen sehr gut umgesetzt werden, es ist ein klasse Kraftausdauertraining und ich denke, dass es den Patienten auch Spaß machen würde. Das Schlingentraining birgt aber auch potenzielle Gefahren, vor allem bei der Ausführung. Viele Patienten würden anfangs noch nicht die nötige Kraft, Stabilität und Ausdauer haben, um die Übungen so umzusetzen, wie sie gefordert sind. Deshalb müsste man besonders darauf achten, dass der Patient mit Unterstützung des Therapeuten die notwendige Stabilität findet. Außerdem sollte man bei Herzerkrankungen aufpassen. Der Druck auf die Bauchhöhle ist nicht zu unterschätzen. Ist er zu hoch oder zu lang anhaltend, kann er die Atmung, die Blutzirkulation und den Hirndruck beeinflussen, was sich wiederum negativ auf den venösen Rückstrom des Blutes zum Herzen auswirkt.

**Du betreust als Sportphysiotherapeut die deutsche Turnnationalmannschaft während den Wettkämpfen, unter anderem Fabian Hambüchen. Wo siehst du Parallelen zwischen dem Schlingentraining und dem Turnen?**
Ringe haben eigentlich die größte Ähnlichkeit zum Schlingentrainer. Der Turner arbeitet ebenfalls mit seinem Körpergewicht im dreidimensionalen Raum. Beim Schlingentraining hat der Trainierende in der Regel Bodenkontakt, beim Turner fällt dieser weg. Der Schwierigkeitsgrad ist deshalb beim Turnen noch um einiges höher als beim Schlingentraining. Die größte Gemeinsamkeit ist die Instabilität.

## Übungen für die Beine

Trainingsmöglichkeiten für Ihren Oberkörper kennen Sie jetzt genügend. Nun widmen wir uns der Gesäß- und Beinmuskulatur. Bei der Gesäßmuskulatur sei neben dem M. glutaeus medius und minimus vor allem der große Gesäßmuskel genannt, der M. glutaeus maximus. Als starker Streckmuskel in der Hüfte ist die Kniebeuge eine optimale Übung, um ihn zu trainieren. Mit wachsendem Trainingsfortschritt können Sie zur einbeinigen Kniebeuge übergehen, bei der die Gesäßmuskulatur einer Seite das Gewicht Ihres Körpers gegen die Schwerkraft aufrichtet. Der vierköpfige Oberschenkelmuskel (M. quadriceps femoris) bildet Ihre Oberschenkelvorderseite. Er setzt sich aus vier Muskeln zusammen: M. rectus femoris, M. vastus medialis, intermedius und lateralis. Die Hauptfunktion dieser Muskeln besteht darin, das Knie zu strecken. Die ischiokrurale Muskulatur, also die Oberschenkelrückseite, wirkt hier als Gegenspieler. Durch Übungen wie die Adduktion in der Schlinge werden gezielt Ihre Adduktoren, die Muskeln der Oberschenkelinnenseite, zum Beispiel der M. adductor longus, angesprochen. Spezielle Übungen für die Unterschenkelmuskulatur – hier spielen vor allem der Schollenmuskel (M. soleus) und der Zwillingswadenmuskel (M. gastrocnemius) eine wichtige Rolle – schließen Ihr Beintraining ab.

### Oberschenkelvorderseite

M. adductor longus

M. quadriceps femoris:
- M. rectus femoris
- M. vastus intermedius (vom M.rectus femoris verdeckt)
- M. vastus lateralis
- M. vastus medialis

### Oberschenkelrückseite

M. glutaeus maximus

Ischiokrurale Muskulatur:
- M. semimembranosus
- M. biceps femoris
- M. semitendinosus

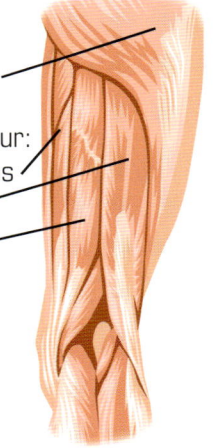

## Unterschenkelrückseite

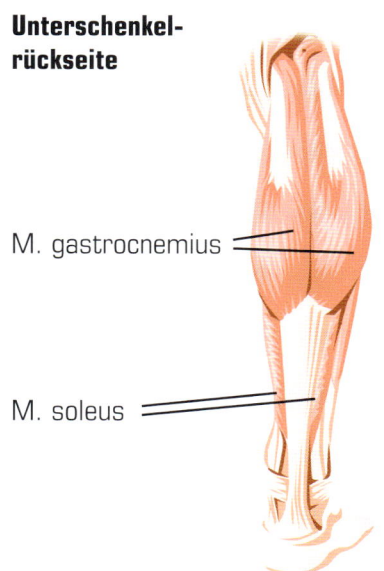

M. gastrocnemius

M. soleus

## Gesäß

M. glutaeus medius

M. glutaeus minimus (vom M. glutaeus maximus verdeckt)

M. glutaeus maximus

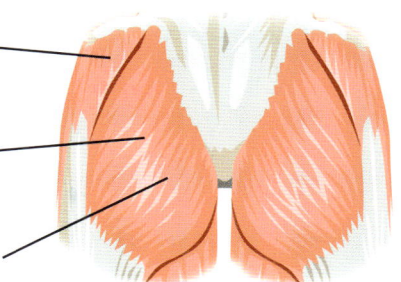

# Kniebeuge

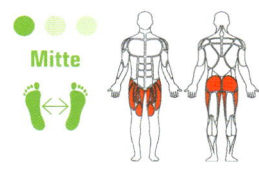

Mitte

1. Stellen Sie sich frontal zu den Schlingen. Fassen Sie die Handgriffe im Hammergriff und halten Sie sie mit gebeugten Armen vor der Brust. Ihr Oberkörper ist aufrecht, der Rücken gestreckt.
2. Beugen Sie die Knie und schieben Sie das Gesäß nach hinten. Die Knie sollten auf Höhe oder hinter den Fußspitzen sein. Die Oberschenkel sind waagerecht oder tiefer, der Rücken bleibt gerade. Drücken Sie sich wieder hoch.

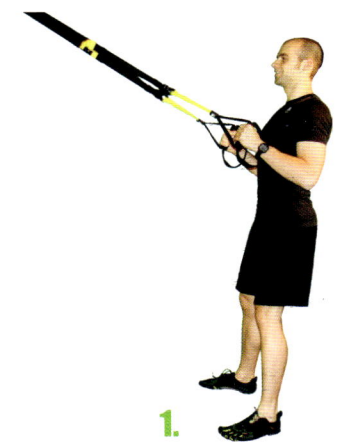

1.

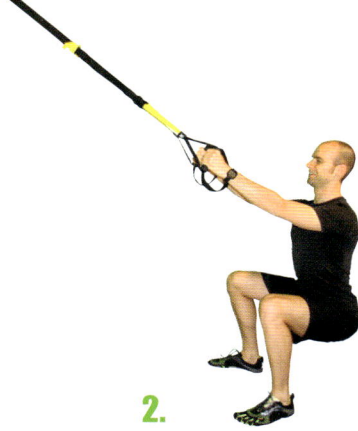

2.

## Variante 1: Kniebeuge auf dem Koordinationspad

Nehmen Sie die Ausgangsposition der Kniebeuge (S. 121) auf einem Koordinationspad ein und führen Sie eine Kniebeuge aus.

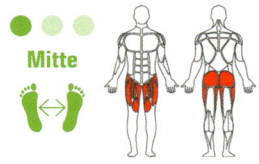

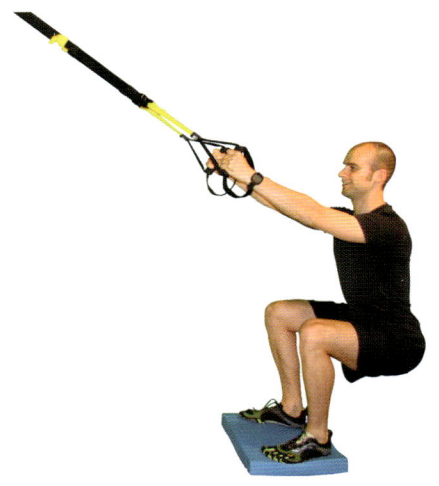

## Variante 2: Kniebeuge mit Miniband

Positionieren Sie ein Miniband direkt unterhalb der Kniegelenke und nehmen Sie die Ausgangsposition der Kniebeuge (S. 121) ein. Führen Sie eine Kniebeuge aus und halten Sie dem Zug des Minibands entgegen, indem Sie die Knie nach außen drücken.

**Hinweis:** Indem Sie dem Zug des Minibands entgegenwirken, wird zusätzlich Ihre Gesäßmuskulatur gefordert.

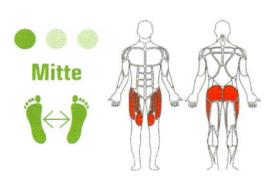

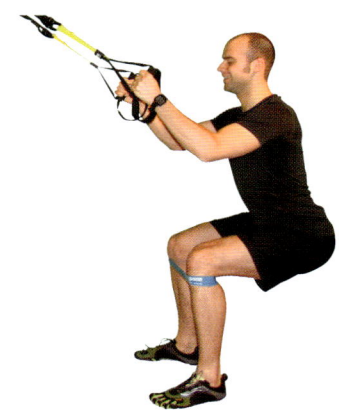

Übungen für die Beine **123**

## Variante 3: Kniebeuge mit über Kopf gestreckten Armen

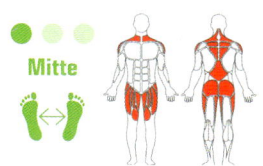

1. Stellen Sie sich frontal zu den Schlingen. Greifen Sie die Fußschlaufen, drehen Sie die Handflächen nach vorn und klemmen Sie das Schlaufenband jeweils zwischen Daumen und Zeigefinger ein. Strecken Sie die Arme weit geöffnet über den Kopf. Ihr Rücken ist gestreckt.
2. Führen Sie eine Kniebeuge mit über Kopf gestreckten Armen aus. Lassen Sie Ihren Oberkörper möglichst aufrecht.

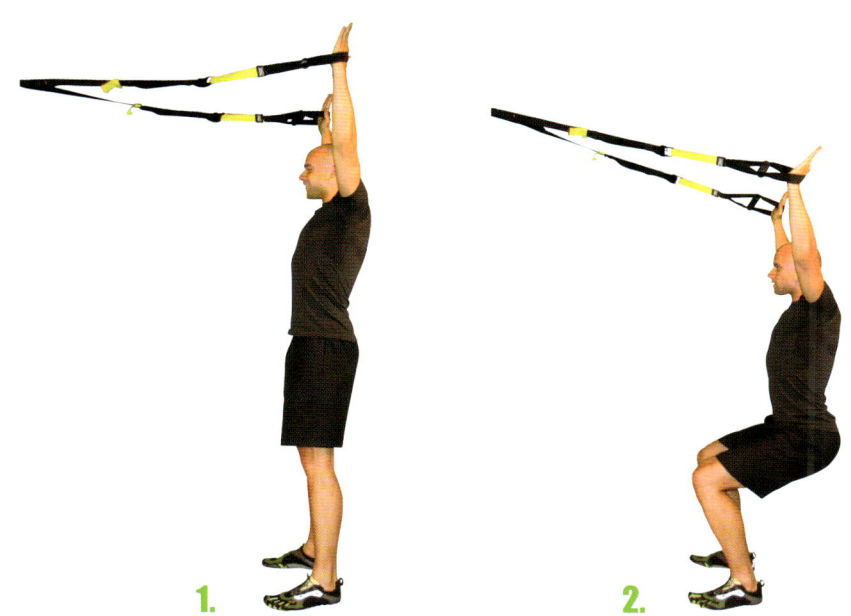

1.   2.

### INFO  Achtung, Kniegelenke!

Achten Sie bei allen Varianten der Kniebeuge darauf, dass am tiefsten Punkt das Knie zwischen Fußspitze und Mittelfuß bleibt. Das Hauptgewicht sollte auf der Ferse lasten. So vermeiden Sie eine Überlastung des Kniegelenks. Außerdem zeigen Knie und Fußspitze immer in dieselbe Richtung, egal ob im engen oder breiten Stand.

## Froschkniebeuge

1. Stellen Sie sich direkt vor die Schlingen. Fassen Sie die Handgriffe im Obergriff und klemmen Sie die Schlingen unter den Achseln ein. Dann kommen Sie in eine tiefe Kniebeuge und lehnen sich so weit vor, dass Sie nur noch auf den Fußspitzen sind. Ihr Oberkörper ist fast waagerecht und hängt quasi in den Schlingen. Halten Sie den Rücken gerade, richten Sie den Blick zum Boden.
2. Aktivieren Sie bewusst die Muskulatur der Oberschenkelvorderseite, die Gesäß- sowie die Wadenmuskulatur und richten Sie sich kraftvoll auf, indem Sie sich nach vorn oben drücken, bis Ihr Körper in einer Linie ist. Kommen Sie wieder zurück.

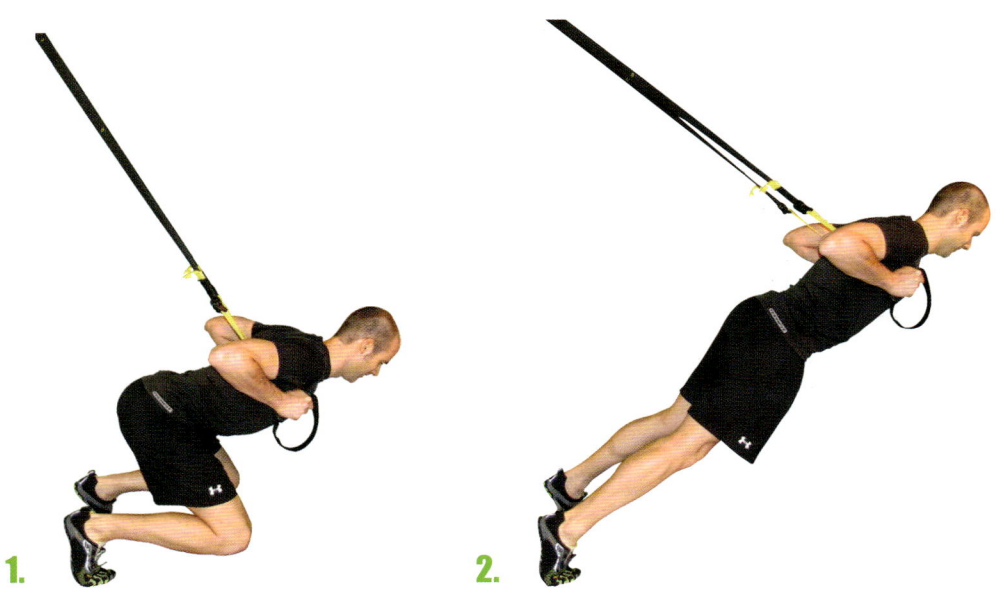

Übungen für die Beine

## Einbeinige Kniebeuge

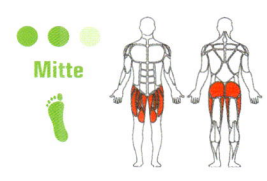

1. Stellen Sie sich frontal zu den Schlingen. Fassen Sie die Handgriffe im Hammergriff und halten Sie sie mit angewinkelten Armen direkt vor der Brust. Neigen Sie sich etwas nach hinten und heben Sie ein Bein nach vorn an. Die Fußspitze des Standbeins zeigt gerade nach vorn.
2. Kommen Sie in eine möglichst tiefe Kniebeuge, strecken Sie dabei die Arme in Verlängerung der Schlingen und schieben Sie das angehobene Bein nach vorn, ohne es auf dem Boden abzusetzen. Beim Hochrücken winkeln Sie die Arme wieder an. Nach einem Satz wechseln Sie das Bein.

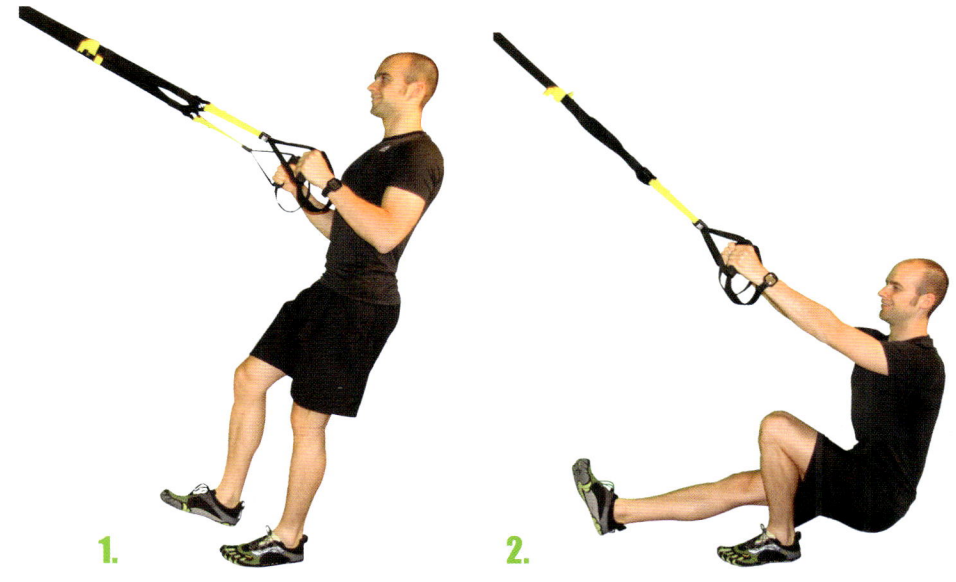

## Variante 1: Einbeinige Kniebeuge auf dem Koordinationspad

Nehmen Sie die Ausgangsposition der einbeinigen Kniebeuge (S. 125) ein und stellen Sie sich auf ein Koordinationspad. Dann führen Sie die Kniebeuge aus.

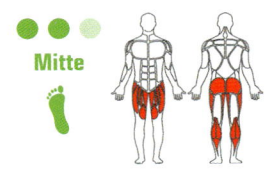

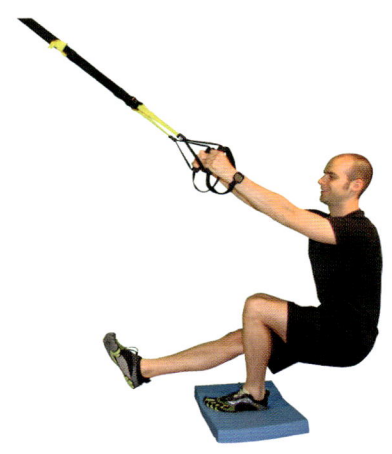

## Variante 2: Einbeinige Kniebeuge auf dem Stepbrett

Nehmen Sie die Ausgangsposition der einbeinigen Kniebeuge (S. 125) auf einem Stepbrett ein. Stellen Sie sich an den Rand und halten Sie einen Fuß in der Luft. Dann führen Sie die Kniebeuge aus.

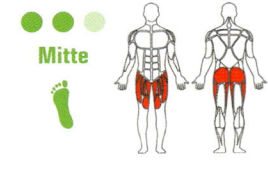

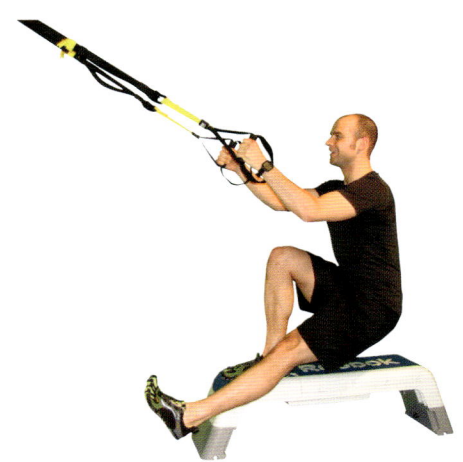

Übungen für die Beine

## Variante 3: Einbeinige Kniebeuge mit abgespreiztem Bein

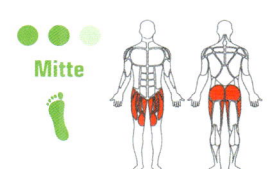

1. Nehmen Sie die Ausgangsposition der einbeinigen Kniebeuge (S. 125) ein. Heben Sie ein Bein leicht angewinkelt nach hinten an.
2. Während Sie in die Kniebeuge kommen, strecken Sie das angehobene Bein, ohne es abzusetzen, zur Seite aus.

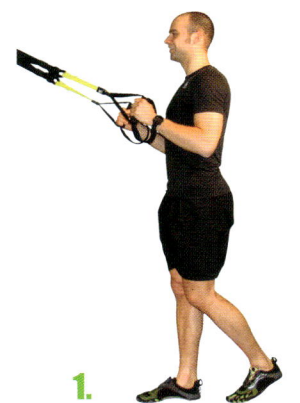

1.

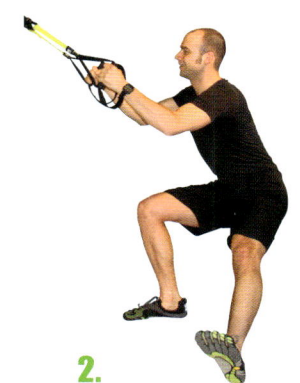

2.

## Variante 4: Einbeinige Kniebeuge mit Sprung

1. Nehmen Sie die Endposition der einbeinigen Kniebeuge (S. 125) ein.
2. Drücken Sie sich mit dem Standbein explosiv aus der Kraft Ihrer Oberschenkel-, Gesäß- und Wadenmuskulatur nach oben, sodass Sie vom Boden abheben. Gleichzeitig ziehen Sie das ausgestreckte Bein nach oben und holen mit diesem Schwung. Landen Sie wieder in der Ausgangsposition. Achten Sie darauf, dass Sie zuerst mit dem Fußballen aufkommen und den Fuß abrollen. Nach einem Satz wechseln Sie das Bein.

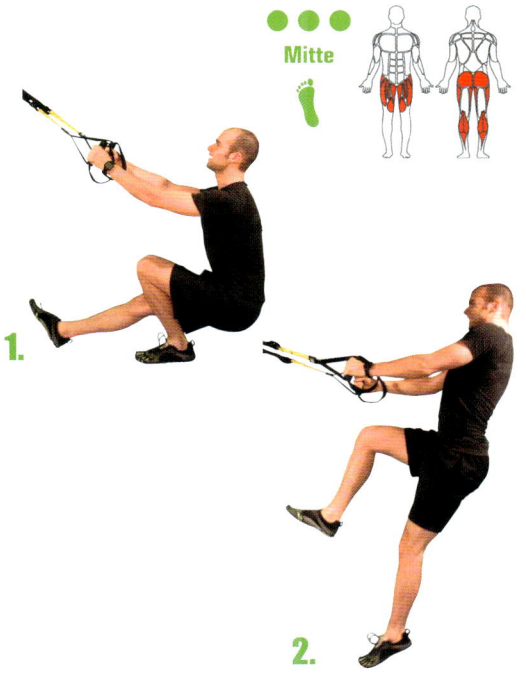

## Ausfallschritt

1. Stellen Sie sich frontal zu den Schlingen. Fassen Sie die Handgriffe im Hammergriff, die Arme sind leicht gebeugt, die Unterarme in Verlängerung der Schlingen. Machen Sie einen großen Schritt nach hinten und heben Sie die hintere Ferse an.
2. Senken Sie den Oberkörper ab, indem Sie beide Knie rechtwinklig beugen. Das vordere Knie bleibt über der Ferse. Das hintere Knie berührt fast den Boden, der Oberschenkel steht senkrecht. Drücken Sie sich wieder hoch. Nach einem Satz wechseln Sie das Bein.

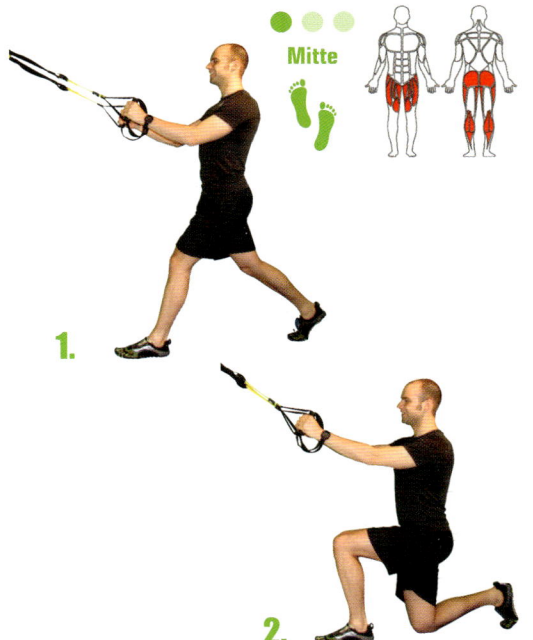

## Einbeiniger Ausfallschritt

1. Stellen Sie sich frontal zu den Schlingen. Halten Sie die Handgriffe im Hammergriff direkt vor der Brust, die Unterarme sind in Verlängerung der Schlingen. Heben Sie ein Bein nach hinten an.
2. Senken Sie den Oberkörper ab, indem Sie das Knie des Standbeins beugen. Gleichzeitig schieben Sie das angehobene Bein noch weiter nach hinten, es bleibt angehoben. Das vordere Knie steht senkrecht über der Ferse. Der Oberkörper bleibt aufrecht. Drücken Sie sich wieder hoch. Nach einem Satz wechseln Sie das Bein.

**Hinweis:** Je tiefer Sie sich absenken, desto schwieriger wird die Übung.

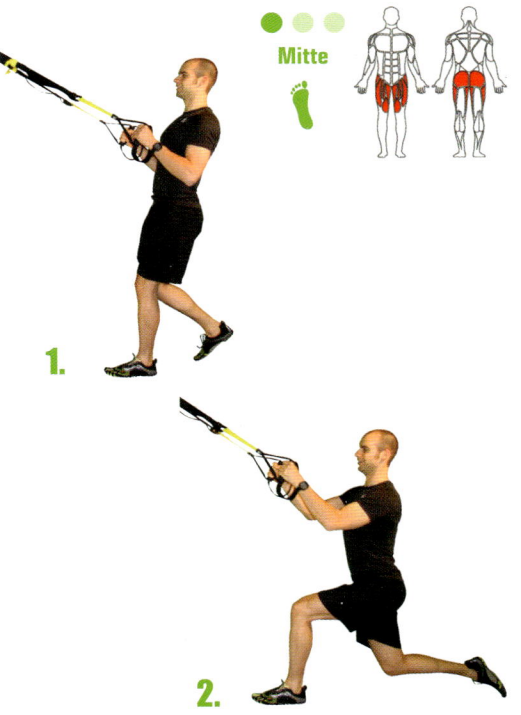

Übungen für die Beine

## Variante 1: Einbeiniger Ausfallschritt über Kreuz

Nehmen Sie die Ausgangsposition des einbeinigen Ausfallschritts (S. 128) ein. Senken Sie den Oberkörper ab, indem Sie das Knie des Standbeins beugen. Gleichzeitig kreuzen Sie mit dem angehobenen Bein, ohne es abzusetzen, das Standbein hinten. Nach einem Satz wechseln Sie das Bein.

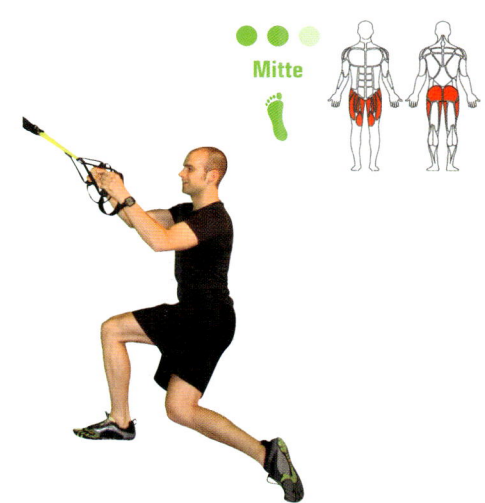

## Variante 2: Einbeiniger Ausfallschritt mit Sprung

1. Nehmen Sie die Endposition des einbeinigen Ausfallschritts (S. 128) ein. Senken Sie den Oberkörper ab, indem Sie das Knie des Standbeins beugen. Das hintere Bein ist angehoben.
2. Drücken Sie sich mit dem Standbein explosiv aus der Kraft Ihrer Oberschenkel-, Gesäß- und Wadenmuskulatur nach oben, sodass Sie vom Boden abheben. Gleichzeitig ziehen Sie das hintere Bein nach oben und holen mit diesem Schwung. Landen Sie wieder in der Ausgangsposition. Achten Sie darauf, dass Sie zuerst mit dem Fußballen aufkommen und den Fuß abrollen. Nach einem Satz wechseln Sie das Bein.

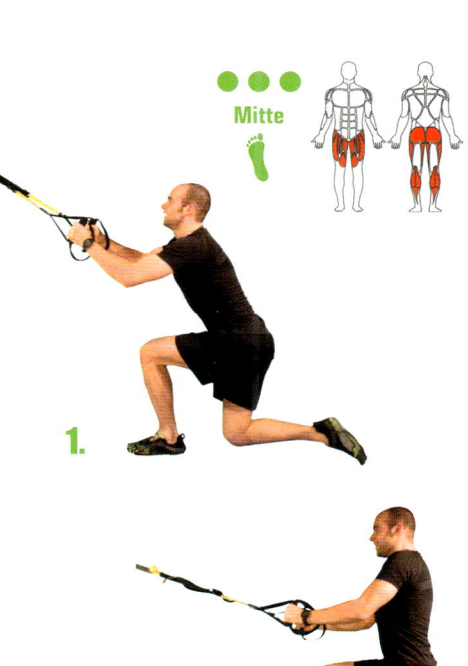

## Seitlicher Ausfallschritt mit Gewichtsverlagerung

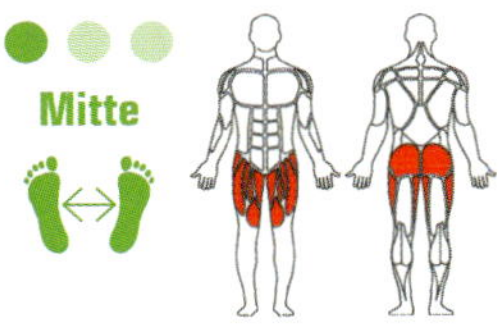

1. Stellen Sie sich frontal zu den Schlingen. Halten Sie die Handgriffe im Hammergriff mit angewinkelten Armen auf Brusthöhe. Die Unterarme sind in Verlängerung der Schlingen. Nehmen Sie einen breiten Grätschstand ein.
2. Senken Sie Ihren Körper zu einer Seite ab, indem Sie das Knie beugen. Das andere Bein bleibt gestreckt, der Oberkörper ist möglichst aufrecht.
3. Verlagern Sie den Schwerpunkt direkt auf die andere Seite. Das ist eine Wiederholung.

**Hinweis:** Sie können auch zuerst in die Ausgangsposition zurückkommen, bevor Sie zur anderen Seite wechseln.

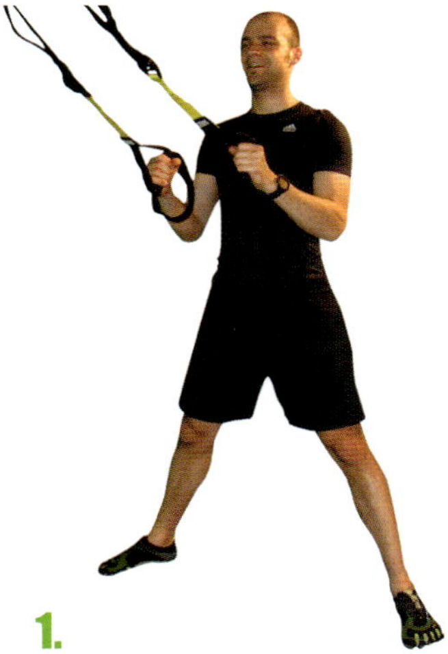

1.

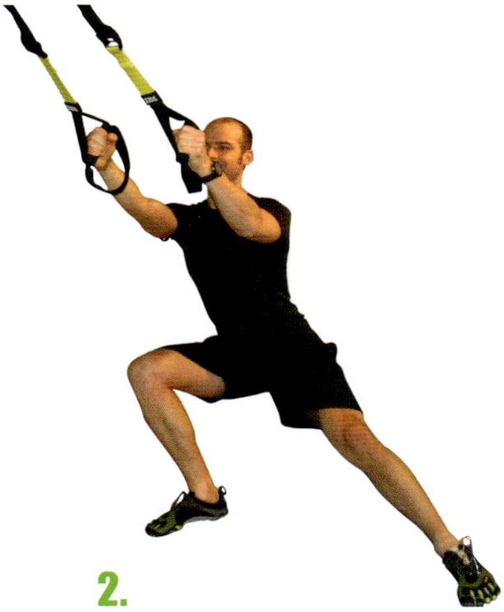

2.

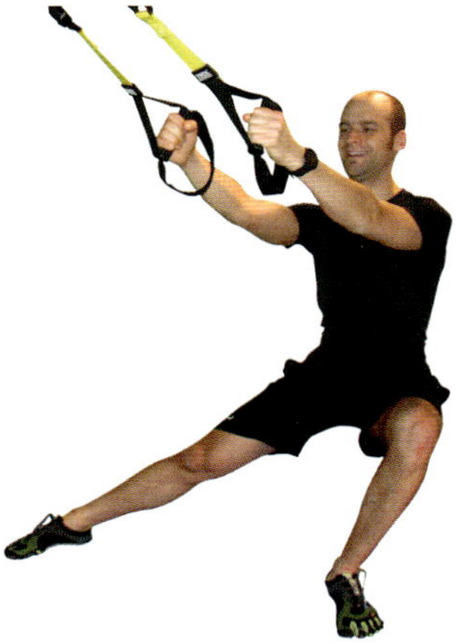

3.

## Übungen für die Beine

### Ausfallschritt in der Schlinge

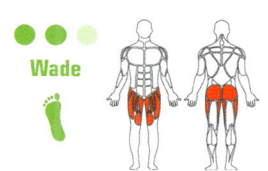

1. Bereiten Sie den Einhandgriff (S. 34) vor. Nehmen Sie die Fußschlaufe in die linke Hand und setzen Sie im Stand den rechten Fuß in die Fußschlaufe. Das Bein in der Schlinge hat etwa eine Schrittlänge Abstand zum Standbein.
2. Senken Sie den Oberkörper ab, indem Sie das Knie des Standbeins beugen; es befindet sich am tiefsten Punkt maximal über der Fußspitze. Drücken Sie sich wieder hoch. Nach einem Satz wechseln Sie das Bein.

**Hinweis:** Achten Sie auf eine gute Rumpfstabilität, um das Gleichgewicht halten zu können.

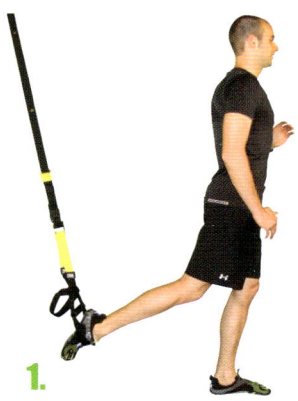

1.

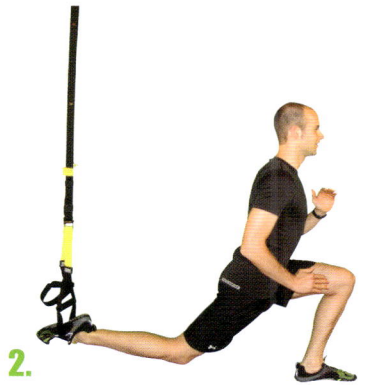

2.

### Variante 1: Ausfallschritt in der Schlinge auf dem Koordinationspad oder dem Luftkissen

Bereiten Sie den Einhandgriff (S. 34) vor. Nehmen Sie die Ausgangsposition des Ausfallschritts in der Schlinge ein und stellen Sie das Standbein auf ein Koordinationspad oder Luftkissen. Führen Sie dann den Ausfallschritt aus. Nach einem Satz wechseln Sie das Bein.

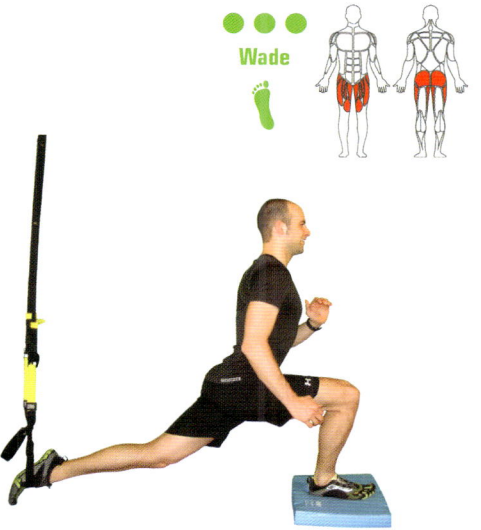

## Variante 2: Ausfallschritt in der Schlinge mit Kurzhanteln

Bereiten Sie den Einhandgriff (S. 34) vor. Nehmen Sie die Ausgangsposition des Ausfallschritts in der Schlinge (S. 131) ein und halten Sie jeweils eine Kurzhantel in jeder Hand. Führen Sie dann den Ausfallschritt aus. Nach einem Satz wechseln Sie das Bein.

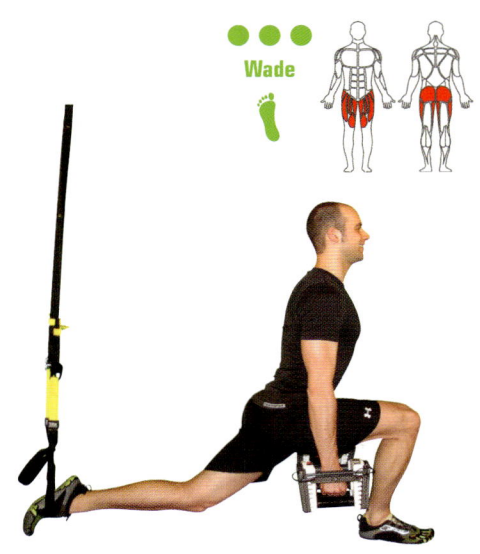

## Variante 3: Tiefer Ausfallschritt in der Schlinge

Bereiten Sie den Einhandgriff (S. 34) vor. Nehmen Sie die Ausgangsposition des Ausfallschritts in der Schlinge (S. 131) ein. Führen Sie einen Ausfallschritt aus und berühren Sie mit den Händen kurz den Boden. Achten Sie darauf, dass Ihr Rücken gerade bleibt. Nach einem Satz wechseln Sie das Bein.

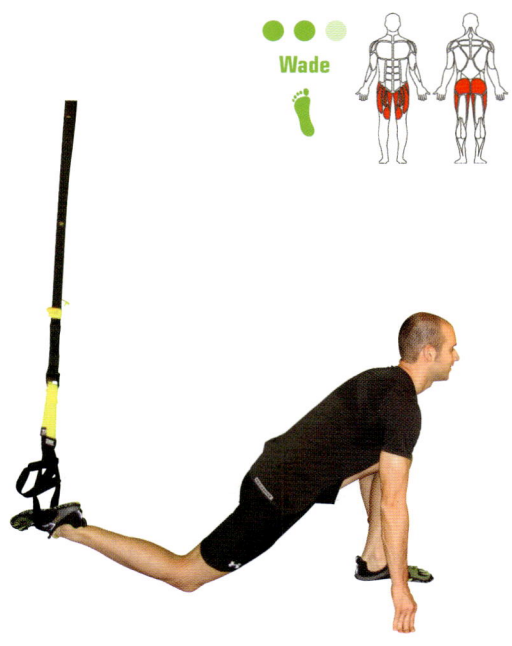

Übungen für die Beine  **133**

## Variante 4: Ausfallschritt in der Schlinge über Kreuz

Bereiten Sie den Einhandgriff (S. 34) vor. Nehmen Sie die Ausgangsposition des Ausfallschritts in der Schlinge (S. 131) ein. Beim Absenken des Körpers beugen Sie das Knie des Standbeins und kreuzen dieses gleichzeitig mit dem Bein in der Schlinge, das Sie zur anderen Seite schieben. Nach einem Satz wechseln Sie das Bein.

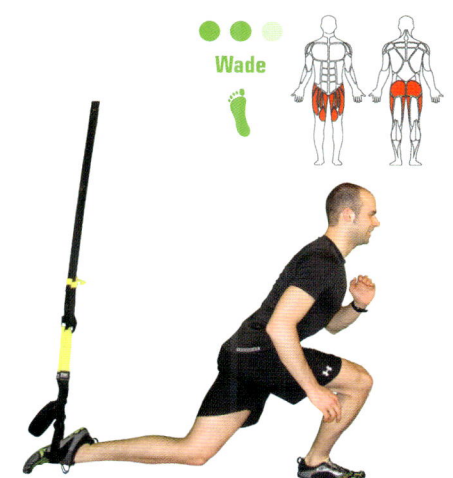

## Variante 5: Ausfallschritt in der Schlinge mit Sprung

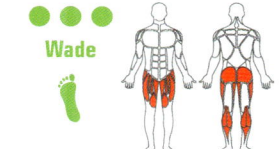

1. Bereiten Sie den Einhandgriff (S. 34) vor. Nehmen Sie die Endposition des Ausfallschritts in der Schlinge (S. 131) ein.
2. Drücken Sie sich mit dem Standbein explosiv aus der Kraft Ihrer Oberschenkel-, Gesäß- und Wadenmuskulatur nach oben, sodass Sie vom Boden abheben. Holen Sie dabei mit den Armen Schwung. Beide Beine sind gestreckt. Landen Sie in der tiefen Position. Achten Sie darauf, dass Sie mit dem vorderen Fuß zuerst auf dem Fußballen aufkommen und dann den Fuß abrollen. Nach einem Satz wechseln Sie das Bein.

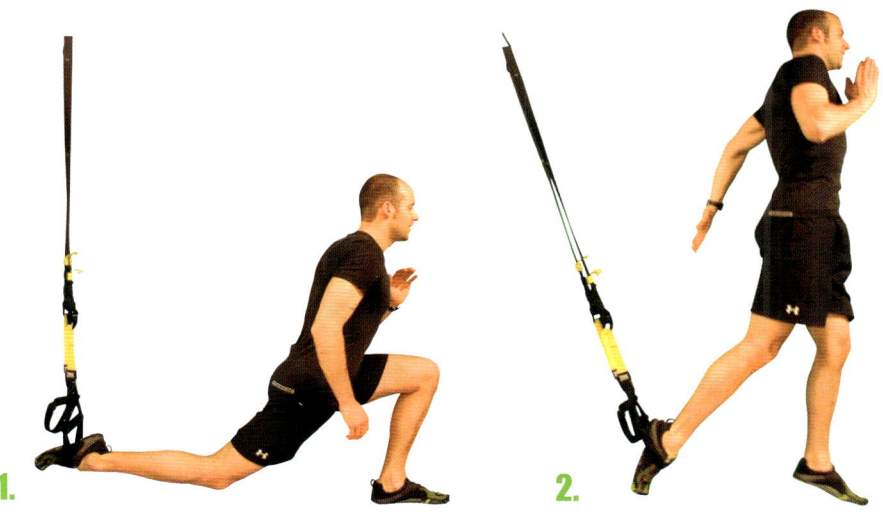

## Variante 6: Ausfallschritt in der Schlinge mit Rumpfrotation

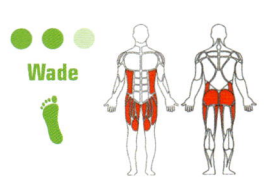
Wade

1. Bereiten Sie den Einhandgriff (S. 34) vor. Nehmen Sie die Ausgangsposition des Ausfallschritts in der Schlinge (S. 131) ein.
2. Senken Sie Ihren Körper ab, indem Sie das vordere Knie beugen, und strecken Sie die Arme auf Schulterhöhe nach vorn aus. Die Handflächen zeigen nach unten.
3. Rotieren Sie den Oberkörper zum aufgestellten Bein und bringen Sie die Arme gestreckt auf die Beinaußenseite. Sie zeigen in Richtung Boden. Kommen Sie in umgekehrter Reihenfolge zurück: Drehen Sie den Oberkörper zuerst zur Mitte zurück, dann strecken Sie die Arme nach vorn und drücken sich hoch, ohne jedoch die Arme abzusenken. Wiederholen Sie ab Schritt 2. Nach einem Satz wechseln Sie das Bein und die Seite.

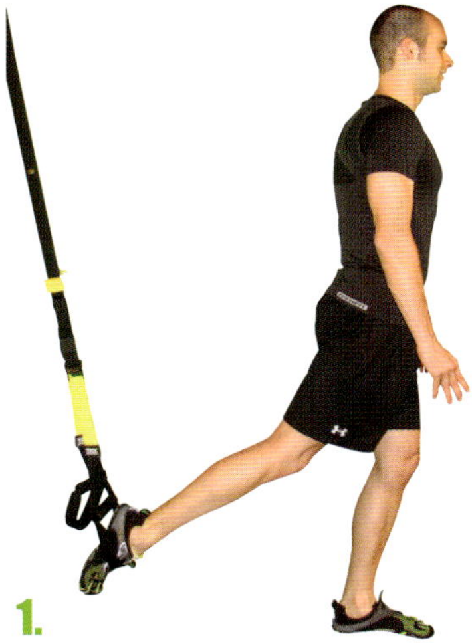

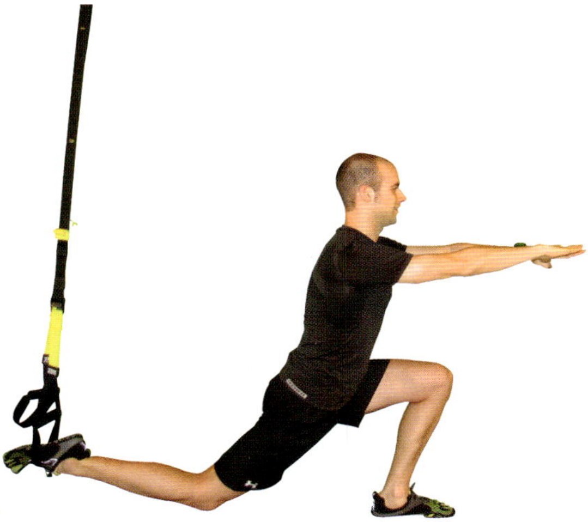

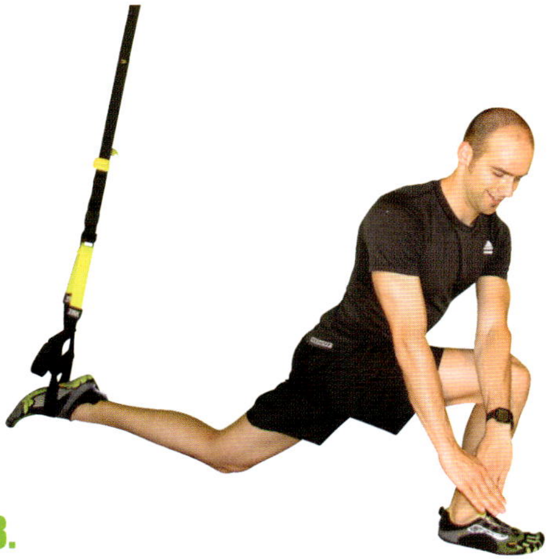

Übungen für die Beine **135**

## Seitlicher Ausfallschritt in der Schlinge

**Wade**

1. Bereiten Sie den Einhandgriff (S. 34) vor. Stellen Sie sich seitlich zur Schlinge und setzen Sie einen Fuß in die Fußschlaufe. Entfernen Sie sich so weit vom Verankerungspunkt, dass das Bein in der Schlinge abgespreizt ist und die Schlinge in der neutralen Position bleibt.
2. Senken Sie den Oberkörper ab, indem Sie das Knie des Standbeins beugen. Drücken Sie sich wieder hoch. Nach einem Satz wechseln Sie das Bein.

**Hinweis:** Halten Sie Ihren Oberkörper möglichst aufrecht und den Rücken gerade.

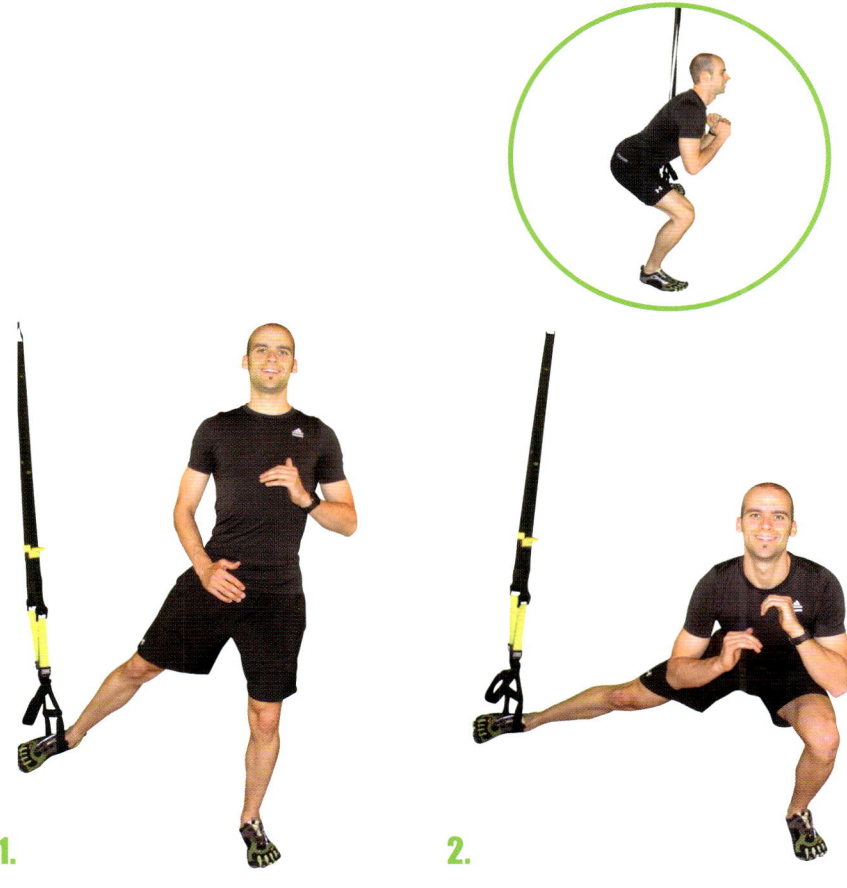

1.   2.

## Beinbeuger in der Schlinge

1. Nehmen Sie die Rückenlage (S. 35) ein. Kopf, Schultergürtel und Becken haben Bodenkontakt. Die Arme liegen seitlich neben dem Körper. Der Körper ist in einer Linie.
2. Ziehen Sie die Knie in Richtung Brust. Das Becken löst sich dabei vom Boden. Strecken Sie die Beine wieder.

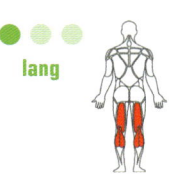

lang

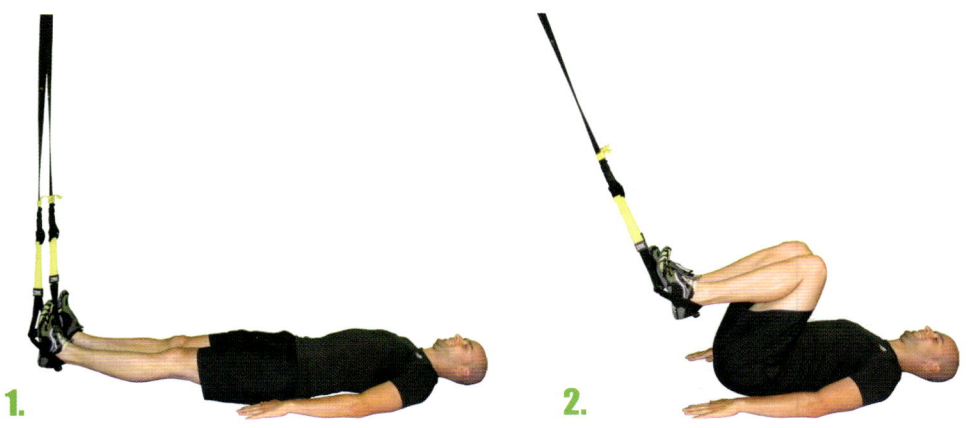

## Variante 1: Beinbeuger in der Schlinge mit angehobenem Becken

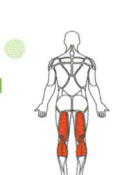

lang

1. Nehmen Sie die Rückenlage (S. 35) ein. Kopf und Schultergürtel sind auf dem Boden, die Arme liegen seitlich neben dem Körper. Heben Sie das Becken vom Boden ab.
2. Ziehen Sie die Knie in Richtung Brust und halten Sie das Becken oben.

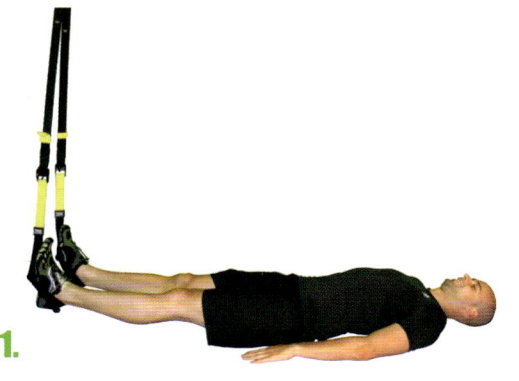
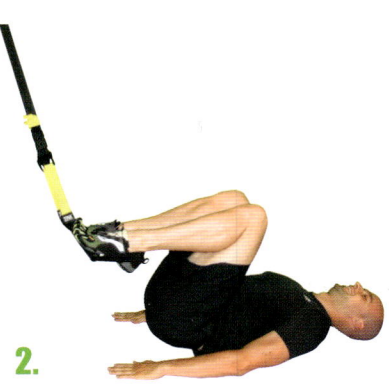

Übungen für die Beine **137**

## Variante 2: Beinbeuger in der Schlinge mit gestreckten Armen

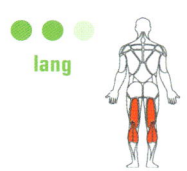
lang

Nehmen Sie die Ausgangsposition des Beinbeugers in der Schlinge (S. 136) mit angehobenem Becken ein und strecken Sie die Arme senkrecht nach oben. Dann ziehen Sie die Knie in Richtung Brust.

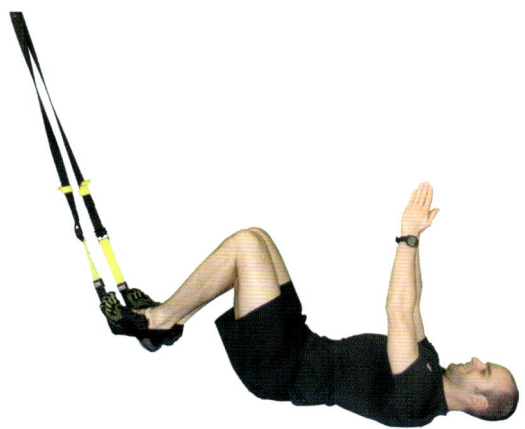

## Variante 3: Beinbeuger in der Schlinge mit überkreuzten Armen

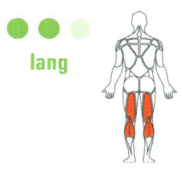
lang

Nehmen Sie die Ausgangsposition des Beinbeugers in der Schlinge (S. 136) mit angehobenem Becken ein und überkreuzen Sie die Arme vor der Brust. Dann ziehen Sie die Knie in Richtung Brust.

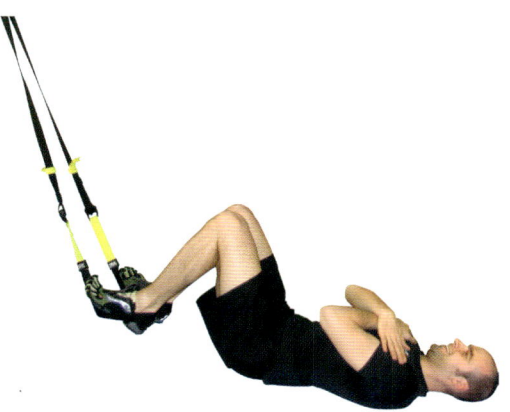

## Beckenlift in der Schlinge

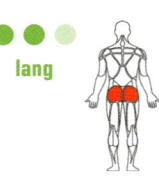
lang

1. Nehmen Sie die Rückenlage (S. 35) ein. Beugen Sie die Beine so, dass Ihre Oberschenkel etwa senkrecht stehen und die Schlingen in neutraler Position sind. Heben Sie Becken, unteren und mittleren Rücken an, es sind nur noch oberer Rücken, Schultern und Kopf auf dem Boden. Die Arme liegen seitlich neben dem Körper.
2. Aktivieren Sie die Gesäßmuskulatur und schieben Sie das Becken so weit nach oben, dass Oberkörper und Oberschenkel eine Linie bilden. Senken Sie das Becken wieder ab, ohne es abzulegen.

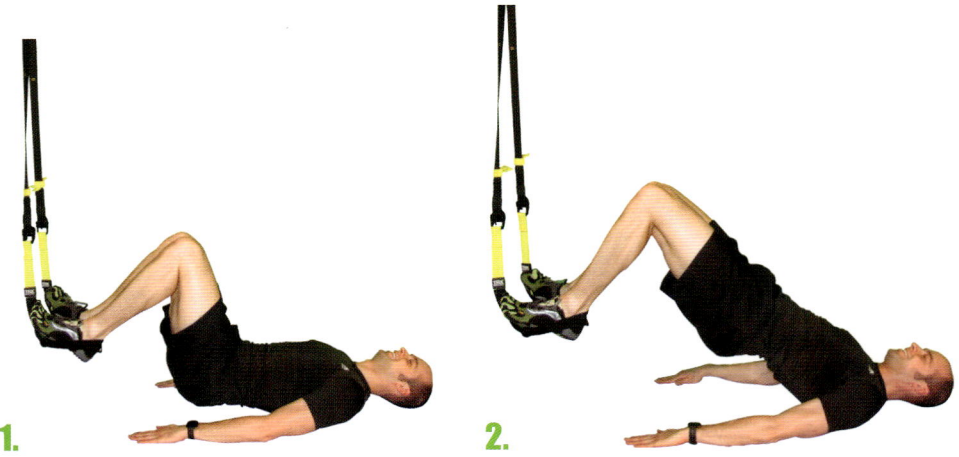

## Bergsteiger in der Schlinge in Rückenlage

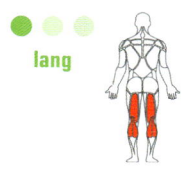
lang

1. Nehmen Sie die Rückenlage (S. 35) ein. Strecken Sie die Beine und rücken Sie so weit vom Verankerungspunkt weg, dass die Schlingen in neutraler Position sind. Heben Sie Ihren Körper an, sodass nur noch oberer Rücken, Schultern und Kopf auf dem Boden sind. Die Arme liegen seitlich neben dem Körper. Ihr Körper ist in einer Linie.
2. Ziehen Sie zuerst ein Knie in Richtung Brust, strecken Sie es wieder und ziehen Sie dann das andere Knie in Richtung Brust. Verändern Sie die Position Ihres Körpers dabei nicht.

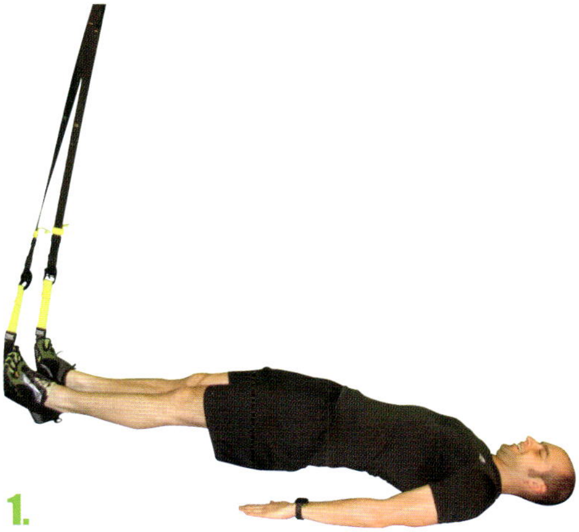

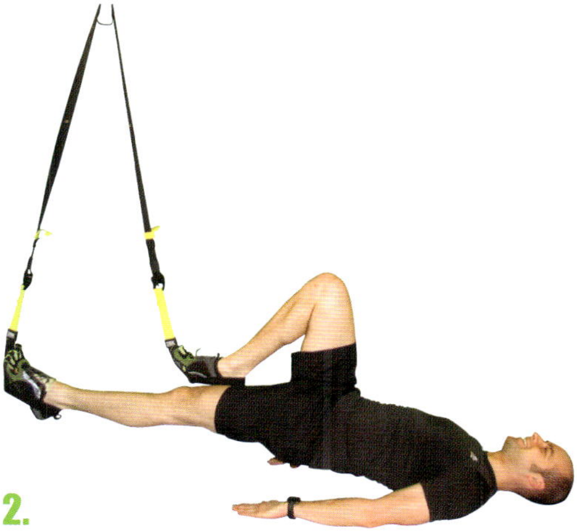

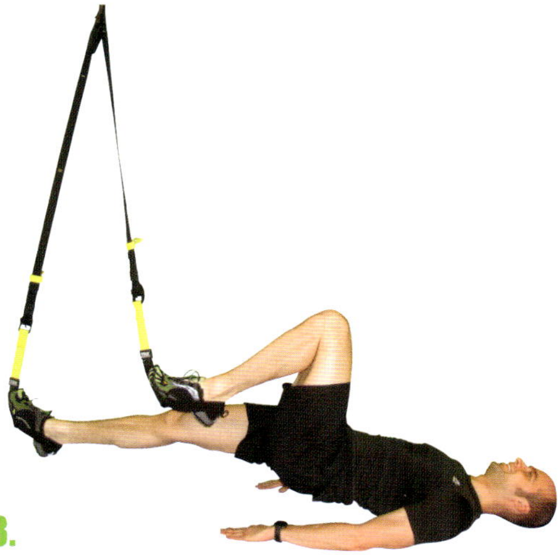

## Variante 1: Bergsteiger in der Schlinge in Rückenlage mit überkreuzten Armen

Nehmen Sie die Ausgangsposition des Bergsteigers in der Schlinge in Rückenlage (S. 139) ein und überkreuzen Sie die Arme vor der Brust. Ziehen Sie dann die Beine im Wechsel in Richtung Brust.

**Hinweis:** Durch die überkreuzten Arme wird die Übung instabiler. Ihre Rumpfmuskulatur wird dadurch mehr gefordert.

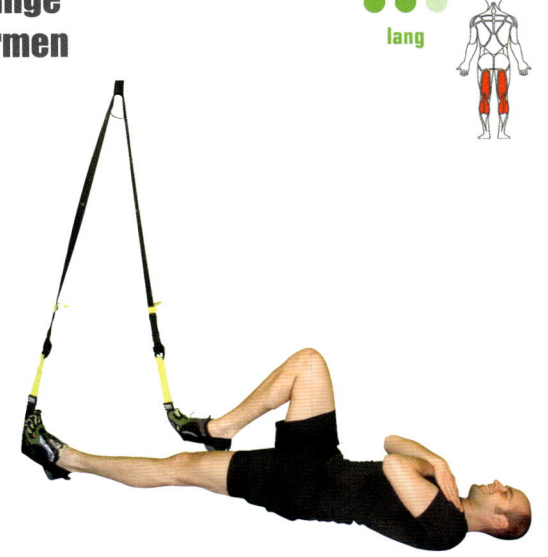

## Variante 2: Bergsteiger in der Schlinge in Rückenlage mit überkreuzten Armen auf dem Luftkissen

Nehmen Sie die Ausgangsposition des Bergsteigers in der Schlinge in Rückenlage (S. 139) ein. Platzieren Sie ein Luftkissen unter dem oberen Rücken zwischen den Schulterblättern. Überkreuzen Sie die Arme vor der Brust, Ihr Kopf ist angehoben. Ziehen Sie dann die Beine im Wechsel in Richtung Brust.

**Hinweis:** Diese Variante ist am schwierigsten. Das Luftkissen verleiht der Übung sehr viel Instabilität.

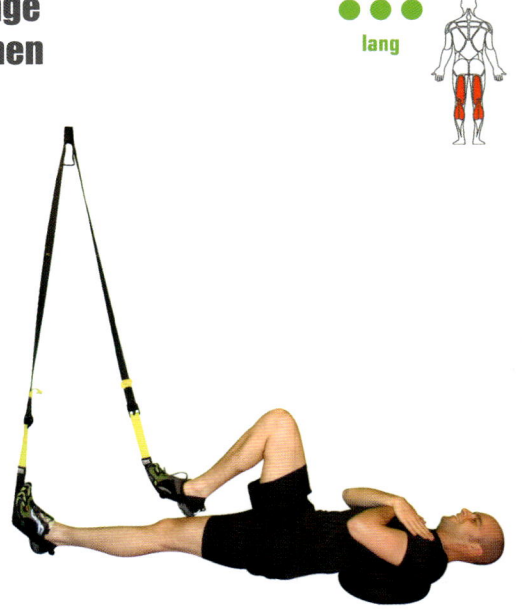

Übungen für die Beine

## Abduktion in der Schlinge im Stütz

1. Kommen Sie über die Bauchlage (S. 36) in die Liegestützposition. Der Körper ist in einer Linie. Die Schlingen sind in neutraler Position.
2. Spreizen Sie die Beine so weit wie möglich nach außen ab, ohne die Liegestützposition zu verändern. Schließen Sie die Beine wieder.

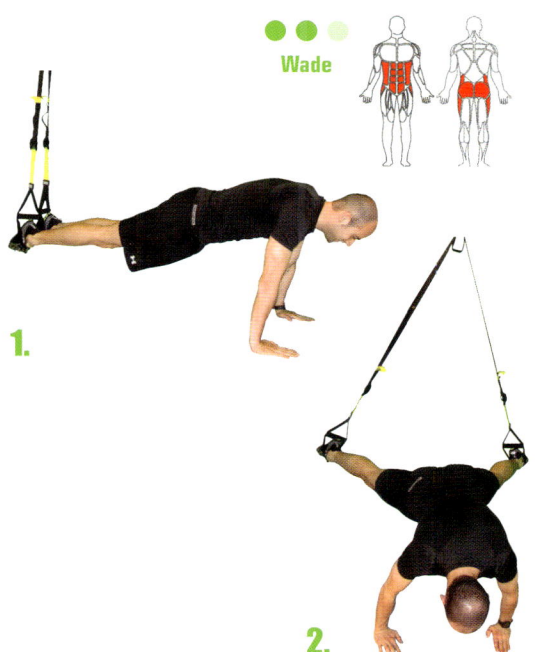

## Variante: Abduktion in der Schlinge im Unterarmstütz mit Miniband

1. Platzieren Sie ein Miniband etwas oberhalb der Sprunggelenke. Kommen Sie dann über die Bauchlage (S. 36) in den Unterarmstütz.
2. Spreizen Sie die Beine so weit wie möglich gegen den Widerstand des Minibands nach außen ab, ohne die Position des Unterarmstützes zu verändern. Schließen Sie die Beine wieder.

**Hinweis:** Durch das Miniband wird Ihre Gesäßmuskulatur zusätzlich gefordert.

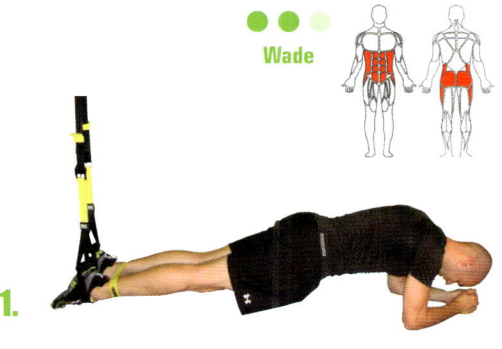

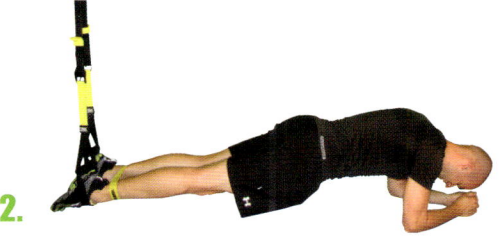

## Einbeinige Abduktion in der Schlinge im Unterarmstütz

1. Bereiten Sie den Einhandgriff (S. 34) vor. Kommen Sie über die Bauchlage (S. 36) in den Unterarmstütz. Es ist nur ein Fuß in der Fußschlaufe. Die Schlinge ist in neutraler Position. Heben Sie das freie Bein neben das andere an. Ihr Körper ist in einer Linie.
2. Spreizen Sie das freie Bein so weit wie möglich nach außen ab und führen Sie es wieder heran. Nach einem Satz wechseln Sie das Bein.

**Hinweis:** Diese Übung erfordert viel Muskelanspannung, da Bein- und Rumpfmuskulatur intensiv zusammenarbeiten müssen, damit Sie das Gleichgewicht und die Position halten können.

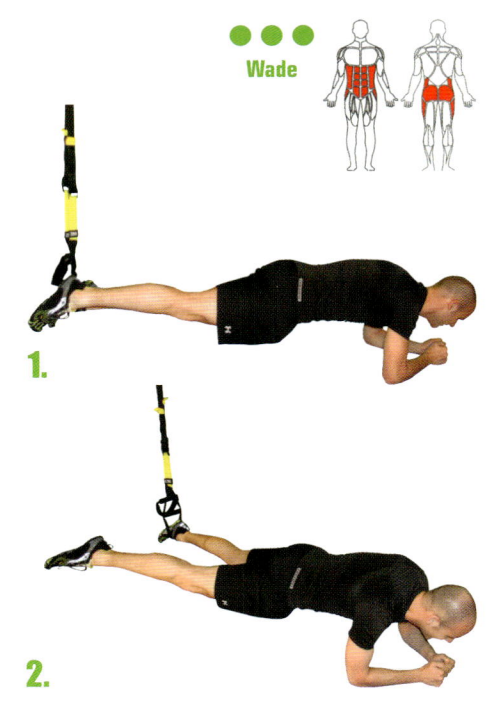

Wade

## Abduktion in der Schlinge in Rückenlage

1. Nehmen Sie die Rückenlage (S. 35) ein. Kopf und Schultergürtel sind auf dem Boden. Überkreuzen Sie die Arme vor der Brust und heben Sie das Becken vom Boden ab. Ihr Körper ist in einer Linie.
2. Spreizen Sie die Beine so weit wie möglich nach außen ab und schließen Sie sie wieder. Halten Sie den Körper in einer Linie.

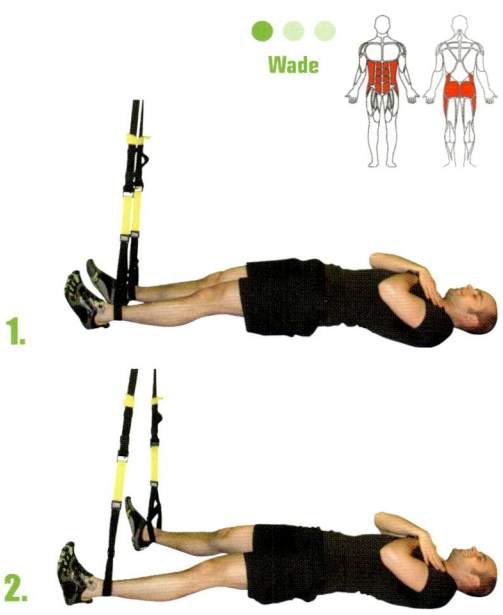

Wade

Übungen für die Beine **143**

## Einbeinige Abduktion in der Schlinge in Rückenlage

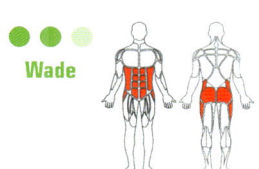
Wade

1. Bereiten Sie den Einhandgriff (S. 34) vor. Nehmen Sie die Rückenlage (S. 36) mit einem Fuß in der Fußschlaufe ein. Kopf und Schultergürtel sind auf dem Boden, die Arme liegen seitlich neben dem Körper. Heben Sie das Becken und das freie Bein vom Boden ab. Ihr Körper ist in einer Linie.
2. Spreizen Sie das freie Bein so weit wie möglich nach außen ab. Führen Sie es wieder heran. Nach einem Satz wechseln Sie das Bein.

**Hinweis:** Um die Übung schwieriger zu gestalten, können Sie die Arme vor der Brust überkreuzen.

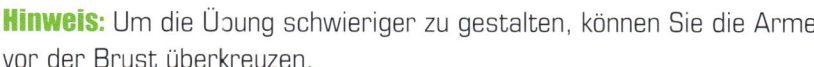

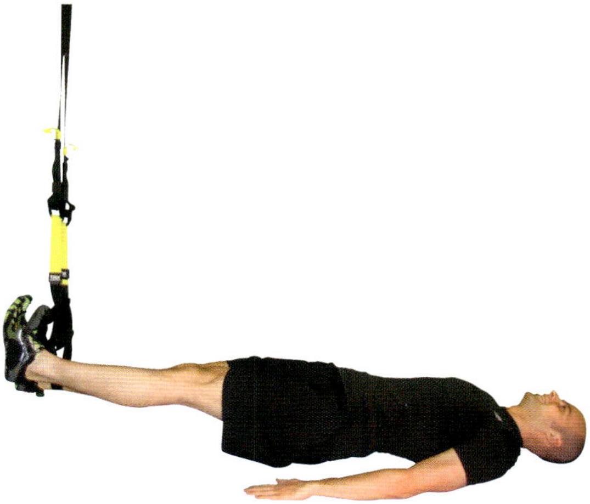

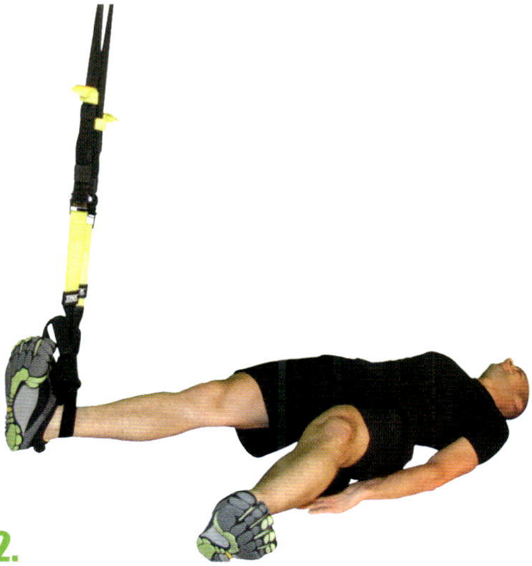

## Adduktion in der Schlinge

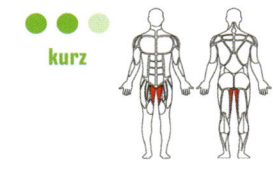
kurz

1. Bereiten Sie den Einhandgriff (S. 34) vor. Kommen Sie in die Seitlage und setzen Sie den oberen Fuß in die Fußschlaufe. Das untere Bein ist abgelegt. Durch die kurze Schlingeneinstellung sind die Beine weit geöffnet. Überkreuzen Sie die Arme vor der Brust und heben Sie den Kopf an.
2. Führen Sie das untere Bein gegen den Widerstand der Schwerkraft nach oben. Senken Sie es wieder ab, ohne es abzulegen. Nach einem Satz wechseln Sie das Bein.

**Hinweis:** Sollten Sie Schwierigkeiten haben, den Fuß in die Fußschlaufe zu setzen, können Sie die Schlingen etwas länger einstellen. Oder es ist Ihnen jemand behilflich.

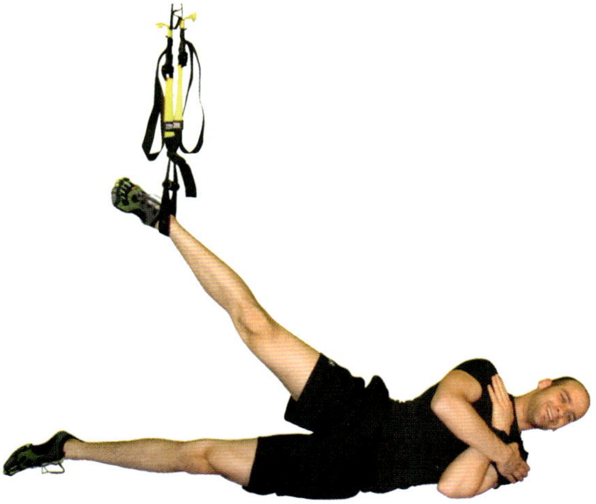

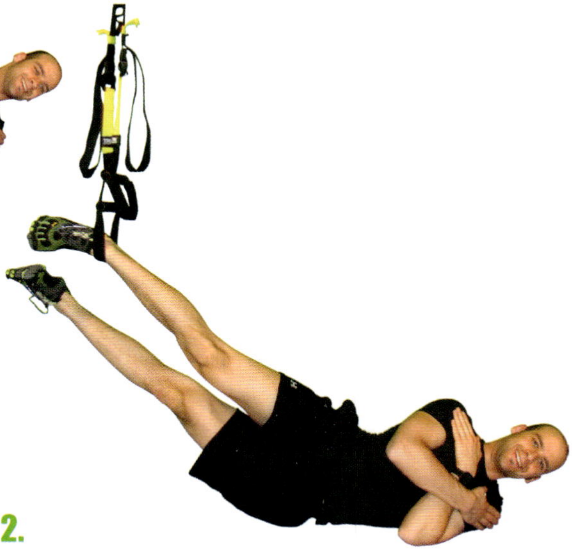

Übungen für die Beine **145**

## Spagat in der Schlinge

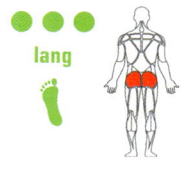

1. Bereiten Sie den Einhandgriff (S. 34) vor. Stellen Sie sich direkt vor die Schlinge. Setzen Sie im Stand einen Fuß in die Fußschlaufe und halten Sie sich zur Stabilisierung an den Schlingen fest.
2. Nehmen Sie – soweit Sie es kontrollieren können – einen möglichst großen Spagat ein, indem Sie das Bein in der Schlaufe gestreckt nach vorn oben schieben. Halten Sie sich dabei an den Schlingen fest. Halten Sie die Position für 1 bis 2 Sekunden und führen Sie dann das Bein wieder zurück. Nach einem Satz wechseln Sie das Bein.

**Hinweise:** Achten Sie darauf, dass Sie das Becken nicht drehen. Öffnen Sie die Beine nur so weit, wie es Ihr Hüftbeuger zulässt.

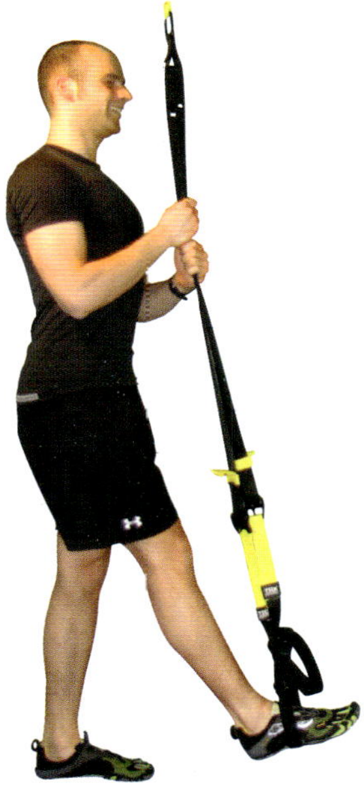

1.

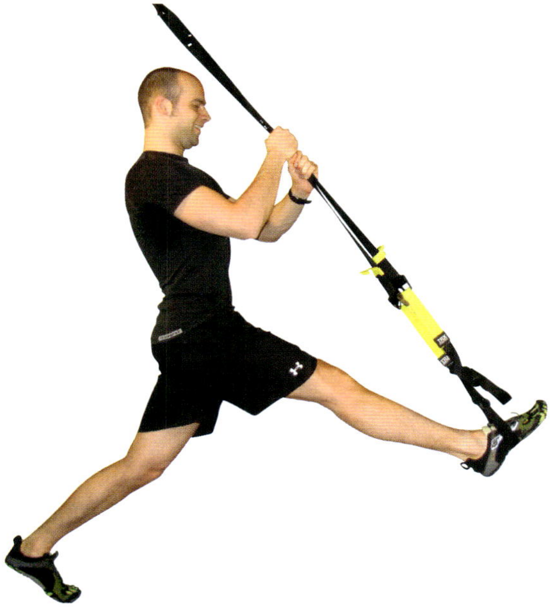

2.

## Sprintposition

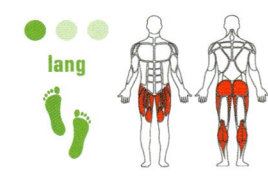

1. Stellen Sie sich mit dem Rücken zum Verankerungspunkt. Fassen Sie die Handgriffe im Hammergriff, führen Sie sie am Körper nach vorn und klemmen Sie sie mit gebeugten Armen unter den Achseln ein. Halten Sie die Griffe direkt neben der Brust. Nehmen Sie einen relativ steilen Körperwinkel ein. Das vordere Bein ist gebeugt, das hintere gestreckt, die Fersen sind angehoben. Das Hauptgewicht ist auf dem vorderen Fußballen. Ihr Körper ist in einer Linie.
2. Ziehen Sie das Knie des gestreckten Beins auf Hüfthöhe nach oben. Halten Sie diese Position für 1 bis 2 Sekunden, dann setzen Sie den Fuß wieder kurz ab. Nach einem Satz wechseln Sie das Bein.

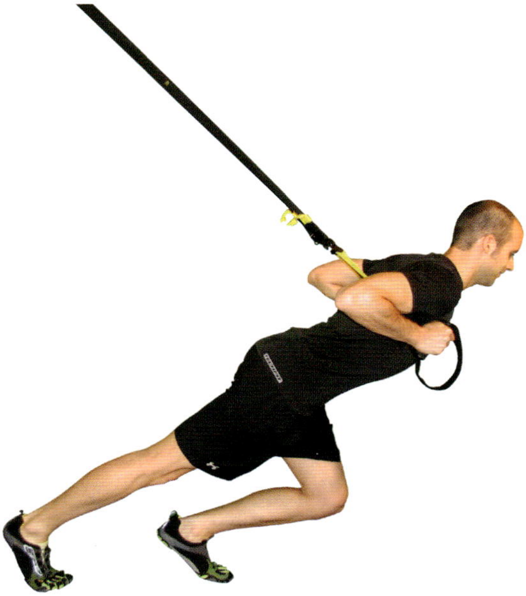

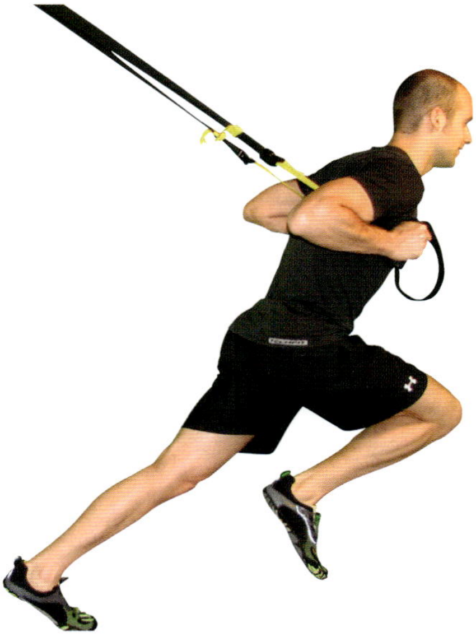

## Wadenheben

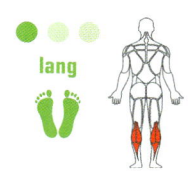

1. Stellen Sie sich mit dem Rücken zum Verankerungspunkt. Fassen Sie die Handgriffe im Hammergriff, führen Sie sie am Körper nach vorn und klemmen Sie sie mit gebeugten Armen unter den Achseln ein. Halten Sie die Griffe direkt neben der Brust. Neigen Sie sich so weit vor, dass die Fersen noch Bodenkontakt haben. Ihr Körper ist in einer Linie.
2. Aktivieren Sie die Wadenmuskulatur und heben Sie die Fersen so weit wie möglich vom Boden ab. Halten Sie die Position für 1 bis 2 Sekunden, dann setzen Sie die Fersen wieder kurz ab.

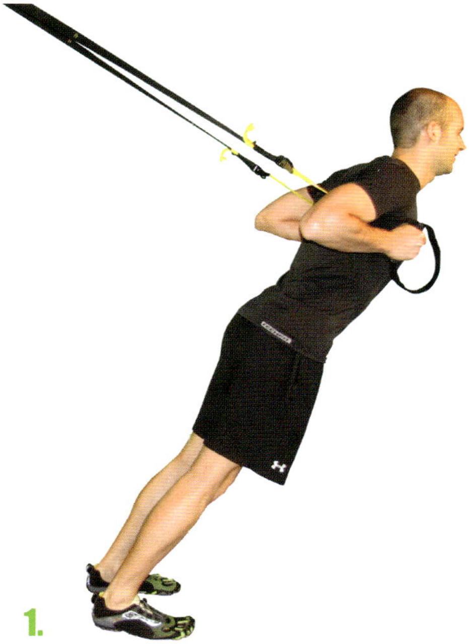

1.

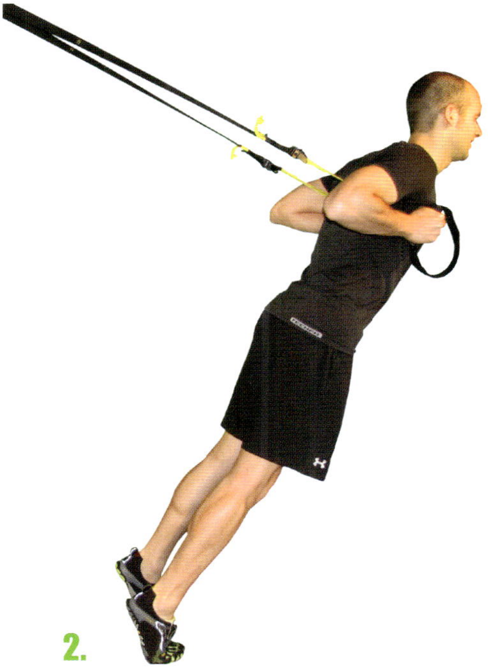

2.

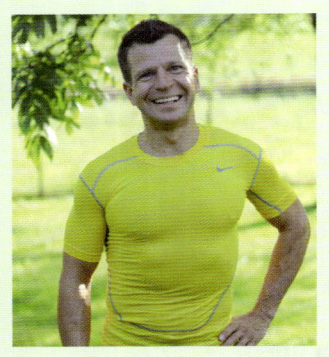

# Michael Knapp

Group Fitness Instructor
Hot Iron™ Instructor
TRX® STC (Suspension Training Course)

**Was ist für dich das Besondere am Schlingentrainer?**
Die variable und flexible Verwendbarkeit. Das bezieht sich zum einen auf den Einsatzort, entweder im Kursraum, im Freien oder in den eigenen vier Wänden, aber auch auf das Trainingsziel und das Fitnessniveau des Benutzers. Die Stärkung des Rumpfes, die meiner Meinung nach den entscheidensten Einfluss auf die gesamte Haltung und Stabilität hat, steht im Schlingentraining immer im Fokus und wird bei richtiger Ausführung automatisch und fast schon nebenbei bei den meisten Übungen mittrainiert. Außerdem wird die cardiovaskuläre Belastung mit dem Kraft-, Balance-und Beweglichkeitstraining vereint. Beim Schlingentraining kann man definitiv von einem echten funktionellen Training sprechen.

**Welche Resonanz bekommst du von deinen Kursteilnehmern?**
Die Teilnehmer schätzen die Vielfalt der Übungsmöglichkeiten und deren positive Wirkung auf ihren Körper. Die einfache und schnelle Bedienung, die unterschiedlichen Trainingsintensitäten über den Körperwinkel und die verschiedenen Fußpositionen kommen den Kursteilnehmern sehr entgegen. Dadurch können auch Einsteiger und nicht unbedingt die sehr Trainierten an meinem Kurs teilnehmen. Umgekehrt können auch die stark Leistungsorientierten mit denselben Übungen, aber unter erschwerten Bedingungen, ihre persönliche Belastungsgrenze erreichen. Die Bandbreite unter den Kursteilnehmern ist deshalb hinsichtlich des Alters und des Fitnessniveaus sehr groß. Außerdem finden es alle Teilnehmer sehr angenehm, dass ein lästiger Gewichteumbau und ein Gerätewechsel entfallen.

**Wie baust du eine typische Kursstunde auf?**
Eine Kursstunde dauert bei mir in der Regel fast eine ganze Stunde. Zum Warm-up gehört bei mir zuerst eine technische Einweisung. Das ist vor allem für Erstteilnehmer wichtig. Dann folgt ein Durchmobilisieren und Aktivieren sämtlicher Gelenke, Muskeln und Strukturen. Schließlich steigere ich langsam die cardiovaskuläre Belastung durch eine Tempoerhöhung und einen größeren Bewegungsumfang. Den Hauptteil untergliedere ich in zwei Abschnitte: in einen Standteil und einen Bodenteil. Beim Standteil beginne ich normalerweise mit Übungen für die großen Muskelgruppen wie die Bein-, Rücken- und Brustmuskulatur. Zu einer klassischen Kursstunde gehören dazu aber auch Übungen für die Schultern, den Bizeps und den Trizeps. Beim Bodenteil lassen sich sehr gut die Beinrückseite, die stützende Schultermuskulatur, aber vor allem die Rumpfmuskulatur trainieren. Die Kurs-

stunde beende ich mit einem Durchbewegen und leichten statischen Dehnen der trainierten Muskulatur. In meinem Kurs führen wir zwar die Übungen mit Musik im Wechsel zwischen Belastung und Pause aus. Meinen Kursteilnehmern vermittle ich aber immer wieder, dass die Bewegungsgeschwindigkeit und die Choreografie nicht im Vordergrund stehen. Die Pausenlänge ist individuell und richtet sich nach der jeweiligen Übungsabfolge und dem Belastungsgrad der vorausgegangenen Übung. Trink- und Umbaupausen während des Kursverlaufs werden von mir selbstverständlich berücksichtigt, ich halte sie aber so kurz wie möglich.

**Wie gehst du mit den unterschiedlichen Leistungslevels deiner Kursteilnehmer innerhalb einer Kursstunde um?**
Der generelle Aufbau meiner Kursstunden sieht vor, dass sich der koordinative und leistungsbezogene Anspruch an die Teilnehmer mit den bekannten Möglichkeiten der Intensitätssteuerung für die meisten bewerkstelligen lässt. So kann jeder Teilnehmer für sich die Übungen durch eine veränderte Position des Körperwinkels und der Standposition seinem eigenen Leistungsniveau anpassen. Entscheidend ist aber auch die Dauer der Belastung. Meine Teilnehmer haben jederzeit die Möglichkeit, die Übungen ihrem Leistungsniveau entsprechend zu beenden. Ich biete ihnen leichtere und schwerere Ausführungsmöglichkeiten an oder baue die Belastungssteigerung stufenweise von leicht nach schwer auf, sodass jeder in seinem persönlichen Level bleiben und die Übung beenden kann.

**Welche Eigenschaft sollte ein Kurstrainer mitbringen, um einen Gruppenkurs mit dem Schlingentrainer durchzuführen?**
Der Trainer sollte grundsätzliche anatomische Kenntnisse besitzen, um den Teilnehmern jederzeit erklären zu können, welche Muskeln sie gerade mit dieser oder jener Übung trainieren. Er muss Hinweise zur korrekten Ausführung und Haltung geben und auch begründen können, warum die Übungen so ausgeführt werden. Die Standards in der Trainingslehre sowie ein Grundwissen zur Ernährung sollten ebenso vorhanden sein. Auch andere Trainingsformen und Kombinationsmöglichkeiten mit dem Schlingentraining sollten ihm bekannt sein. Der Trainer sollte didaktisch in der Lage sein, mehrere Personen gleichzeitig verbal richtig anzuleiten und Korrekturmaßnahmen über Ansagen oder über Hilfestellungen geben zu können. Selbst während einer direkten Korrektur bei einem einzelnen Teilnehmer muss er den Kurs für alle harmonisch und geregelt abhalten können und dabei die Übersicht bewahren. Ganz wichtig für einen Trainer ist es auch, dass er seine Teilnehmer motivieren und mitreißen kann und dadurch zum Trainingserfolg eines jeden einzelnen beiträgt.

## Dehnübungen

So wie ein optimaler Trainingsplan erfordert auch ein effizientes und verletzungsfreies Dehnen gewisse Grundregeln. Das Wichtigste dabei ist: Lassen Sie sich Zeit! Ihre Muskeln, Sehnen und Bänder möchten sich nach einem harten Training wieder entspannen – und Sie selbst doch auch. Schnelle Bewegungen sind hier deshalb fehl am Platz. Nehmen Sie jede Position bewusst ein und führen Sie die Dehnung langsam aus – egal ob statisch oder dynamisch gedehnt wird. Nur so steigern Sie langfristig Ihre Beweglichkeit in den Bändern und Gelenken. Durch die Instabilität der Schlingen ist es zunächst einmal notwendig, dass Sie eine stabile Ausgangsposition einnehmen. Während der Dehnung signalisiert Ihnen Ihr Körper, wie weit Sie gehen können. Generell gilt: Das Dehnen sollte keine Schmerzern verursachen.

Bei der idealen Haltezeit – die meisten Dehnübungen hier werden statisch ausgeführt – sind sich die Wissenschaftler allerdings nicht einig. Ich empfehle Ihnen bei den statischen Übungen, die Position für 30 Sekunden zu halten. Mit zunehmender Erfahrung können Sie die Haltezeit auf 60 Sekunden erweitern – solange nichts schmerzt und Sie sich dabei wohlfühlen. Sie können jede Übung 1- bis 3-mal wiederholen.

Bei den dynamischen Übungen, beispielsweise bei der Dehnung der ganzen Wade (S. 167), halten Sie die Position pro Bein für 2 bis 3 Sekunden. So können Sie pro Seite etwa 15 Wiederholungen ausführen. Im Gegensatz zu herkömmlichen Dehnübungen erfordern einige Übungen an den Schlingen viel Gleichgewichtssinn, ab und zu ist auch etwas Krafteinsatz erforderlich, etwa bei der Gesäßdehnung im Stand (S. 164) oder der seitlichen Latissimus-, Gesäß- und Rumpfdehnung (S. 161). Hier werden Ihnen selbst 30 Sekunden lang vorkommen. Versuchen Sie dennoch, bei jeder Übung die Zielmuskulatur bewusst wahrzunehmen und diese während der Dehnung zu entspannen. Atmen Sie stets ruhig und gleichmäßig. Versuchen Sie, mit jedem Ausatmen mehr und mehr loszulassen, um noch ein klein wenig weiter in die Dehnung zu kommen. Erzwingen Sie jedoch nichts. Sie werden rasch Fortschritte wahrnehmen, sogar schon während des Dehnens.

Wenn Sie sich Ihr eigenes Dehnprogramm zusammenstellen, achten Sie darauf, dass Sie wie beim Aufbau eines Trainingsplans allen Muskelpartien die gleiche Aufmerksamkeit schenken. Zudem ist es sinnvoll, auch hier zuerst den Agonist und dann den Antagonist zu dehnen, indem Sie zuerst eine Dehnung für die Brust, anschließend eine für den Rücken ausführen – oder umgekehrt. Selbstverständlich ist es jederzeit möglich, dass Sie sich bestimmten Körperpartien, die Sie bisher eher vernachlässigt haben, intensiver widmen. Das ist auch ohne ein vorheriges Muskeltraining und auch an einem Tag, an dem Sie nicht trainieren, möglich. Dadurch können Sie neben Ihrem Trainingsplan beim Dehnen zusätzlich Schwerpunkte setzen.

Dehnübungen **151**

## Seitliche Nackendehnung

Bereiten Sie den Einhandgriff (S. 34) vor. Stellen Sie sich seitlich zur Schlinge, fassen Sie mit einer Hand den Handgriff und drehen Sie sich so um, dass der Arm hinter Ihrem Rücken ist. Die Handfläche zeigt weg von Ihnen. Durch die versetzte Fußstellung ist Ihr Körper leicht schräg. Neigen Sie den Kopf in Richtung Verankerungspunkt. Lassen Sie den anderen Arm locker hängen. Halten Sie die Position für 30 Sekunden. Wechseln Sie dann die Seite.

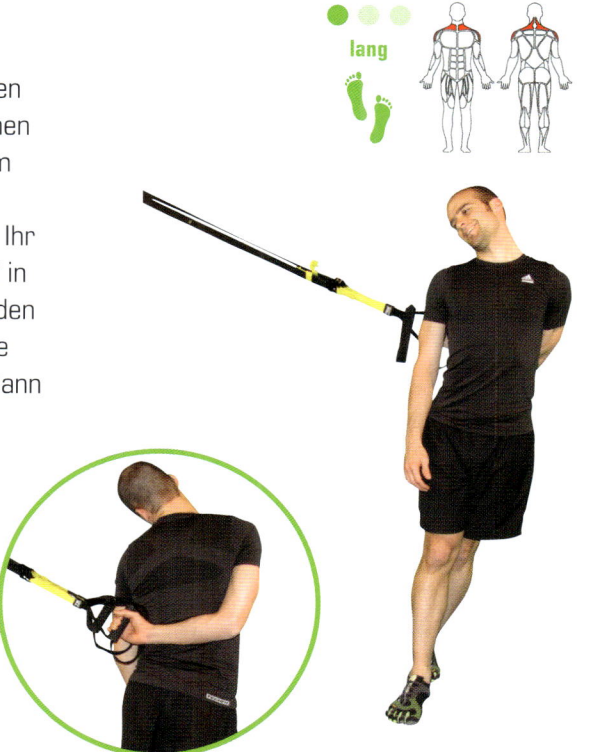

### TIPP   Etwas intensiver dehnen

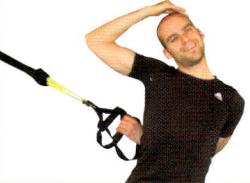

Sie können die Dehnung intensivieren, indem Sie die freie Hand an die Außenseite des Kopfes legen und mit leichtem Zug nachhelfen. Ziehen Sie aber nicht zu stark. Es sollte nur ein leichter zusätzlicher Zug im seitlichen Nacken zu spüren sein.

## Dehnung der Schulterrückseite

1. Bereiten Sie den Einhandgriff (S. 34) vor. Stellen Sie sich seitlich zur Schlinge und bleiben Sie aufrecht. Fassen Sie den Handgriff mit der Hand des von der Schlinge abgewandten Arms. Er befindet sich in Verlängerung der Schlinge. Entfernen Sie sich so weit vom Verankerungspunkt, dass die Schlinge auf Zug ist.
2. Legen Sie die freie Hand an die Oberarmrückseite und drücken Sie den Arm sanft zur Brust. Halten Sie die Position für 30 Sekunden. Wechseln Sie dann die Seite.

**Hinweis:** Lassen Sie die Schulter des zu dehnenden Arms tief.

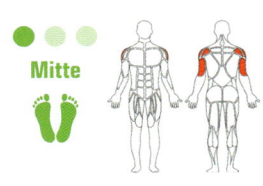

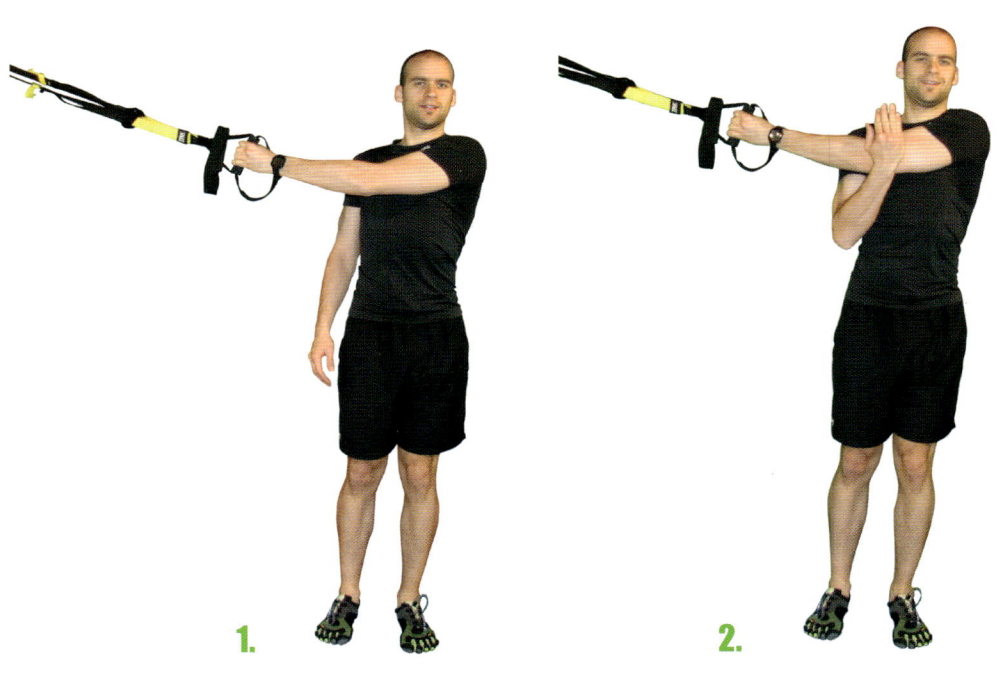

1.  2.

## Dehnung des oberen Rückens

1. Stellen Sie sich frontal zu den Schlingen. Fassen Sie die Handgriffe im Obergriff und halten Sie die gestreckten Arme in Verlängerung der Schlingen. Neigen Sie Ihren Körper leicht nach hinten.
2. Werden Sie im oberen Rücken rund, indem Sie das Kinn in Richtung Brust ziehen. Ihr Kopf ist zwischen den Oberarmen. Halten Sie die Position für 30 Sekunden.

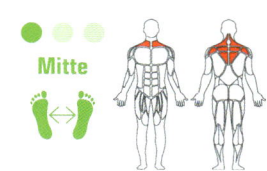

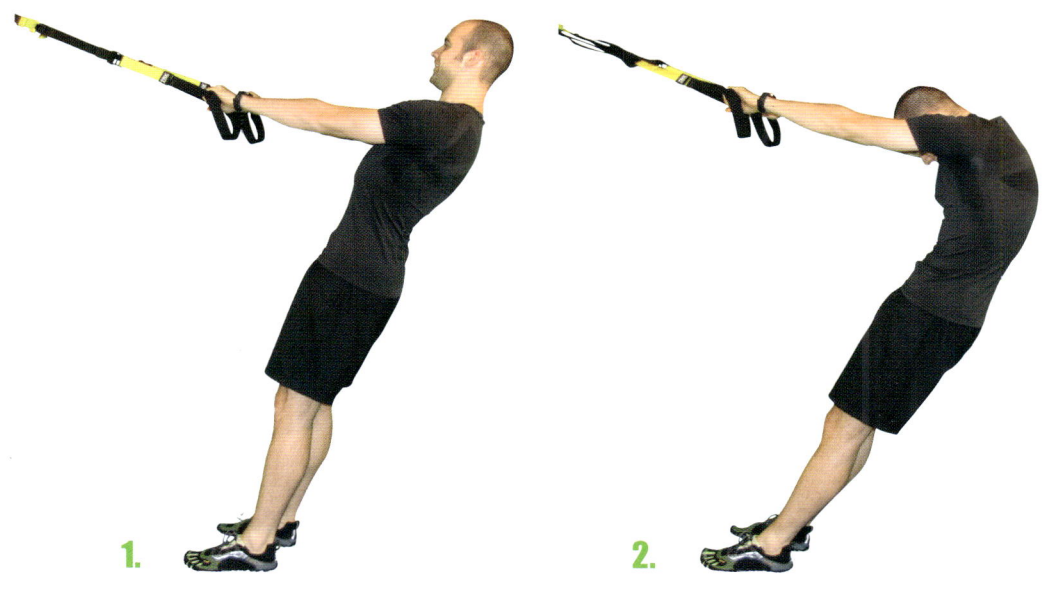

## Brustöffner mit gestreckten Armen

1. Stellen Sie sich aufrecht mit dem Rücken zu den Schlingen. Fassen Sie die Handgriffe im Hammergriff und strecken Sie die Arme auf Schulterhöhe zur Seite aus. Die Handflächen zeigen nach vorn.
2. Machen Sie mit einem Bein einen großen Schritt nach vorn. Neigen Sie den Körper vor, sodass die Arme jetzt nach hinten zeigen. Je weiter Sie sich vorneigen, desto intensiver die Dehnung. Halten Sie die Position für 30 Sekunden.

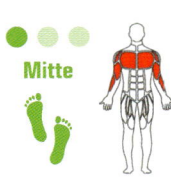

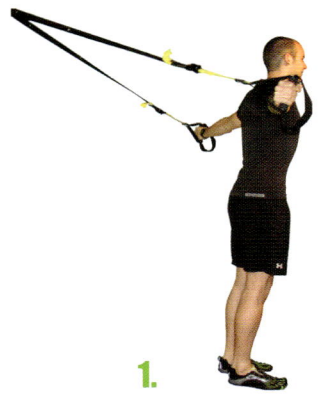
**1.**

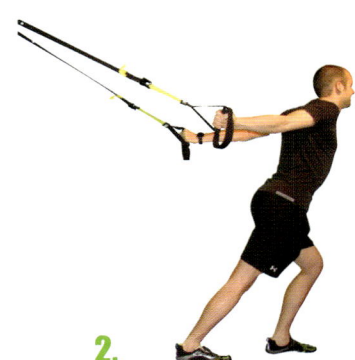
**2.**

## Brustöffner vorgeneigt mit gestreckten Armen

1. Stellen Sie sich aufrecht mit dem Rücken zu den Schlingen. Fassen Sie die Handgriffe im Obergriff und strecken Sie die Arme hinter dem Körper in Richtung Boden. Die Handflächen zeigen nach vorn.
2. Neigen Sie den Oberkörper so weit vor, bis sich die Arme etwa auf Schulterhöhe befinden. Die Handflächen weisen jetzt zum Boden. Halten Sie die Position für 30 Sekunden.

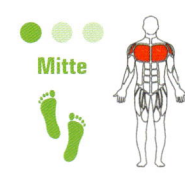

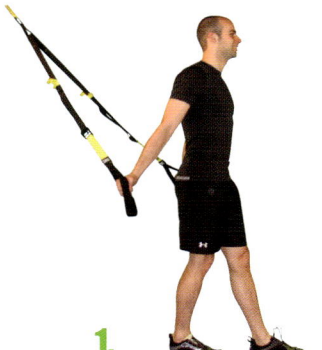
**1.**

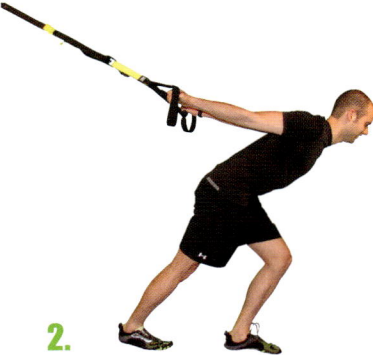
**2.**

## Brustöffner mit angewinkelten Armen (45°)

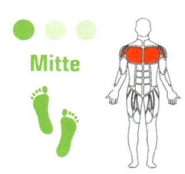

1. Stellen Sie sich aufrecht mit dem Rücken zu den Schlingen. Fassen Sie die Handgriffe im Hammergriff und winkeln Sie die Arme um 45° an. Die Oberarme liegen am Körper an. Die Handflächen zeigen nach vorn.
2. Neigen Sie den Körper vor, sodass die Oberarme nach außen rotieren. Ihre Arme sind jetzt etwas hinter dem Oberkörper. Halten Sie die Position für 30 Sekunden.

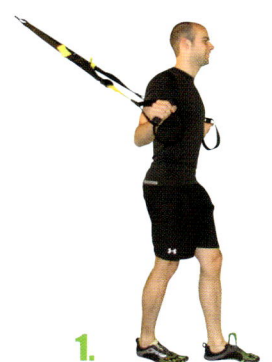
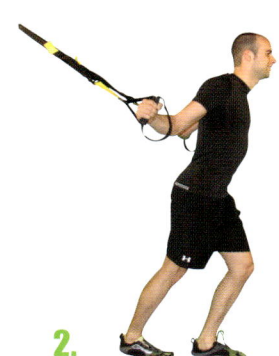

## Brustöffner mit angewinkelten Armen (90°)

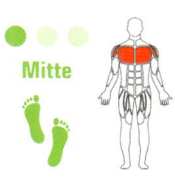

1. Stellen Sie sich aufrecht mit dem Rücken zu den Schlingen. Fassen Sie die Handgriffe im Obergriff und winkeln Sie die Arme um 90° auf Schulterhöhe an. Die Unterarme sind leicht vorgeneigt.
2. Neigen Sie den Körper vor, sodass die Oberarme nach außen rotieren. Sie bleiben auf Schulterhöhe, sind aber leicht hinter dem Körper, die Unterarme stehen jetzt senkrecht. Halten Sie die Position für 30 Sekunden.

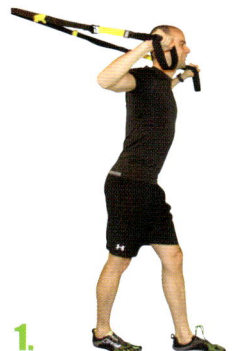
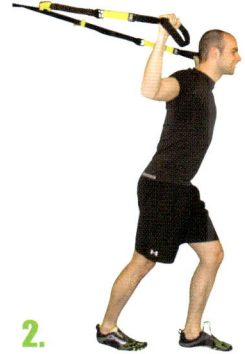

## Variante 1: Einseitiger Brustöffner mit angewinkeltem Arm (90°)

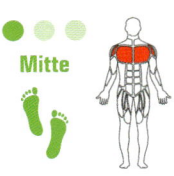

1. Bereiten Sie den Einhandgriff (S. 34) vor. Fassen Sie mit einer Hand die Fußschlaufe im Obergriff und winkeln Sie den Arm um 90° auf Schulterhöhe an. Der Unterarm steht senkrecht.
2. Neigen Sie den Körper vor, sodass der Oberarm nach außen rotiert. Er bleibt auf Schulterhöhe, ist aber leicht hinter dem Körper, der Unterarm bleibt senkrecht. Halten Sie die Position für 30 Sekunden. Wechseln Sie dann die Seite.

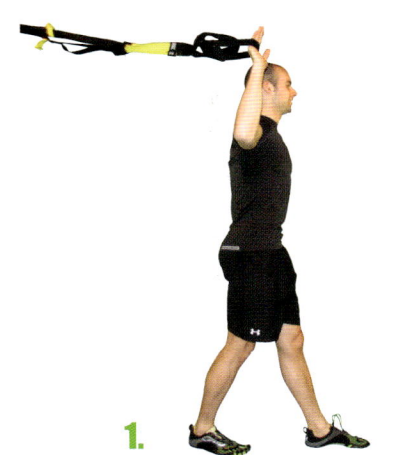 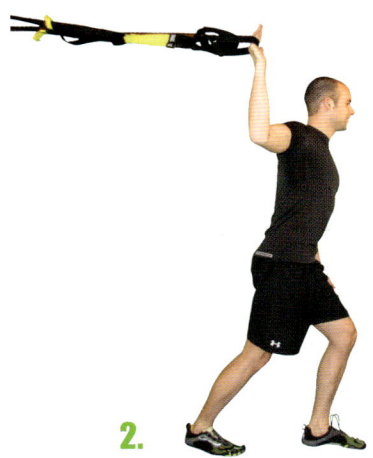

1.   2.

## Variante 2: Einseitiger Brustöffner (Ellbogengelenk)

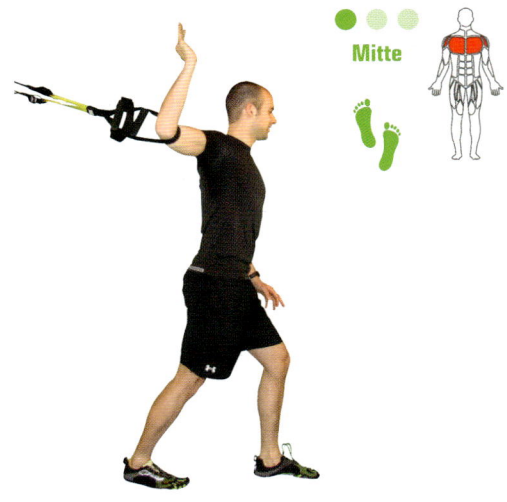

Nehmen Sie die Ausgangsposition wie bei Variante 1 ein. Setzen Sie die Fußschlaufe jedoch am Oberarm direkt über dem Ellbogengelenk an. Der Arm ist rechtwinklig gebeugt auf Schulterhöhe, die Handfläche zeigt nach vorn. Neigen Sie den Körper leicht vor.

**Hinweis:** Diese Variante ist für diejenigen geeignet, die Probleme mit dem Ellbogengelenk haben, da es bei dieser Ausführung nicht beteiligt ist.

## Brustöffner mit Dehnung des Hüftbeugers

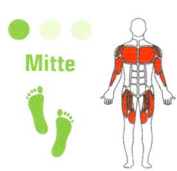

1. Stellen Sie sich mit dem Rücken zu den Schlingen. Fassen Sie die Handgriffe im Hammergriff. Machen Sie einen großen Schritt nach vorn und kommen Sie in die Ausfallschrittposition. Der Winkel des hinteren Knies ist größer als 90°, das vordere Knie steht über der Ferse. Strecken Sie die Arme auf Schulterhöhe zur Seite aus.
2. Senken Sie Ihr Becken nach vorn ab, sodass das vordere Knie über der Fußspitze steht, das hintere Bein noch weiter in die Streckung kommt und somit Ihr Hüftbeuger auf dieser Seite gedehnt wird. Die Arme sind jetzt weiter nach hinten gestreckt. Halten Sie die Position für 30 Sekunden. Wechseln Sie dann das Bein.

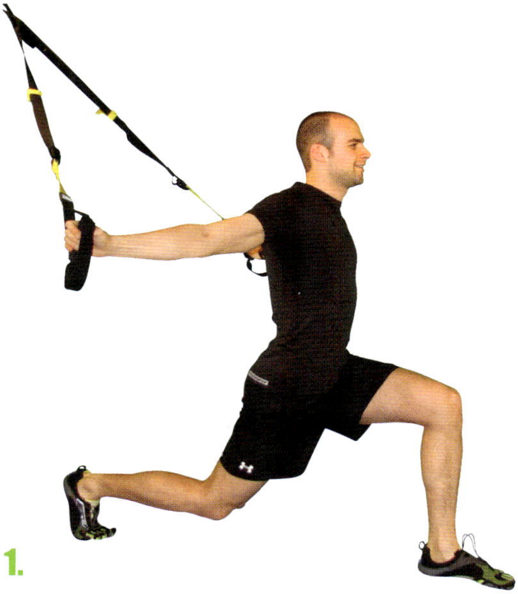

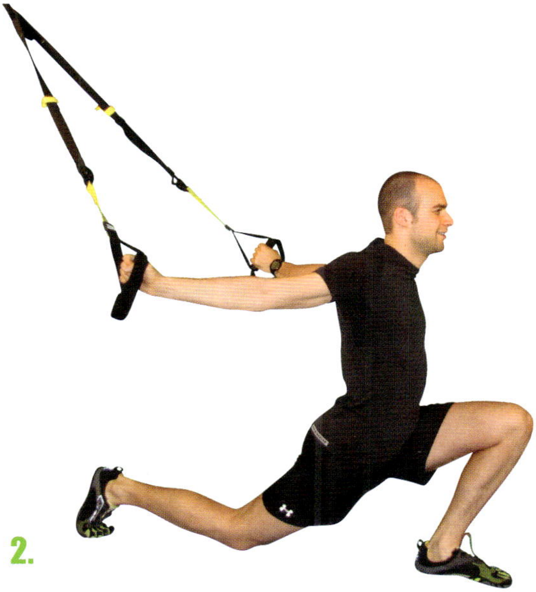

## Seitliche Latissimus-Dehnung

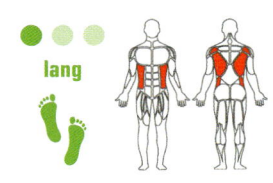

1. Stellen Sie sich mit dem Rücken zu den Schlingen, der linke Fuß ist vorn. Fassen Sie die Handgriffe im Obergriff und winkeln Sie die Arme um 45° an. Die Handflächen zeigen nach vorn.
2. Während Sie den Oberkörper zur linken Seite neigen, strecken Sie beide Arme so, dass der linke Arm nach hinten unten, der rechte Arm über Kopf gestreckt ist. Der Blick ist auf die untere Hand gerichtet.
3. Kommen Sie zur Ausgangsposition zurück, setzen Sie den rechten Fuß nach vorn und neigen Sie sich zur rechten Seite. Halten Sie auf jeder Seite die Position für 30 Sekunden.

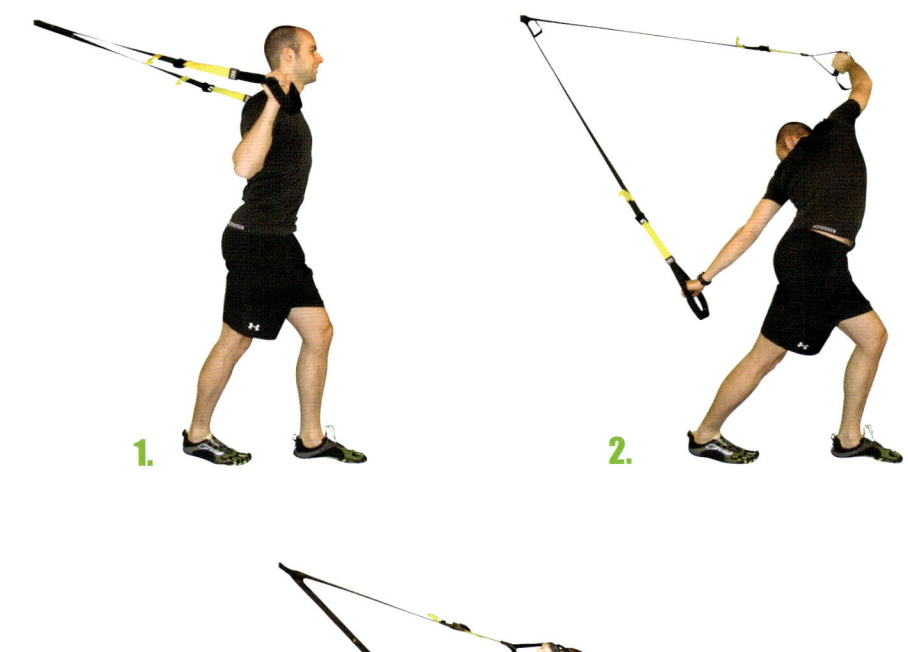

1.     2.

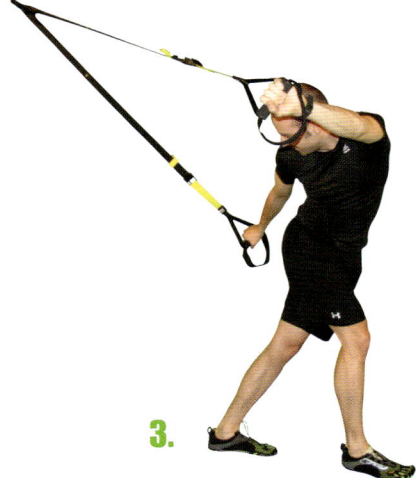

3.

## Seitliche Rumpf- und Hüftdehnung

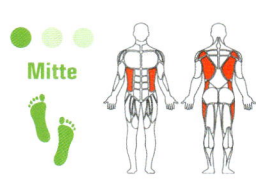

1. Stellen Sie sich seitlich zu den Schlingen. Halten Sie die Handgriffe auf der den Schlingen zugewandten Körperseite etwa auf Brusthöhe. Die Arme sind leicht angewinkelt.
2. Schieben Sie das Becken so weit wie möglich nach außen, sodass Ihr Körper die Form eines Bumerangs einnimmt. Die Beugung findet in der Wirbelsäule statt. Die Arme sind jetzt in Verlängerung der Schlingen.
3. Richten Sie sich wieder auf, drehen Sie sich um und führen Sie die Beugung zur anderen Seite aus. Halten Sie auf jeder Seite die Position für 30 Sekunden.

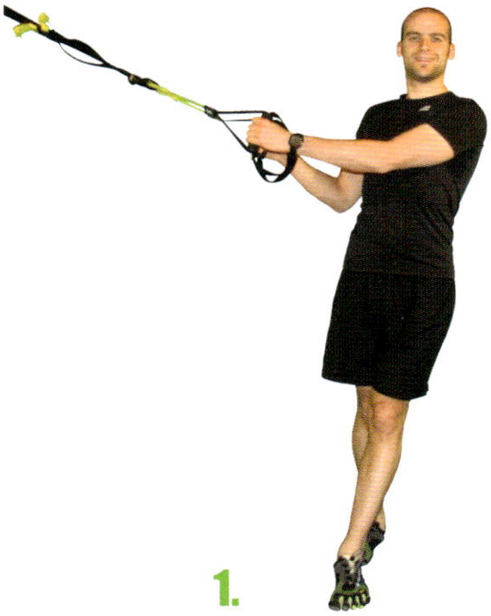

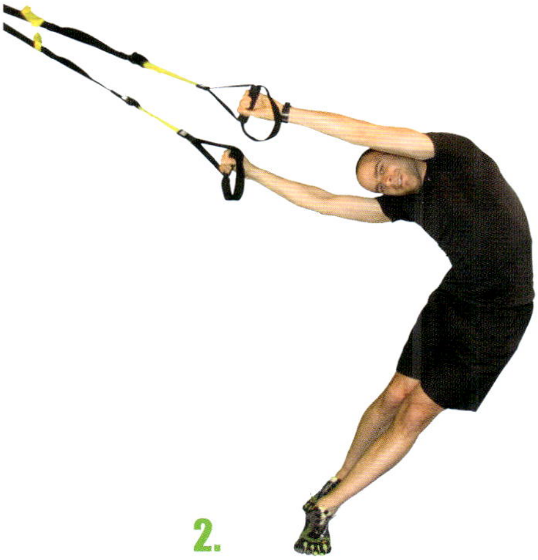

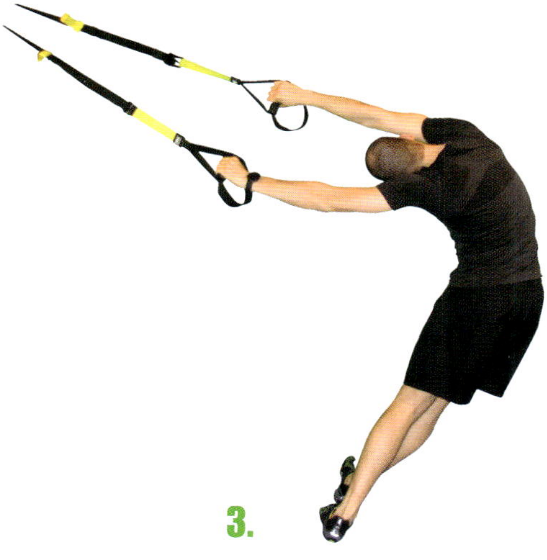

## Diagonale Brust- und Rumpfdehnung

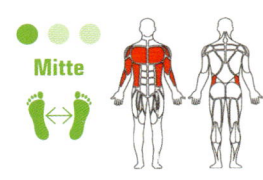
Mitte

1. Stellen Sie sich frontal zu den Schlingen. Legen Sie die Hände auf die Handgriffe und klemmen Sie die Bügel der Handgriffe zwischen Daumen und Handfläche ein. Strecken Sie die Arme in Richtung Boden. Beugen Sie die Knie leicht und neigen Sie den Oberkörper etwas vor. Der Rücken bleibt gerade.
2. Während Sie den Oberkörper nach rechts drehen, führen Sie den rechten Arm in derselben Richtung gestreckt nach hinten oben, bis beide Arme auf Schulterhöhe sind. Ihr Blick folgt der rechten Hand.
3. Kommen Sie zur Mitte zurück und drehen Sie sich nach links. Halten Sie auf jeder Seite die Position für 2 bis 3 Sekunden.

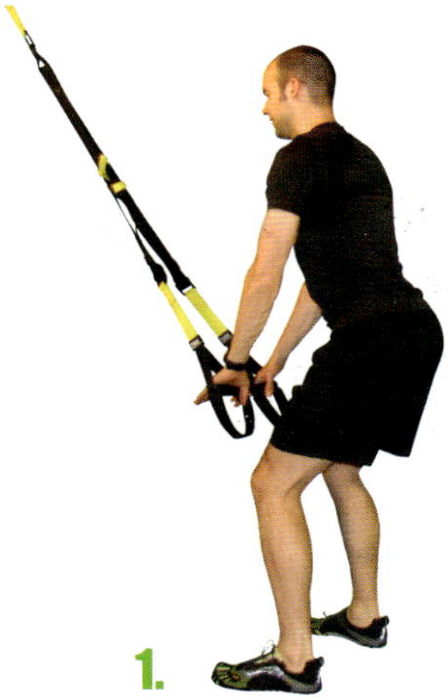

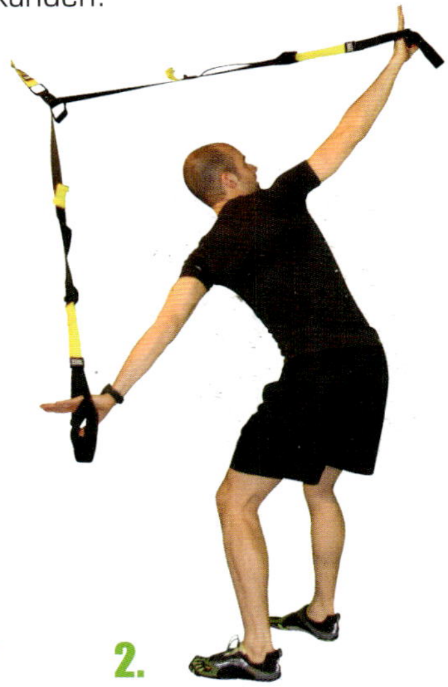

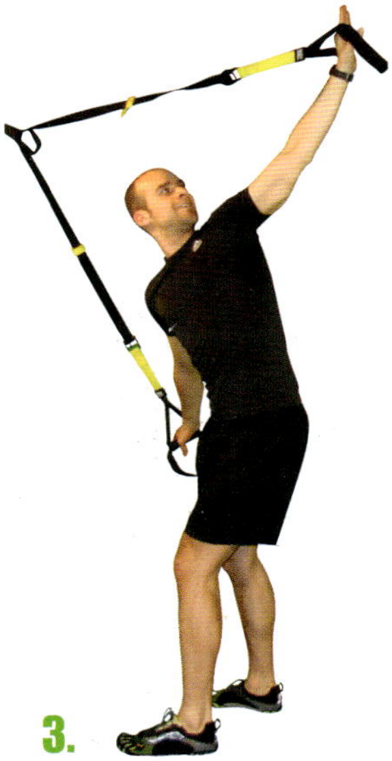

## Seitliche Latissimus-, Gesäß- und Rumpfdehnung

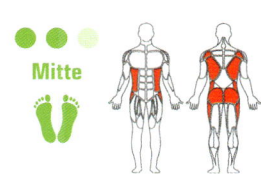

1. Stellen Sie sich frontal zu den Schlingen. Fassen Sie die Handgriffe im Obergriff und senken Sie Ihren Körper nach hinten ab, indem Sie das Gesäß so weit wie möglich nach hinten schieben. Oberkörper und Arme sind in Verlängerung der Schlingen, die Füße bleiben flach auf dem Boden.
2. Winkeln Sie das linke Bein minimal an und rotieren Sie aus dem Rumpf zur gegenüberliegenden rechten Seite.
3. Kommen Sie zur Mitte zurück und rotieren Sie zur anderen Seite. Halten Sie auf jeder Seite die Position für 30 Sekunden.

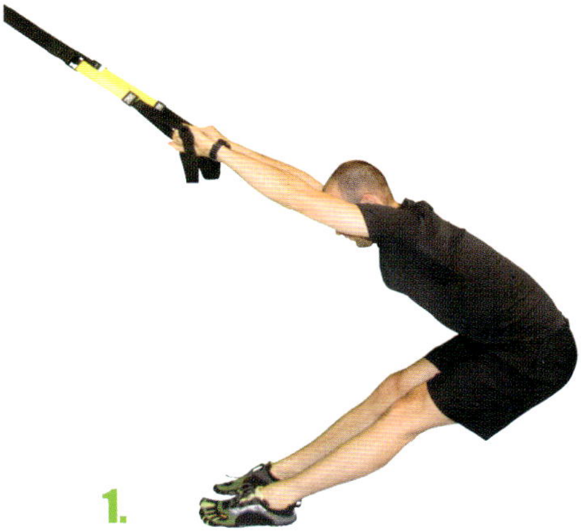

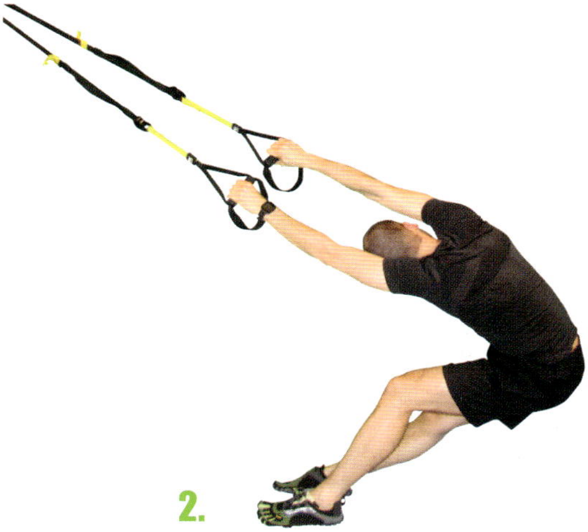

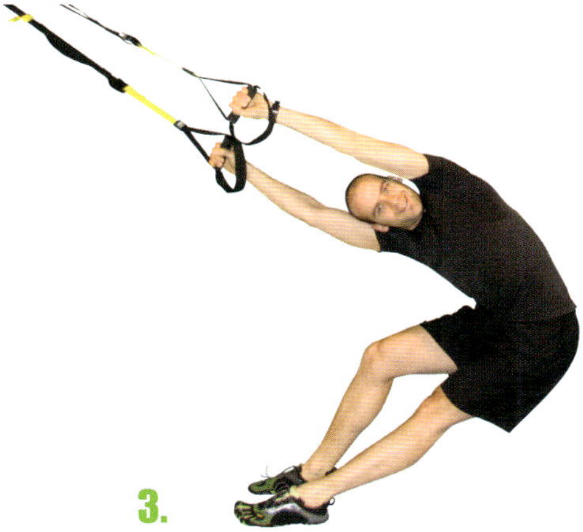

## Seitliche Latissimusdehnung mit Quadrizepsdehnung

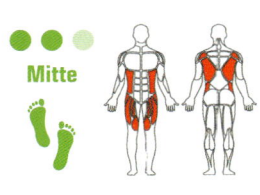
Mitte

1. Stellen Sie sich mit dem Rücken zu den Schlingen. Fassen Sie die Handgriffe im Hammergriff. Machen Sie einen großen Schritt nach vorn und kommen Sie in die Ausfallschrittposition. Setzen Sie Ihr hinteres Knie auf dem Boden ab. Strecken Sie die Arme auf Schulterhöhe zu den Seiten aus.
2. Neigen Sie den Oberkörper zur linken Seite. Die Arme bleiben dabei gestreckt. Richten Sie den Blick auf die untere Hand.
3. Kommen Sie wieder zur Mitte zurück und neigen Sie sich nach rechts. Halten Sie auf jeder Seite die Position für 30 Sekunden.

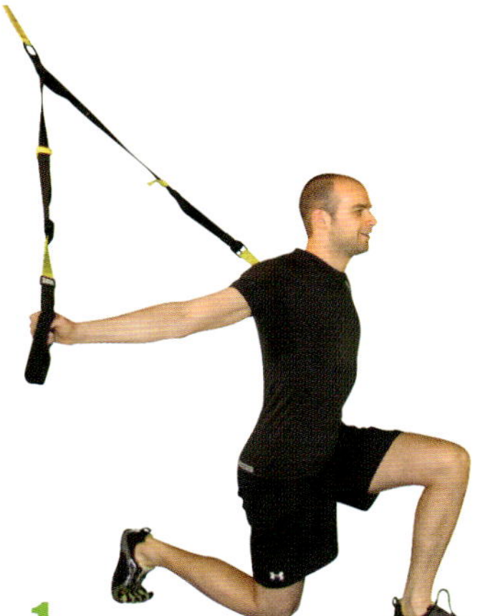

1.

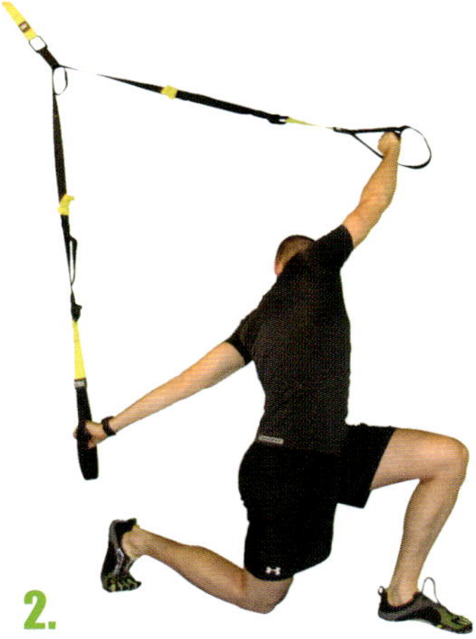

2.

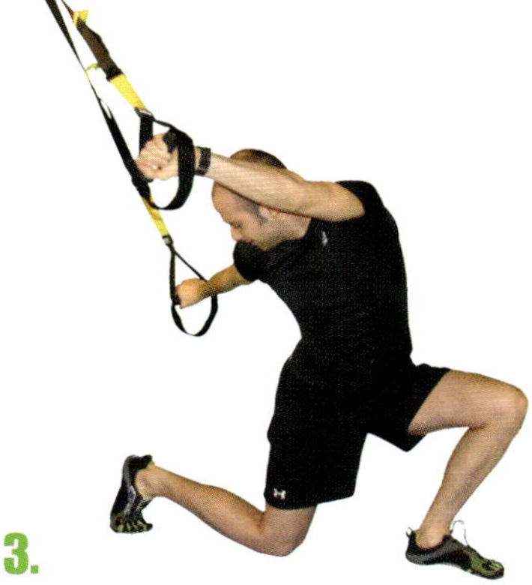

3.

## Dehnung der Körperrückseite

1. Stellen Sie sich frontal zu den Schlingen. Fassen Sie die Handgriffe im Obergriff und strecken Sie die Arme auf Schulterhöhe nach vorn aus.
2. Neigen Sie den Oberkörper mit geradem Rücken vor und schieben Sie das Gesäß etwas nach hinten. Das vordere Bein bleibt gestreckt, das hintere wird leicht gebeugt. Die Oberschenkel sind parallel. Oberkörper und Arme sind jetzt annähernd waagerecht. Halten Sie die Position für 30 Sekunden.

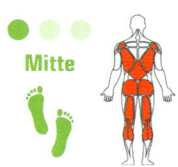

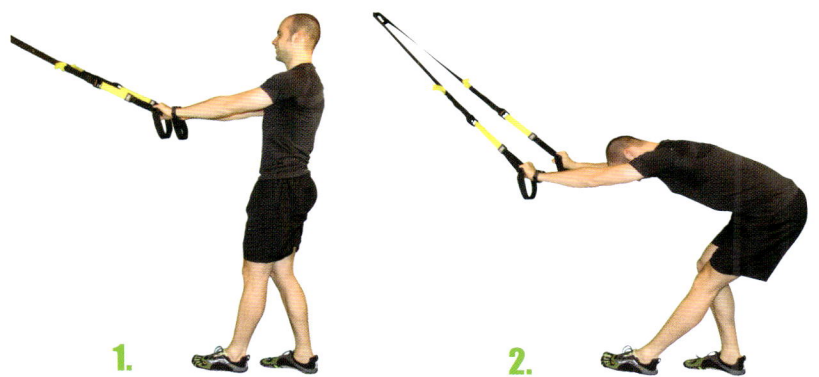

## Variante: Dehnung der Körperrückseite im gegrätschten Stand

Nehmen Sie die Ausgangsposition wie bei der Dehnung der Körperrückseite ein und öffnen Sie die Beine zu einer weiten Grätsche. Dann neigen Sie den Oberkörper mit gestreckten Beinen vor und schieben das Gesäß nach hinten.

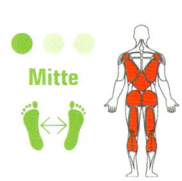

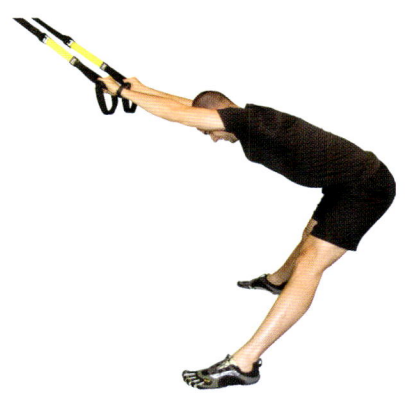

## Gesäßdehnung im Stand

1. Stellen Sie sich frontal zu den Schlingen. Fassen Sie die Handgriffe im Hammergriff und halten Sie die Hände nah vor der Brust. Legen Sie einen Fuß über das Knie des anderen Beins.
2. Beugen Sie das Knie des Standbeins so tief, bis der Oberschenkel waagerecht oder tiefer ist, und schieben Sie das Gesäß weit nach hinten, so als wollten Sie sich auf einen Stuhl setzen. Die Arme sind jetzt leicht angewinkelt. Halten Sie die Position für 30 Sekunden. Drücken Sie sich wieder hoch und wechseln Sie das Bein.

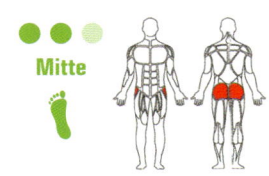

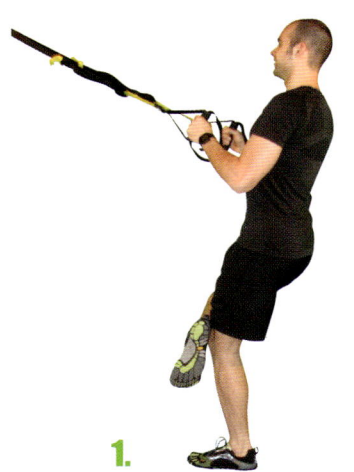

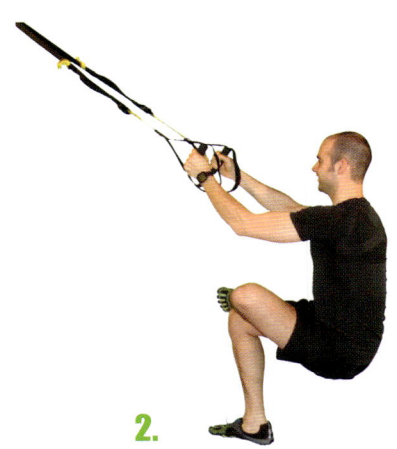

1.  2.

## Gesäßdehnung im Sitzen

Setzen Sie sich frontal zu den Schlingen. Die Beine sind aufgestellt. Fassen Sie die Handgriffe im Hammergriff und halten Sie die Hände mit leicht angewinkelten Armen etwa in Augenhöhe. Legen Sie einen Fuß über den Oberschenkel des aufgestellten Beins, knapp über dem Kniegelenk. Neigen Sie den Oberkörper so weit wie möglich vor, bis Sie einen Zug im Gesäß spüren. Halten Sie die Position für 30 Sekunden. Wechseln Sie dann das Bein.

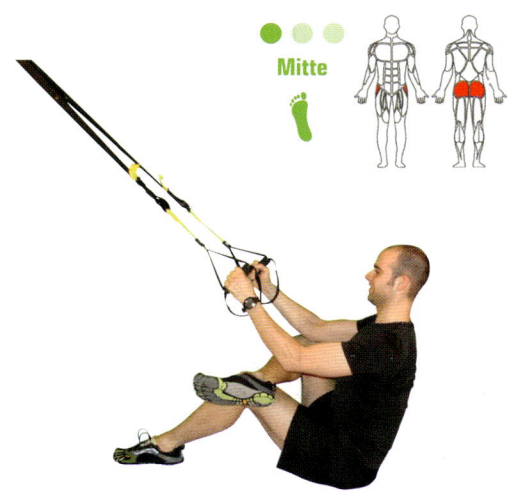

## Dehnung des Quadrizepses

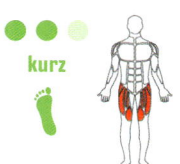

1. Stellen Sie sich mit dem Rücken zu den Schlingen. Setzen Sie mithilfe der linken Hand den rechten Fuß in die Fußschlaufe. Fassen Sie nun mit der linken Hand den Handgriff der anderen Schlinge und strecken Sie den Arm nach vorn oben. Das Standbein ist nicht ganz durchgestreckt, das Bein in der Fußschlaufe nach hinten angewinkelt. Die Oberschenkel sind parallel.
2. Ziehen Sie den gestreckten Arm nach unten, dadurch wird der Fuß in der Fußschlaufe noch weiter nach oben gezogen. Sie können Ihr Standbein dabei etwas mehr beugen. Halten Sie die Position für 30 Sekunden. Wechseln Sie dann das Bein und den Arm in den Schlingen.

**Hinweis:** Sie können diese Dehnung über den Arm sehr gut kontrollieren. Ziehen Sie den Arm nur so weit nach unten, dass die Dehnung im Quadrizeps zwar noch angenehm, aber deutlich spürbar ist.

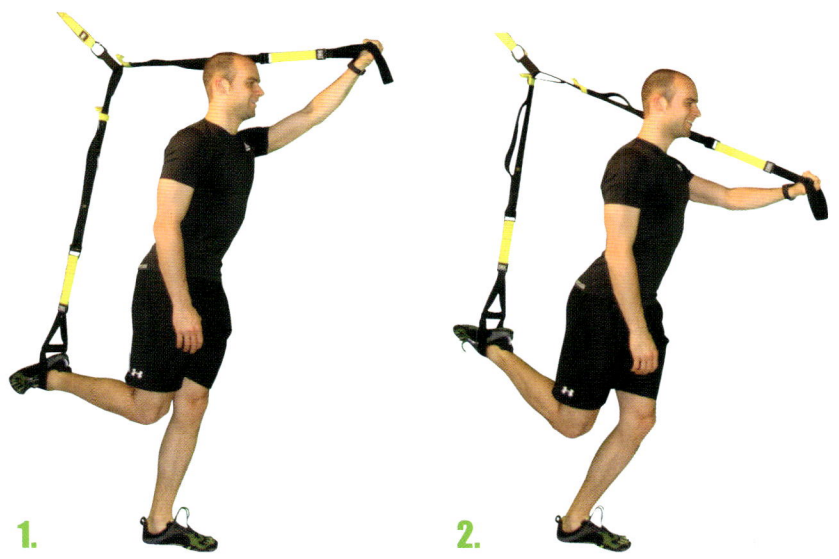

1.       2.

## Dehnung der unteren Wade

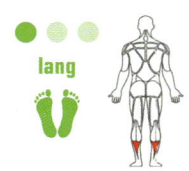

1. Stellen Sie sich mit dem Rücken zu den Schlingen. Fassen Sie die Handgriffe im Hammergriff und klemmen Sie die Schlingen unter den Achseln ein. Heben Sie die Fersen vom Boden ab und neigen Sie sich vor. Halten Sie den Körper in einer Linie.
2. Beugen Sie die Knie leicht und senken Sie die Fersen langsam zum Boden ab. Halten Sie die Position für 30 Sekunden.

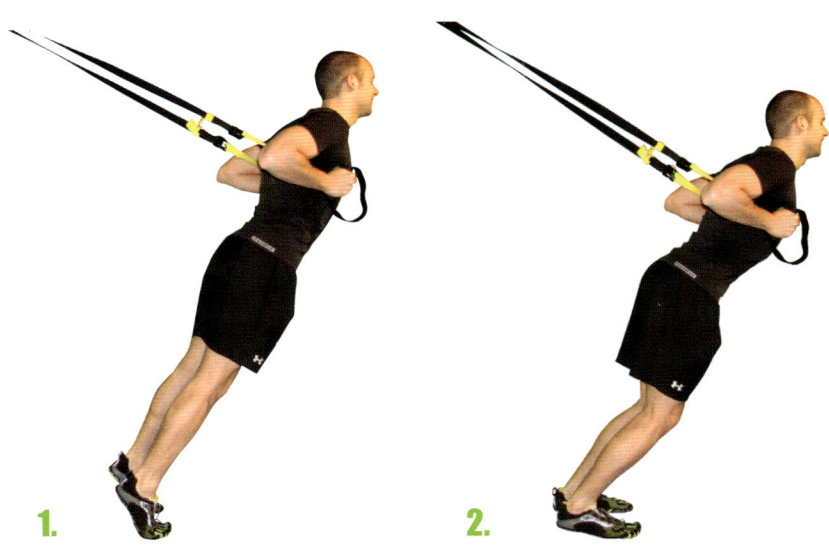

1.   2.

## Dehnung der ganzen Wade

1. Stellen Sie sich mit dem Rücken zu den Schlingen. Fassen Sie die Handgriffe im Hammergriff und klemmen Sie die Schlingen unter den Achseln ein. Die Beine sind gestreckt, die Füße auf dem Boden. Halten Sie den Körper in einer Linie.
2. Aktivieren Sie die Wadenmuskulatur und heben Sie die Fersen vom Boden ab.
3. Senken Sie nur die rechte Ferse zum Boden ab. Das linke Bein wird gebeugt. Halten Sie die Position für 2 bis 3 Sekunden.
4. Senken Sie die linke Ferse zum Boden ab und heben Sie die rechte Ferse an. Halten Sie die Position für 2 bis 3 Sekunden. Führen Sie pro Seite 15 Wiederholungen im Wechsel aus

lang

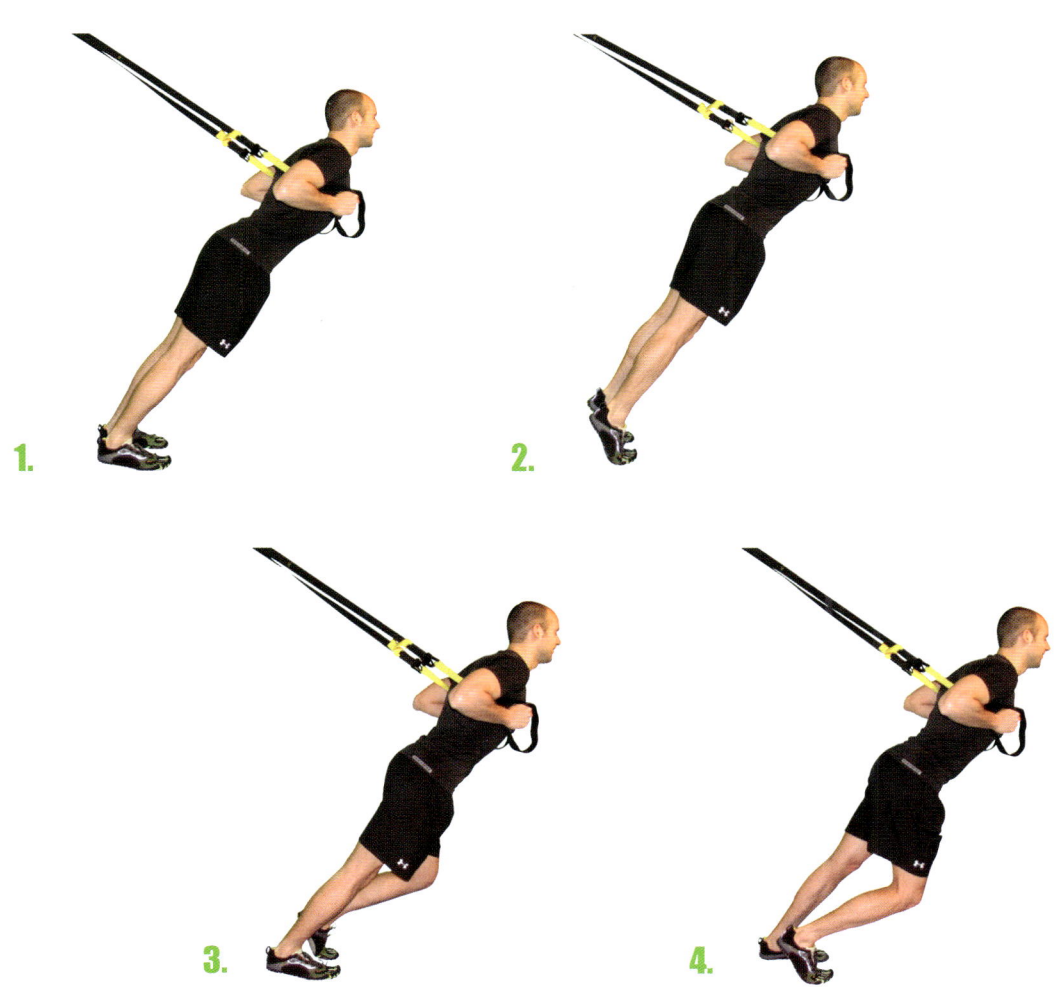

## Übungen mit Faszienrolle und Faszienkugel

Faszienrolle und Faszienkugel tragen neben den Dehnübungen hervorragend zur optimalen Regeneration bei. Aber was sind Faszien? Sie werden landläufig als Bindegewebe bezeichnet. Dazu gehören jedoch unter anderem auch Sehnen, Bänder und Gelenkkapseln. Unser ganzer Körper ist von Faszien durchzogen, auch sämtliche Muskeln sind mit bindegewebsartigen Strukturen überzogen, damit Sie ihre Form behalten. Durch Überbelastung, etwa durch zu intensives Training, aber auch durch Bewegungsmangel kann Ihr Bindegewebe regelrecht verkleben oder sogar verfilzen. Somit verliert es an Qualität und auch die Struktur, die es eigentlich haben sollte. Genau diese Verklebungen können mit Faszienrolle und -kugel gelöst werden. Stellen Sie sich bildlich Ihre Muskeln und die damit verbundenen Faszien als Teig vor, der mit der Faszienrolle als Nudelholz ausgestrichen wird. Durch die Vor- und Zurückbewegungen der Rolle wird die alte Gewebsflüssigkeit abtransportiert. Nach der Behandlung füllt sich Ihr Gewebe – vergleichbar mit einem ausgepressten Schwamm – mit frischer Gewebsflüssigkeit. Sind die Verklebungen sehr stark, kann das Rollen anfangs etwas schmerzhaft sein. An besonders intensiven Stellen – den sogenannten Triggerpunkten – können Sie mit Rolle oder Kugel 30 bis 60 Sekunden innehalten, bis der Schmerz allmählich nachlässt. Nach der Behandlung werden Sie eine angenehme und wohltuende Wärme an den behandelten Körperpartien wahrnehmen.

Das bedeutet, dass durch das Rollen auch Ihre Durchblutung gefördert wird. Regelmäßig durchgeführt wird Ihre Beweglichkeit sogar deutlich zunehmen. Betrachten Sie das Rollen als eine Art Muskelhygiene. Sie können es 2-mal pro Woche zwischendurch ausführen oder auch gern direkt nach jeder intensiven Trainingseinheit.

### Unterschiedliche Rollen und Kugeln

Ich empfehle Ihnen eine Rolle mit einem Durchmesser von etwa 15 Zentimetern und einer Länge von 40 Zentimetern. Geeignete Kugeln haben einen Durchmesser zwischen 6 und 10 Zentimeter. Die Hersteller bieten teilweise Rollen unterschiedlicher Härtegrade an. Wählen Sie zu Beginn einen mittleren Härtegrad. Mit einer zu weichen Rolle werden Sie erfahrungsgemäß keine allzu großen Fortschritte erzielen. Eine zu harte Rolle wiederum kann anfangs zu schmerzintensiv sein. Greifen Sie erst später auf eine härtere Rolle zurück.

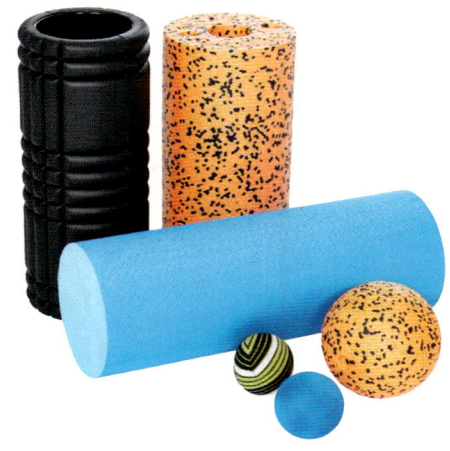

Der Handel bietet mittlerweile eine gut sortierte Auswahl an Faszienrollen und -kugeln.

## Rollen der Fußsohle

Nehmen Sie einen aufrechten und stabilen Stand ein und stellen Sie einen Fuß auf die Kugel. Üben Sie etwas Druck auf die Kugel aus und bearbeiten Sie langsam Ihre gesamte Fußsohle. Lassen Sie die Kugel regelrecht mit Ihrer Muskulatur verschmelzen. Spüren Sie eventuell manche Stellen des Fußgewölbes intensiver als andere. Bearbeiten Sie auch die Innen- und Außenseite. Halten Sie an schmerzhaften Punkten mit etwas Druck für 30 bis 60 Sekunden inne. Nehmen Sie sich für jeden Fuß 3 bis 5 Minuten Zeit.

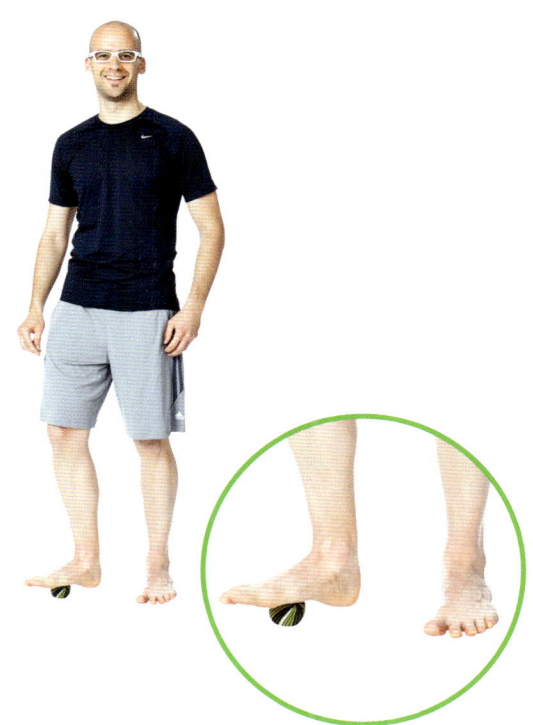

## Kreisende Bewegungen für die Achillessehne

Setzen Sie sich mit gestreckten Beinen auf den Boden. Platzieren Sie die Rolle zwischen Ferse und Wade. Schlagen Sie das andere Bein über und stützen Sie sich mit den Händen hinten ab. Beginnen Sie mit einer Kreisbewegung des unteren Fußes. Ihre Füße und Beine bleiben dabei ganz entspannt. Wechseln Sie nach etwa 30 Sekunden die Richtung der Kreisbewegung. Widmen Sie sich dann dem anderen Fuß für etwa 1 Minute.

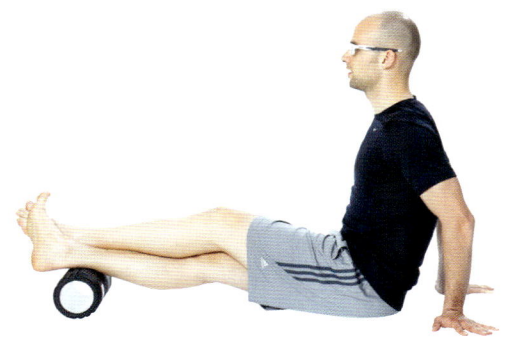

## Rollen der Waden

1. Setzen Sie sich mit gestreckten Beinen auf den Boden. Platzieren Sie die Rolle mittig unter Ihrer Wade. Schlagen Sie das andere Bein über. Stützen Sie sich mit den Händen hinten ab, die Finger sind gespreizt. Heben Sie das Gesäß minimal vom Boden ab. Die Ellbogen bleiben leicht gebeugt.
2. Schieben Sie sich aus den Schultergelenken vor und rollen Sie so über die komplette Wade für circa 30 Sekunden vor und zurück. Senken Sie Ihr Gesäß wieder langsam ab und wechseln Sie das Bein.

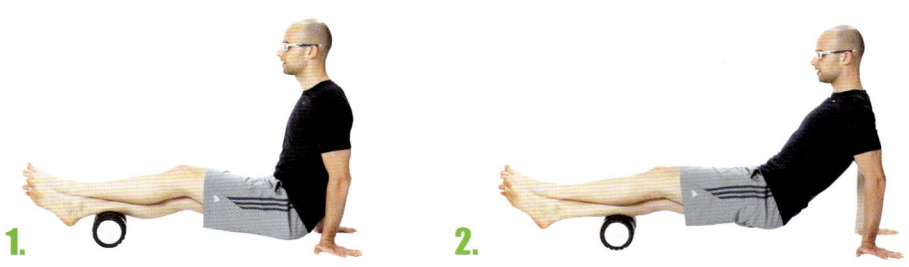

> **TIPP** **Falls es zu schmerzhaft ist**
>
> Sollte diese Ausführung zu schmerzhaft sein, können Sie die Beine auch nebeneinander auf die Rolle legen und beide Waden gleichzeitig ausstreichen. So verteilt sich der Druck gleichmäßig und die Intensität ist etwas geringer.

## Rollen der Unterschenkelaußenseite

1. Kommen Sie in die Liegestützposition mit etwas mehr als schulterbreit geöffneten Händen. Ziehen Sie ein Bein vor und platzieren Sie den Unterschenkel unterhalb des Kniegelenks auf der Rolle. Kippen Sie das Gesäß nach außen, sodass die Unterschenkelaußenseite aufliegt.
2. Schieben Sie sich vor, rollen Sie bis zum Sprunggelenk und wieder zurück. Wechseln Sie nach etwa 1 Minute das Bein.

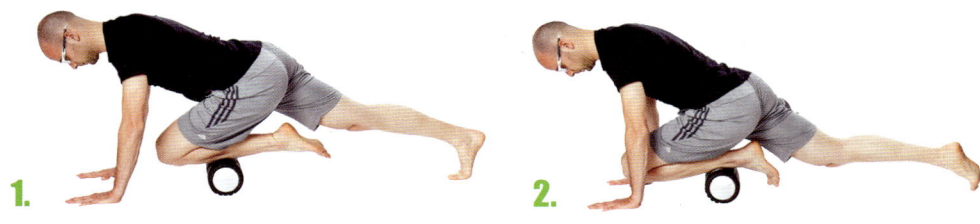

## Rollen der Oberschenkelvorderseite

1. Knien Sie sich vor die Rolle und kommen Sie so in den Unterarmstütz, dass die Oberschenkelvorderseiten oberhalb der Knie auf der Rolle aufliegen. Ihr Körper ist in einer Linie, die Füße berühren nicht den Boden.
2. Schieben Sie sich aus den Schultergelenken nach hinten, rollen Sie bis zu den Hüften und wieder nach vorn. Lassen Sie Ihren Körper in einer Linie. Rollen Sie für etwa 2 Minuten vor und zurück.

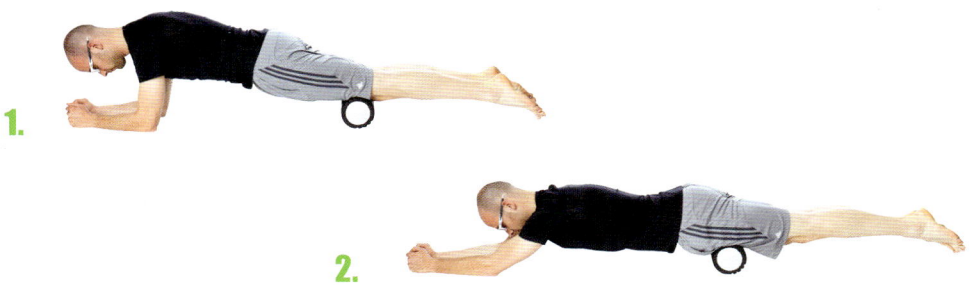

> **TIPP Variieren Sie die Bewegung**
>
> Drehen Sie im Wechsel Ihre Fußspitzen während des Rollens nach außen oder innen. Dadurch erreichen Sie die unterschiedlichsten Muskelpartien des Beinstreckers.

## Rollen der Oberschenkelrückseite

1. Setzen Sie sich aufrecht hin und platzieren Sie die Rolle unter den Oberschenkeln knapp hinter den Kniekehlen. Die Beine sind gestreckt. Stützen Sie die Hände neben dem Gesäß auf.
2. Schieben Sie sich vor, rollen Sie bis knapp vor das Gesäß und wieder zurück. Rollen Sie für etwa 2 Minuten vor und zurück.

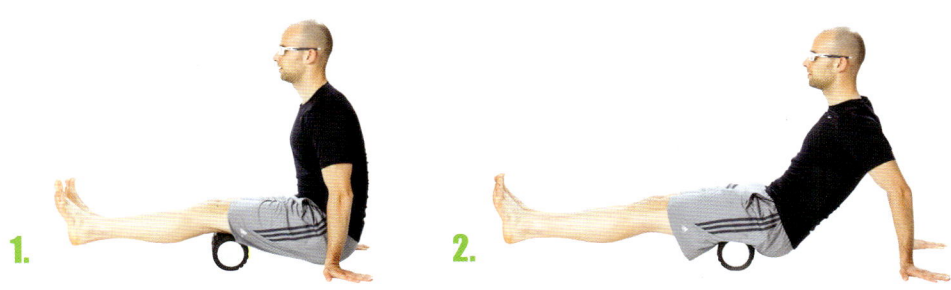

## Rollen der Oberschenkelaußenseite

1. Kommen Sie in den Seitstütz und platzieren Sie die Rolle unter der Oberschenkelaußenseite knapp oberhalb des Knies, das Bein ist dabei gestreckt. Schlagen Sie das andere Bein über und setzen Sie die Fußspitze auf. Stützen Sie die freie Hand vor der Brust ab.
2. Rollen Sie mit gestrecktem Bein an der Oberschenkelaußenseite vor und zurück, indem Sie sich mit dem aufgestellten Fuß vor und zurück schieben. Ihre aufgestützte Hand kann dabei mithelfen. Wechseln Sie nach etwa 1 Minute das Bein.

**Hinweis:** Das Ausrollen der Oberschenkelaußenseite kann recht schmerzhaft sein. Es handelt sich hier um eine große Faszie, die durch tägliches Gehen stark beansprucht wird.

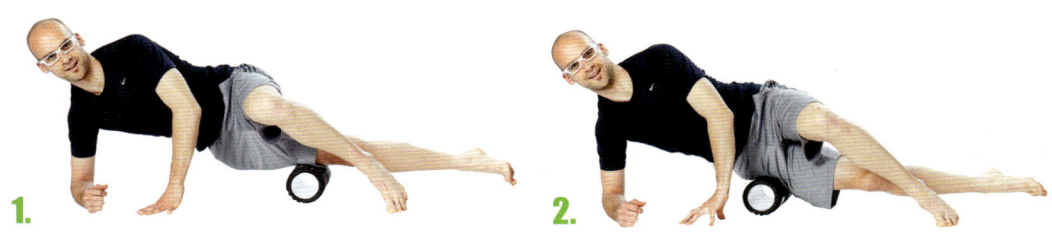

## Rollen der Oberschenkelinnenseite

1. Kommen Sie in die Bauchlage, legen Sie die Rolle parallel neben den Körper und stützen Sie sich mit Unterarm und Hand ab. Winkeln Sie ein Bein seitlich an und platzieren Sie die Oberschenkelinnenseite knapp oberhalb des Knies auf der Rolle.
2. Rollen Sie für 1 Minute bis zur Leiste und wieder zurück. Wechseln Sie dann das Bein.

**Hinweis:** Finden Sie für sich eine angenehme Ausführungsposition. Wahlweise können Sie sich auf der Seite der Rolle mit der Hand oder mit dem Unterarm abstützen.

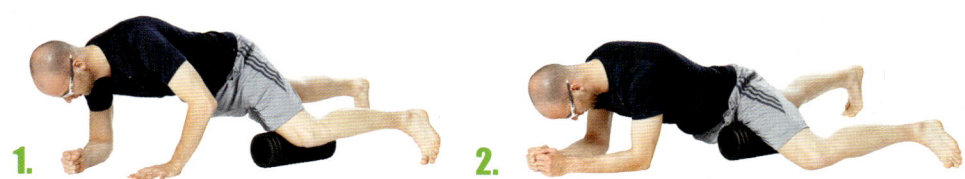

## Rollen des Gesäßes

1. Setzen Sie sich auf die Rolle. Stützen Sie sich mit den Händen hinten ab und schlagen Sie ein Bein über das andere. Verlagern Sie Ihr Gewicht auf die Seite des übergeschlagenen Beins, sodass nur noch diese Gesäßhälfte auf der Rolle ist.
2. Schieben Sie sich vor und rollen Sie bis zum Beginn des unteren Rückens und wieder zurück. Wechseln Sie nach 1 Minute zur anderen Gesäßhälfte.

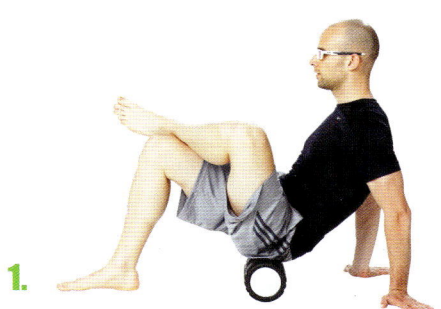
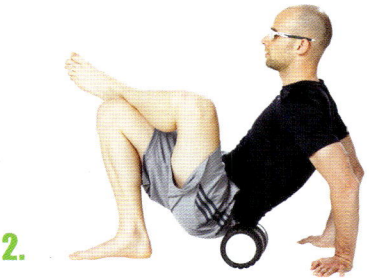

## Rollen des unteren Rückens

1. Setzen Sie sich auf den Boden, platzieren Sie die Rolle direkt hinter dem Gesäß und stützen Sie sich nach hinten auf den Unterarmen ab. Heben Sie das Gesäß an und rollen Sie sich so weit über die Rolle, dass diese am unteren Rücken direkt über dem Steißbein platziert ist. Die Füße sind flach auf dem Boden.
2. Schieben Sie sich vor und rollen Sie für etwa 1 Minute über den Abschnitt (etwa 10 Zentimeter) Ihrer Lendenwirbelsäule vor und zurück. Ihr Kopf bleibt in Verlängerung der Wirbelsäule.

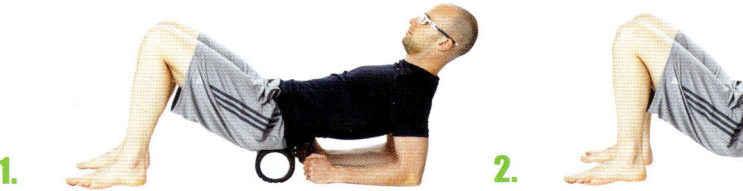

## Rollen des mittleren Rückens

1. Setzen Sie sich auf den Boden und legen Sie sich mit dem mittleren Rücken auf die Rolle. Überkreuzen Sie die Arme vor der Brust und heben Sie das Gesäß an. Die Füße sind flach auf dem Boden.
2. Schieben Sie sich vor und rollen Sie für etwa 1 Minute bis zum oberen Rücken und wieder zurück. Ihr Kopf bleibt in Verlängerung der Wirbelsäule.

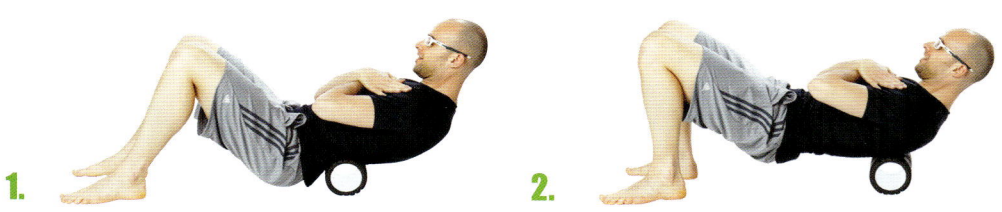

## Rollen des oberen Rückens

1. Setzen Sie sich auf den Boden und legen Sie sich mit dem oberen Rücken direkt unterhalb der Schulterblattspitzen auf der Rolle ab. Schieben Sie Ihr Becken so weit nach oben, dass Oberkörper und Oberschenkel etwa in einer Linie sind, und strecken Sie die Arme über Kopf. Die Füße sind flach auf dem Boden.
2. Schieben Sie sich vor und rollen Sie für etwa 1 Minute über den Abschnitt der Schulterpartie im oberen Rücken bis zum Nacken. Ihr Kopf bleibt in Verlängerung der Wirbelsäule.

**Hinweis:** Der Nacken wird hier ausgespart.

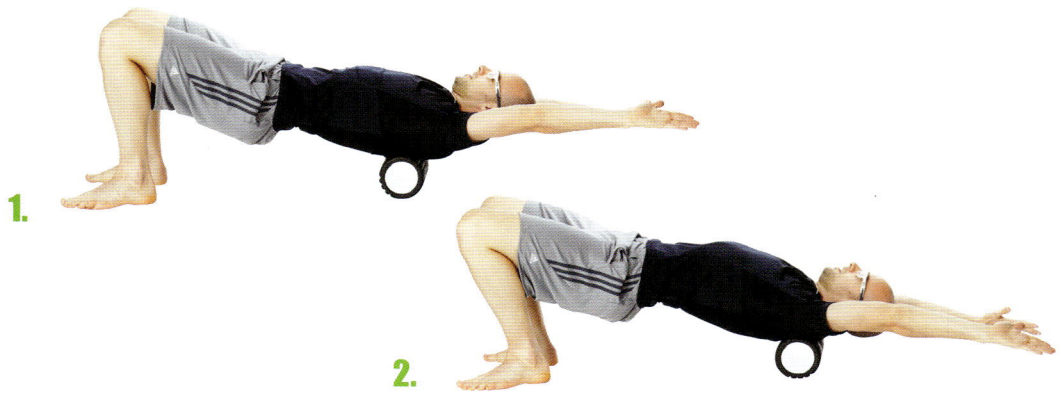

## Rollen der Brustmuskulatur

1. Nehmen Sie eine bequeme aufrechte Sitzposition ein. Legen Sie die Kugel in eine Hand und drücken Sie sie mit übereinandergelegten Händen sanft an eine Stelle Ihrer Brustmuskulatur.
2. Rollen Sie die Kugel knapp unterhalb des Schlüsselbeins mit kleinen kreisenden Bewegungen über die eine Hälfte Ihrer Brustmuskulatur. Wechseln Sie nach etwa 1 Minute die Seite.

**Hinweis:** Halten Sie an schmerzhaften Punkten 30 bis 60 Sekunden inne und konzentrieren Sie sich auf Ihre Atmung. Nehmen Sie wahr, wie sich Ihr Brustkorb hebt und senkt und dabei der Schmerz allmählich nachlässt.

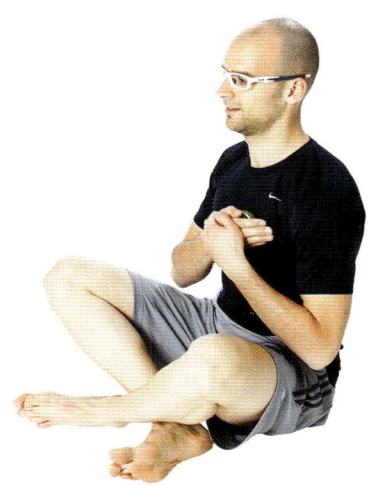

## Rollen des Nackens

1. Legen Sie sich auf den Rücken. Platzieren Sie die Rolle quer unter Ihrem Nacken. Sie können die Füße aufstellen oder die Beine ausgestreckt ablegen. Die Arme liegen entspannt seitlich am Körper.
2. Drehen Sie Ihren Kopf im Wechsel langsam von einer Seite zur anderen. Nehmen Sie sich für Ihren Nacken 2 Minuten Zeit.

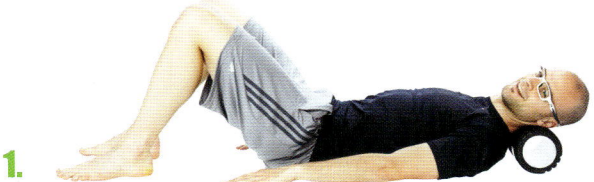

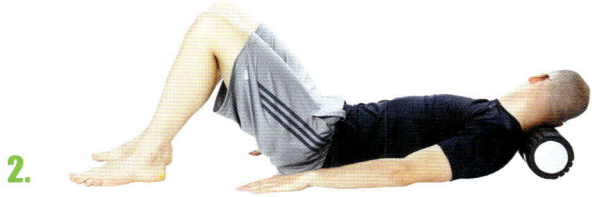

# 4

# TRAININGSPLÄNE
## FÜR JEDEN

Jedes Trainingsziel erfordert einen passenden Trainingsplan. Er sollte Ihrem Fitnessniveau entsprechen, Ihre Sportart optimal ergänzen und zeitlich in Ihren Alltag passen. Aber vor allem sollte er Spaß machen und Ihnen immer wieder Abwechslung im Training bieten. Gehen Sie gerne laufen oder schwimmen? Treiben Sie Kampfsport oder spielen Sie Fußball? Dann sind die folgenden Trainingspläne eine ideale Ergänzung zu Ihrer Sportart, damit Sie das Beste aus Ihnen rausholen.

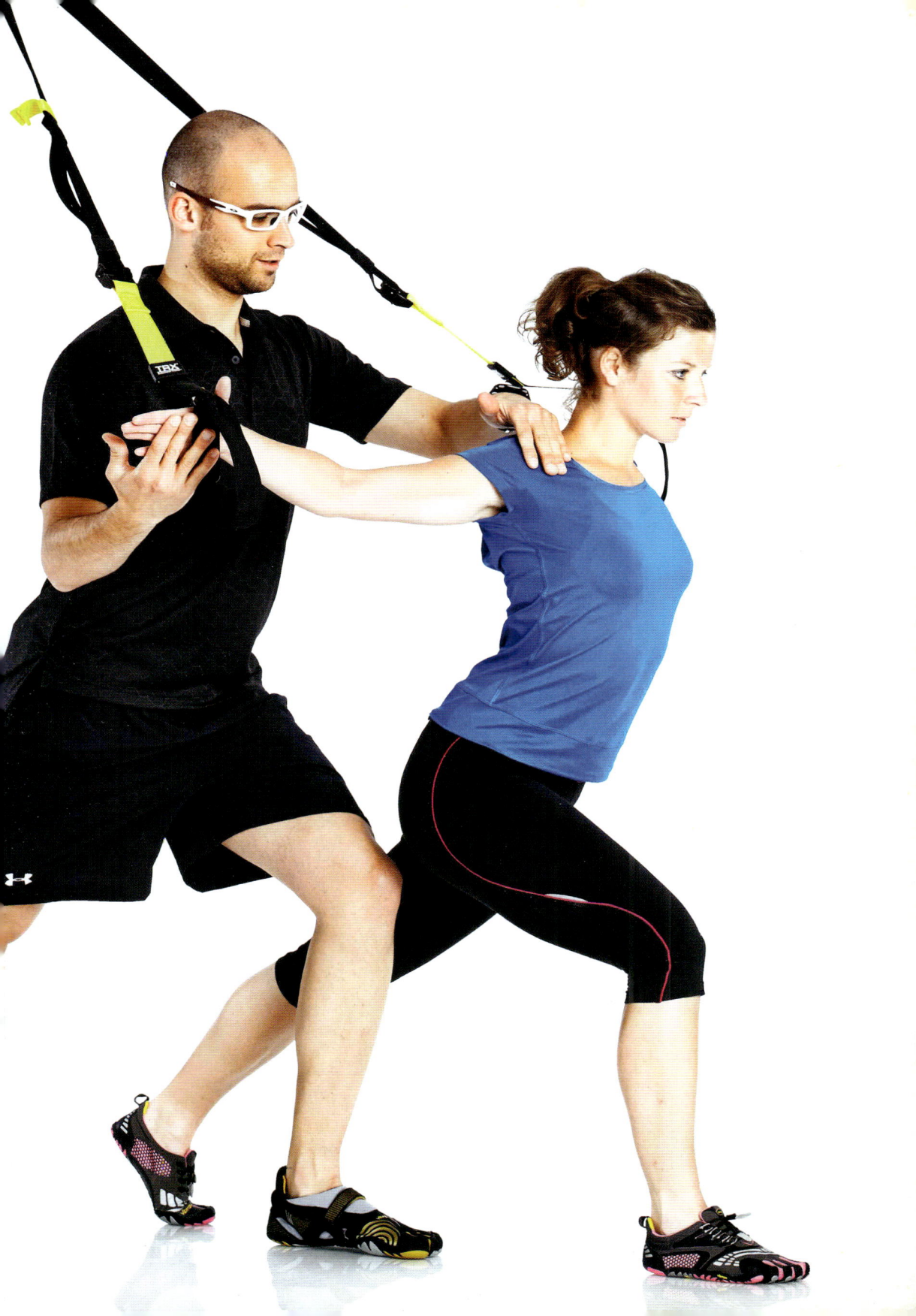

## Ein paar Hinweise

Jeder der folgenden Trainingspläne ist für unterschiedliche Leistungsniveaus und sie sind nach dem Prinzip des Zirkeltrainings (S. 28) aufgebaut. Absolvieren Sie jeweils einen Satz je Übung, danach folgt mit der angegebenen Satzpause die nächste Übung. Ihre Satzpause können Sie dazu nutzen, den Schlingentrainer für die nächste Übung einzustellen und sich in Position zu bringen. Nach der letzten Übung des Trainingsplans beginnen Sie wieder von vorn. Bei dynamischen Übungen sind die Wiederholungen angegeben. Sollte es sich um eine Übung handeln, bei der beide Körperhälften separat trainiert werden, ist die Wiederholungszahl für beide Seiten angegeben zum Beispiel mit 15/15. Bei statischen Übungen ersetzt die Belastungszeit in Sekunden die Wiederholungszahl.

Vergessen Sie nicht, sich vorher für 5 bis 10 Minuten aufzuwärmen, um die Muskeln, Bänder und Gelenke auf die kommende Belastung vorzubereiten. Bei der Regeneration nach dem Training können Sie entweder Dehnübungen (ab S. 151) auswählen, Faszienrolle und -kugel (ab S. 169) nutzen oder beides mischen.

## Trainingsplan für Einsteiger

Dieser Plan enthält alles, was der Einsteiger für ein Ganzkörpertraining braucht, um eine bestimmte Grundfitness in Sachen Muskelkraft zu erlangen. Es sind vor allem Grundübungen, deren Technik einfach zu erlernen ist und die als Ausgangspunkt für schwierigere Varianten dienen.

Trainingszeit: 25 Minuten

| Übung | Sätze | Wdh./Zeit | Satzpause |
|---|---|---|---|
| Kniebeuge, S. 121 | 2 | 20 | 60 Sek. |
| Rudern, S. 47 | 2 | 20 | 60 Sek. |
| Butterfly Reverse in T-Position, S. 55 | 2 | 20 | 60 Sek. |
| Liegestütz im Stand, S. 73 | 2 | 20 | 60 Sek. |
| Beinbeuger in der Schlinge mit angehobenem Becken, S. 136 | 2 | 20 | 60 Sek. |
| Unterarmstütz in der Schlinge, S. 87 | 2 | 30 Sek. | 60 Sek. |

# Trainingsplan für Fortgeschrittene

Sie sind schon vertraut mit den Schlingen oder verfügen über eine gute Grundfitness? Dann ist dieser Trainingsplan, mit dem Sie den ganzen Körper ausgewogen trainieren, genau das richtige für Sie. Die Übungsauswahl ist relativ anspruchsvoll, gleichzeitig müssen Sie hier bei einigen Übungen Balance zeigen.

Trainingszeit: 40 Minuten

| Übung | Sätze | Wdh./Zeit | Satzpause |
| --- | --- | --- | --- |
| Einbeinige Kniebeuge, S. 125 | 3 | 15/15 | 45 Sek. |
| Einbeiniges Rudern, S. 48 | 3 | 15 | 45 Sek. |
| Ziehen über Kreuz, S. 83 | 3 | 15 | 45 Sek. |
| Butterfly Reverse in Y-Position, S. 56 | 3 | 15 | 45 Sek. |
| Bizeps-Curl, S. 65 | 3 | 15 | 45 Sek. |
| Bergsteiger in der Schlinge in Rückenlage mit überkreuzten Armen, S. 140 | 3 | 15 | 45 Sek. |
| Crunch in der Schlinge im Stütz, S. 91 | 3 | 15 | 45 Sek. |
| Seitstütz in der Schlinge mit gestrecktem Arm, S. 99 | 3 | 30 Sek./Seite | 45 Sek. |

## Trainingsplan für ambitionierte Sportler und Profis

Sie suchen die ultimative Herausforderung an den Schlingen? Dann wird Ihnen dieser Plan genau das bieten. Aber Vorsicht! Für Einsteiger ist er absolut nicht geeignet. Selbst der ambitionierte Sportler wird hier an sein Limit kommen. Durch die kurzen Pausen wird nicht nur Ihre Muskulatur gefordert, sondern auch Ihr Herz-Kreislauf-System.

Trainingszeit: 40 Minuten

| Übung | Sätze | Wdh./Zeit | Satzpause |
|---|---|---|---|
| Ausfallschritt in der Schlinge mit Sprung, S. 133 | 3 | 12/12 | 30 Sek. |
| Ziehen über Kreuz, S. 83 | 3 | 12 | 30 Sek. |
| Vertikales Rudern, S. 50 | 3 | 12 | 30 Sek. |
| Einbeinige Schulterpresse in der Schlinge, S. 82 | 3 | 12/12 | 30 Sek. |
| Einarmiger Bizeps-Curl, S. 66 | 3 | 12/12 | 30 Sek. |
| Seitlicher Crunch in der Schlinge im Stütz, S. 91 | 3 | 12 | 30 Sek. |
| Beckenlift in der Schlinge, S. 138 | 3 | 12 | 30 Sek. |
| Unterarmstütz in der Schlinge mit Gewichtsverlagerung, S. 88 | 3 | 60 Sek. | 30 Sek. |

# Trainingsplan für Läufer

Läufer werden mit diesem Trainingsplan noch schneller. Nicht nur eine trainierte Waden-, Oberschenkel- und Gesäßmuskulatur zeichnen einen guten Läufer aus, auch die Rumpfmuskulatur trägt einen entscheidenden Teil dazu bei. Nur durch eine stabile Körpermitte ist eine optimale Kraftübertragung gewährleistet.

Trainingszeit: 25 Minuten

| Übung | Sätze | Wdh./Zeit | Satzpause |
|---|---|---|---|
| Ausfallschritt in der Schlinge, S. 131 | 2 | 15/15 | 30 Sek. |
| Bergsteiger in der Schlinge in Rückenlage, S. 139 | 2 | 15 | 30 Sek. |
| Seitstütz in der Schlinge mit gestrecktem Arm, S. 99 | 2 | 30 Sek./Seite | 30 Sek. |
| Unterarmstütz in der Schlinge, S. 87 | 2 | 60 Sek. | 30 Sek. |
| Seitlicher Ausfallschritt in der Schlinge, S. 135 | 2 | 15/15 | 30 Sek. |
| Wadenheben, S. 147 | 2 | 15 | 30 Sek. |

## Trainingsplan für Fußballer

Fußballer benötigen eine gut ausgeprägte Muskulatur der unteren Extremitäten. Ein besonderes Augenmerk sollte daher auf die ausgeglichene Kräftigung der Oberschenkelvorder- und -rückseite sowie der Oberschenkelinnenseite und der Gesäßmuskulatur gelegt werden. Fälschlicherweise wird häufig angenommen, dass die Kraft des Schusses rein aus der Beinmuskulatur erzeugt wird. Richtig ist aber, dass dafür eine hohe Rumpfstabilität erforderlich ist. Daher liegt bei diesem Plan der Schwerpunkt auf der Kräftigung des Rumpfes.

Trainingszeit: 25 Minuten

| Übung | Sätze | Wdh./Zeit | Satzpause |
|---|---|---|---|
| Sprintposition, S. 146 | 2 | 20 | 30 Sek. |
| Seitlicher Ausfallschritt in der Schlinge, S. 135 | 2 | 20/20 | 30 Sek. |
| Ausfallschritt in der Schlinge mit Rumpfrotation, S. 134 | 2 | 20/20 | 30 Sek. |
| Abduktion in der Schlinge im Stütz, S. 141 | 2 | 60 Sek. | 30 Sek. |
| Einbeiniger Unterarmstütz in der Schlinge mit angehobenem Arm, S. 89 | 2 | 30 Sek./Seite | 30 Sek. |
| Bergsteiger in der Schlinge in Rückenlage, S. 139 | 2 | 20 | 30 Sek. |
| Crunch in der Schlinge im Unterarmsütz mit Gewichtsverlagerung, S. 90 | 2 | 20 | 30 Sek. |

# Trainingsplan für Schwimmer

Schwimmen ist Ihre Leidenschaft? Dann trainieren Sie außerhalb des Wassers die richtige Muskulatur, um Fortschritte in Ihrer Sportart zu erzielen. Der Fokus liegt hier auf einer kräftigen Rücken- und Schultermuskulatur. Auch eine trainierte Körpermitte zur Kraftübertragung zwischen den unteren und oberen Extremitäten spielt bei Schwimmern eine wichtige Rolle. Von einer Kräftigung der Brustmuskulatur profitieren vor allem Kraulschwimmer, da diese Muskulatur maßgeblich an der Ausführung beteiligt ist.

Trainingszeit: 25 Minuten

| Übung | Sätze | Wdh./Zeit | Satzpause |
|---|---|---|---|
| Klimmzug aus dem Schneidersitz, S. 51 | 2 | 20 | 30 Sek. |
| Schwimmer, S. 58 | 2 | 20 | 30 Sek. |
| Brustpresse, S. 81 | 2 | 20 | 30 Sek. |
| Butterfly Reverse in T-Position, S. 55 | 2 | 20 | 30 Sek. |
| Abduktion in der Schlinge im Unterarmstütz mit Miniband, S. 141 | 2 | 20 | 30 Sek. |
| Seitstütz in der Schlinge mit Oberkörperrotation, S. 102 | 2 | 10/10 | 30 Sek. |

# Trainingsplan für Radfahrer

Mit dieser Übungsauswahl sorgen Radfahrer durch eine kräftige Oberschenkel-, Gesäß- und Wadenmuskulatur für genügend Druck auf den Pedalen. Bei den ausgewählten Übungen findet das Training dieser Muskelpartien in ganzen Muskelketten statt. Die dadurch optimierte Koordination verhilft Ihnen zu einem runden Tritt. Die Rumpfkräftigung garantiert einen ökonomischen Bewegungsablauf, ohne unnötig Energie zu verlieren.

Trainingszeit: 25 Minuten

| Übung | Sätze | Wdh./Zeit | Satzpause |
|---|---|---|---|
| Ausfallschritt in der Schlinge, S. 131 | 2 | 20 | 30 Sek. |
| Bergsteiger in der Schlinge in Rückenlage, S. 139 | 2 | 20 | 30 Sek. |
| Unterarmstütz in der Schlinge, S. 87 | 2 | 60 Sek. | 30 Sek. |
| Seitstütz in der Schlinge mit gestrecktem Arm, S. 99 | 2 | 60 Sek./Seite | 30 Sek. |
| Sprintposition, S. 146 | 2 | 20 | 30 Sek. |
| Butterfly Reverse in T-Position, S. 55 | 2 | 20 | 30 Sek. |

# Trainingsplan für Kampfsportler

Als Kampfsportler benötigen Sie schnelle Beine sowie eine gut ausgeprägte Rumpf- und Oberkörpermuskulatur. Ergänzen Sie mit diesem Trainingsplan Ihr herkömmliches Training sinnvoll. Die Pausen sind trotz der anspruchsvollen und kraftintensiven Übungen kurz, damit Ihr Herz-Kreislauf-System – ähnlich in einer Kampfsituation – zusätzlich gefordert wird. Eine gute Körperbeherrschung und -wahrnehmung werden hier vorausgesetzt.

Trainingszeit: 25 Minuten

| Übung | Sätze | Wdh./Zeit | Satzpause |
|---|---|---|---|
| Ausfallschritt in der Schlinge mit Sprung, S. 133 | 3 | 8/8 | 30 Sek. |
| Vertikales Rudern auf dem Gymnastikball, S. 51 | 3 | 15 | 30 Sek. |
| Liegestütz in der Schlinge mit Crunch, S. 79 | 3 | 15 | 30 Sek. |
| Seitstütz in der Schlinge mit Oberkörperrotation, S. 102 | 3 | 8/8 | 30 Sek. |
| Einbeiniger Ausfallschritt mit Sprung, S. 129 | 3 | 8/8 | 30 Sek. |
| Brustpresse, S. 81 | 3 | 8 | 30 Sek. |

## Muskelverzeichnis

In diesem Verzeichnis finden Sie nochmals alle Muskeln, die in diesem Buch erwähnt sind, mit ihren deutschen und lateinischen Bezeichnungen. Die Einteilung entspricht den einzelnen Körperbereichen, nach denen auch die Übungen in Kapitel 3 ab Seite 46 sortiert wurden. Es gibt selbstverständlich noch weitaus mehr Muskeln, die bei sämtlichen Gelenk- und Muskelaktionen beteiligt sind. Der Übersichtlichkeit halber habe ich mich jedoch auf die primär beanspruchten Muskeln bei den Übungen beschränkt. Es steht jedem frei, sich noch tiefer gehend mit der Anatomie und der Muskulatur zu beschäftigen.

| Rückenmuskulatur | |
|---|---|
| Musculus latissimus dorsi | breiter Rückenmuskel |
| Musculus rhomboideus major | großer Rautenmuskel |
| Musculus rhomboideus minor | kleiner Rautenmuskel |
| Musculus trapezius | Trapezmuskel |

| Schultermuskulatur | |
|---|---|
| Musculus deltoideus | Deltamuskel, Schultermuskel |
| Musculus infraspinatus | Untergrätenmuskel |
| Musculus serratus anterior | vorderer Sägemuskel |
| Musculus subscapularis | Unterschulterblattmuskel |
| Musculus supraspinatus | Obergrätenmuskel |
| Musculus teres major | großer Rundmuskel |
| Musculus teres minor | kleiner Rundmuskel |

| Armmuskulatur | |
|---|---|
| Musculus biceps brachii | zweiköpfiger Oberarmmuskel |
| Musculus brachialis | Oberarmmuskel |
| Musculus brachioradialis | Oberarmspeichenmuskel |
| Musculus triceps brachii | dreiköpfiger Oberarmmuskel |

| **Brustmuskulatur** | |
|---|---|
| Musculus pectoralis major | großer Brustmuskel |
| Musculus pectoralis minor | kleiner Brustmuskel |

| **Rumpfmuskulatur** | |
|---|---|
| Musculus obliquus externus abdominis | äußerer schräger Bauchmuskel |
| Musculus obliquus internus abdominis | innerer schräger Bauchmuskel |
| Musculus rectus abdominis | gerader Bauchmuskel |
| Musculus transversus abdominis | quer verlaufender Bauchmuskel |

| **Beinmuskulatur** | |
|---|---|
| Musculus adductor longus | langer Schenkelanzieher |
| Musculus biceps femoris | zweiköpfiger Schenkelmuskel |
| Musculus gastrocnemius | Zwillingswadenmuskel |
| Musculus glutaeus maximus | großer Gesäßmuskel |
| Musculus glutaeus medius | mittlerer Gesäßmuskel |
| Musculus glutaeus minimus | kleiner Gesäßmuskel |
| Musculus rectus femoris | gerader Schenkelmuskel |
| Musculus semimembranosus | Plattsehnenmuskel |
| Musculus semitendinosus | Halbsehnenmuskel |
| Musculus soleus | Schollenmuskel |
| Musculus vastus intermedius | mittlerer Schenkelmuskel |
| Musculus vastus lateralis | äußerer Schenkelmuskel |
| Musculus vastus medialis | innerer Schenkelmuskel |

# Übungsregister

**A**

Abduktion in der Schlinge im Stütz 141, 182
Abduktion in der Schlinge im Unterarmstütz, einbeinige 142
Abduktion in der Schlinge im Unterarmstütz mit Miniband 141, 183
Abduktion in der Schlinge in Rückenlage 142
Abduktion in der Schlinge in Rückenlage, einbeinige 143
Adduktion in der Schlinge 144
Ausfallschritt 128
Ausfallschritt in der Schlinge 131, 181, 184
Ausfallschritt in der Schlinge auf dem Koordinationspad oder Luftkissen 131
Ausfallschritt in der Schlinge mit Kurzhanteln 132
Ausfallschritt in der Schlinge mit Rumpfrotation 134, 182
Ausfallschritt in der Schlinge mit Sprung 133, 180, 185
Ausfallschritt in der Schlinge, seitlicher 135, 181 f.
Ausfallschritt in der Schlinge, tiefer 132
Ausfallschritt in der Schlinge über Kreuz 133
Ausfallschritt mit Gewichtsverlagerung, seitlicher 130
Ausfallschritt mit Sprung, einbeiniger 129, 185
Ausfallschritt, einbeiniger 128
Ausfallschritt über Kreuz, einbeiniger 129

**B**

Beckenheben 111
Beckenlift in der Schlinge 138, 180
Beinbeuger in der Schlinge 136
Beinbeuger in der Schlinge mit angehobenem Becken 136, 178
Beinbeuger in der Schlinge mit gekreuzten Armen 137
Beinbeuger in der Schlinge mit gestreckten Armen 137
Beinsenken 110
Beinsenken, einseitiges 109
Beinsenken, gestrecktes 110

Bergsteiger in der Schlinge 93
Bergsteiger in der Schlinge, einseitiger 93
Bergsteiger in der Schlinge in Rückenlage 28, 139, 181 f., 184
Bergsteiger in der Schlinge in Rückenlage mit überkreuzten Armen 140, 179
Bergsteiger in der Schlinge in Rückenlage mit überkreuzten Armen auf dem Luftkissen 140
Bergsteiger in Rückenlage 111
Bewegungen für die Achillessehne, kreisende 169
Bizeps-Curl 28, 65, 179
Bizeps-Curl, einarmiger 66, 180
Bizeps-Curl proniert 65
Bizeps-Curl über Kreuz 66
Brücke in der Schlinge 103
Brücke in der Schlinge, einbeinige 104
Brücke in der Schlinge, freie 104
Brust- und Rumpfdehnung, diagonale 160
Brustöffner (Ellbogengelenk), einseitiger 156
Brustöffner mit angewinkeltem Arm (90°), einseitiger 156
Brustöffner mit angewinkelten Armen (45°) 155
Brustöffner mit angewinkelten Armen (90°) 155
Brustöffner mit Dehnung des Hüftbeugers 157
Brustöffner mit gestreckten Armen 154
Brustöffner vorgeneigt mit gestreckten Armen 154
Brustpresse 81, 183, 185
Brustpresse, einbeinige 81
Butterfly im Knien 83
Butterfly Reverse in A-Position 58
Butterfly Reverse in I-Position 56
Butterfly Reverse in L-Position 57
Butterfly Reverse in T-Position 28, 55, 178, 183 f.
Butterfly Reverse in W-Position 57
Butterfly Reverse in X-Position 56
Butterfly Reverse in Y-Position 56, 179

**C**

Crunch 108
Crunch in der Schlinge, einbeiniger seitlicher 92
Crunch in der Schlinge im Stütz 91, 179
Crunch in der Schlinge im Stütz, seitlicher 91, 180
Crunch in der Schlinge im Unterarmstütz 90

## Übungsregister

Crunch in der Schlinge im Unterarmsütz mit Gewichtsverlagerung 90, 182
Crunch in der Schlinge im Wechsel, einbeiniger seitlicher 92
Crunch mit Widerstand 108

### D
Dehnung der Körperrückseite 163
Dehnung der Körperrückseite im gegrätschten Stand 163
Dehnung der oberen Wade 167
Dehnung der Schulterrückseite 152
Dehnung der unteren Wade 166
Dehnung des oberen Rückens 153
Dehnung des Quadrizepses 165
Dip 70

### F
Fly 26, 82
Froschkniebeuge 124

### G
Gesäß- und Rückenstrecker 59
Gesäßdehnung im Sitzen 164
Gesäßdehnung im Stand 164

### H
Hüftbeuge im Stand 115

### K
Klimmzug aus dem Schneidersitz 51, 183
Kniebeuge 19, 26, 121, 178
Kniebeuge auf dem Koordinationspad 122
Kniebeuge auf dem Koordinationspad, einbeinige 126
Kniebeuge auf dem Stepbrett, einbeinige 126
Kniebeuge, einbeinige 125, 179
Kniebeuge mit abgespreiztem Bein, einbeinige 127
Kniebeuge mit dem Miniband 122
Kniebeuge mit Sprung, einbeinige 127
Kniebeuge mit über Kopf gestreckten Armen 123

### L
Latissimus-, Gesäß- und Rumpfdehnung, seitliche 161
Latissimus-Dehnung mit Quadrizepsdehnung, seitliche 162
Latissimus-Dehnung, seitliche 158
Liegestütz am Boden 75
Liegestütz, einarmiger 75
Liegestütz im Stand 73, 178
Liegestütz im Stand, einbeiniger 74
Liegestütz in der Schlinge 28, 76
Liegestütz in der Schlinge mit Crunch 79, 185
Liegestütz in der Schlinge mit Faszienrolle 77
Liegestütz in der Schlinge mit Kettlebell 77
Liegestütz in der Schlinge mit seitlichem Crunch 80
Liegestütz in der Schlinge mit wechselnder Faszienrolle 78
Liegestütz mit abgespreiztem Bein im Stand 74

### N
Nackendehnung, seitliche 151

### O
Oberkörperheben in Rückenlage mit aufgestelltem Bein 106

### P
Pendel in der Schlinge 94

### R
Rollen der Brustmuskulatur 175
Rollen der Fußsohle 169
Rollen der Oberschenkelaußenseite 172
Rollen der Oberschenkelinnenseite 172
Rollen der Oberschenkelrückseite 171
Rollen der Oberschenkelvorderseite 171
Rollen der Unterschenkelaußenseite 170
Rollen der Waden 170
Rollen des Gesäßes 173
Rollen des mittleren Rückens 174
Rollen des Nackens 175
Rollen des oberen Rückens 174
Rollen des unteren Rückens 173

Rudern 17, 25 ff., 28, 47, 178
Rudern auf dem Gymnastikball,
  vertikales 51, 185
Rudern auf einem Bein, einarmiges 49
Rudern, einarmiges 49
Rudern, einbeiniges 48, 179
Rudern im 45°-Winkel 47
Rudern im 90°-Winkel 48
Rudern mit Rotation, einarmiges 50
Rudern, vertikales 50, 180
Rumpf- und Hüftdehnung, seitliche 159
Rumpfrotation frontal im Stand 116
Rumpfrotation im Stand, einseitige 118
Rumpfrotation im Stand, seitliche 117

**S**
Schulteraußenrotation, enge 59
Schulteraußenrotation im 90°-Winkel 60
Schulterinnenrotation, enge 60
Schulterinnenrotation im 90°-Winkel 61
Schulterpresse in der Schlinge, einbeinige 28, 82, 180
Schwimmer 58, 183
Seitlage in der Schlinge, einbeinige 100
Seitstütz im Stand 97
Seitstütz in der Schlinge 26, 98
Seitstütz in der Schlinge, einbeiniger 100
Seitstütz in der Schlinge mit abgestelltem Bein 98
Seitstütz in der Schlinge mit abgestützter Hand 97
Seitstütz in der Schlinge mit Beinabduktion 101
Seitstütz in der Schlinge mit Beinrotation 102
Seitstütz in der Schlinge mit gestrecktem Arm 99, 179, 181, 184
Seitstütz in der Schlinge mit Hüftbeuge 101
Seitstütz in der Schlinge mit Oberkörperrotation 102, 183, 185
Sit-up in der Schlinge mit gestreckten Armen 107
Sit-up in der Schlinge mit Kettlebell 107
Spagat in der Schlinge 145
Sprintposition 146, 182, 184
Strecken im Knien 112
Strecken im Knien auf dem Koordinationspad 113
Strecken im Knien auf dem Luftkissen 113
Strecken im Knien mit angewinkelten Armen 114
Strecken im Knien, seitliches 115
Strecken im Stand 24, 112
Stütz in der Schlinge im Sitz mit Einrollen 106
Stütz in der Schlinge in Rückenlage 105

**T**
Trizeps-Kickback 28, 69
Trizepspresse im Knien 68
Trizepspresse im Stand 28, 67
T-Stand in der Schlinge 99

**U**
Unterarmstütz in der Schlinge 25, 87, 178, 181, 184
Unterarmstütz in der Schlinge auf dem Gymnastikball 88
Unterarmstütz in der Schlinge auf dem Luftkissen 88
Unterarmstütz in der Schlinge, einbeiniger 89
Unterarmstütz in der Schlinge in Rückenlage 105
Unterarmstütz in der Schlinge mit angehobenem Arm, einbeiniger 89, 182
Unterarmstütz in der Schlinge mit Gewichtsverlagerung 88, 180

**V**
V in der Schlinge, umgekehrtes 94
Vierfüßler, diagonal alternierender 96
Vierfüßler, einarmiger alternierender 95
Vierfüßler, einbeiniger alternierender 95
Vierfüßler im Stütz, einbeiniger alternierender 96
Vorschieben der Schulterblätter 62

**W**
Wadenheben 28, 147, 181

**Z**
Ziehen über Kreuz 83, 179 f.
Zurückziehen der Schulterblätter 28, 61

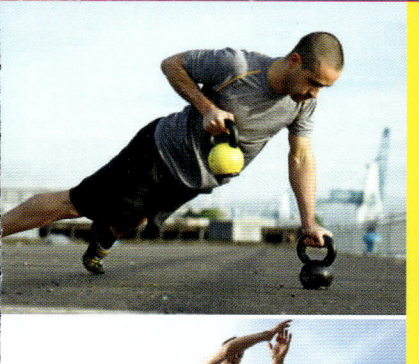
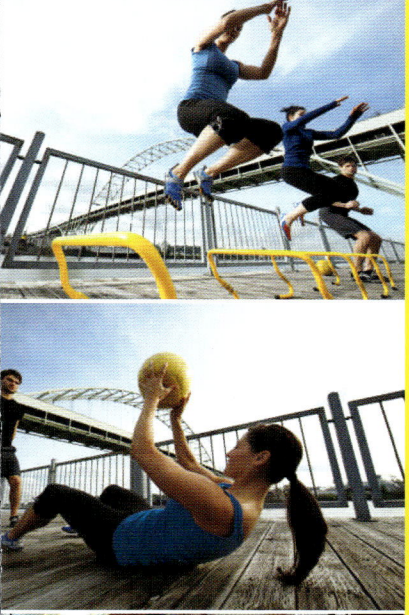
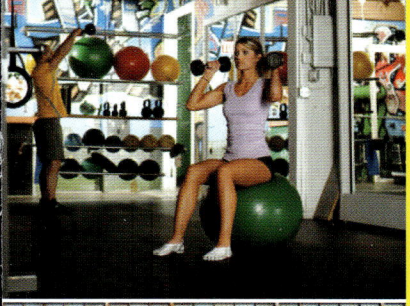
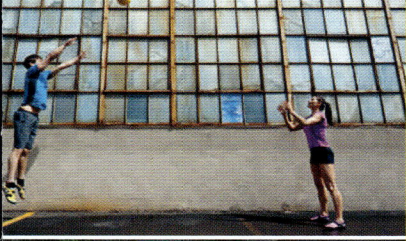
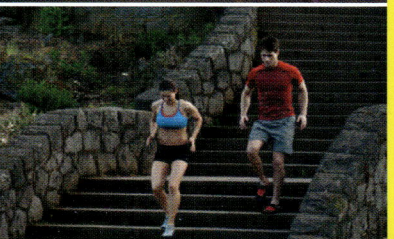

# 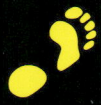 Zehenschuhe®

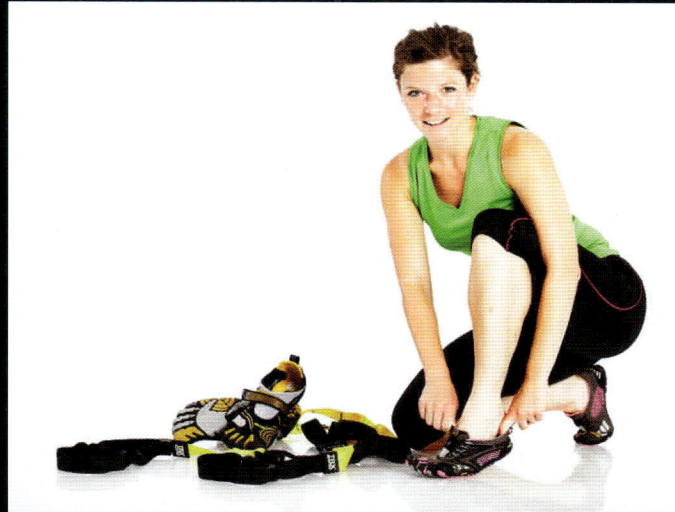

## www.zehenschuhe.de

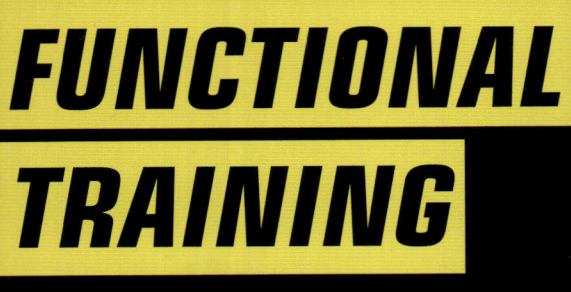

- Große Auswahl an funktionellen Trainingsgeräten
- Fundierte Ausbildungen und Workshops
- Kompetente Beratung
- Fachartikel der Topexperten zu den neuesten Trainingsmethoden
- Professionelle Studioeinrichtung

## SLING TRAINING SEMINAR

**Ausbildungsinhalte (2-tägig):**
- Programmdesign im Schlingentraining
- Aneignung eines weitreichenden Übungskatalogs
- Coaching am Slingtrainer
- Wirkungsprinzipien des Schlingentrainers
- u.v.m

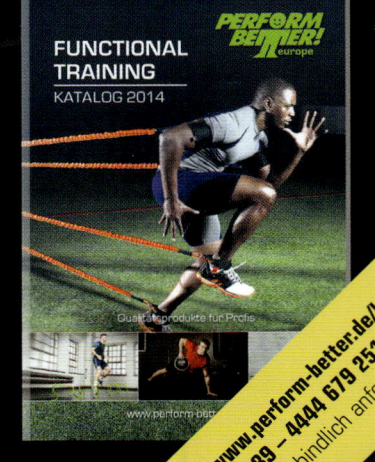

Katalog jetzt unter **www.perform-better.de/katalog** oder **+49 (0) 89 – 4444 679 251** kostenlos und unverbindlich anfordern

Informationen zu unseren Ausbildungen, Produkten und Trainingsanleitungen unter

**www.perform-better.de**